# 摂食障害
# 治療ガイドライン

監修　日本摂食障害学会
編集　「摂食障害治療ガイドライン」作成委員会
代表　中井義勝　永田利彦　西園マーハ文

医学書院

**摂食障害治療ガイドライン**

| 発　　行 | 2012年2月1日　第1版第1刷Ⓒ |
|---|---|
|  | 2023年2月1日　第1版第6刷 |
| 監　　修 | 日本摂食障害学会 |
| 編　　集 | 「摂食障害治療ガイドライン」作成委員会 |
| 発行者 | 株式会社　医学書院 |
|  | 代表取締役　金原　俊 |
|  | 〒113-8719　東京都文京区本郷1-28-23 |
|  | 電話　03-3817-5600（社内案内） |
| 印刷・製本 | 横山印刷 |

本書の複製権・翻訳権・上映権・譲渡権・貸与権・公衆送信権（送信可能化権を含む）は株式会社医学書院が保有します．

ISBN978-4-260-01443-4

本書を無断で複製する行為（複写，スキャン，デジタルデータ化など）は，「私的使用のための複製」など著作権法上の限られた例外を除き禁じられています．大学，病院，診療所，企業などにおいて，業務上使用する目的（診療，研究活動を含む）で上記の行為を行うことは，その使用範囲が内部的であっても，私的使用には該当せず，違法です．また私的使用に該当する場合であっても，代行業者等の第三者に依頼して上記の行為を行うことは違法となります．

**JCOPY**〈出版者著作権管理機構　委託出版物〉
本書の無断複製は著作権法上での例外を除き禁じられています．複製される場合は，そのつど事前に，出版者著作権管理機構（電話 03-5244-5088，FAX 03-5244-5089，info@jcopy.or.jp）の許諾を得てください．

**監修** 日本摂食障害学会
　　理事長　切池信夫　　大阪市立大学大学院教授・神経精神医学

**編集** 「摂食障害治療ガイドライン」作成委員会
　　代表　中井義勝　　京都健康科学研究所所長
　　　　　永田利彦　　なんば・ながたメンタルクリニック院長
　　　　　西園マーハ文　白梅学園大学子ども学部発達臨床学科教授

**執筆者**（五十音順）

| | |
|---|---|
| 生野照子 | 浪速生野病院心身医療科部長 |
| 石川俊男 | 国立国際医療研究センター国府台病院内科部門診療部長 |
| 一條智康 | 九段坂病院心療内科部長 |
| 乾　明夫 | 鹿児島大学大学院教授・心身内科学 |
| 岩崎　愛 | 東邦大学心身医学 |
| 上原　徹 | 高崎健康福祉大学大学院教授・保健福祉学 |
| 大隈和喜 | 地域医療機能推進機構 湯布院病院内科部長（心身症担当） |
| 河合啓介 | 九州大学病院講師・心療内科 |
| 切池信夫 | 大阪市立大学名誉教授 |
| 小牧　元 | 国際医療福祉大学・福岡保健医療学部 |
| 鈴木健二 | 鈴木メンタルクリニック院長 |
| 鈴木智美 | 可也病院精神科 |
| 鈴木（堀田）眞理 | 政策研究大学院大学教授・保健管理センター |
| 鈴木裕也 | 埼玉社会保険病院名誉院長 |
| 高木洲一郎 | 自由が丘高木クリニック院長 |
| 瀧井正人 | 北九州医療刑務所長，九州大学病院非常勤講師・心療内科 |
| 瀧本禎之 | 東京大学医学部附属病院特任講師（病院）・心療内科 |
| 武田　綾 | NPO法人 のびの会 |
| 田村奈穂 | 国立国際医療研究センター国府台病院心療内科 |
| 地嵜和子 | ちさきこどもクリニック副院長 |
| 筒井末春 | 東邦大学名誉教授 |
| 坪井康次 | 東邦大学教授・心身医学 |
| 富田吉敏 | 国立国際医療研究センター国府台病院心療内科 |
| 中井義勝 | 京都健康科学研究所所長 |
| 中里道子 | 千葉大学医学部附属病院准教授・こどものこころ診療部／子どものこころの発達研究センター |
| 永田利彦 | なんば・ながたメンタルクリニック院長 |
| 中原敏博 | ファミリーHP 薩摩心療内科部長 |
| 西園マーハ文 | 白梅大学子ども学部発達臨床学科教授 |
| 野間俊一 | 京都大学大学院講師・脳病態生理学講座精神医学 |
| 松林　直 | 福岡徳洲会病院副院長・心療内科部長 |
| 水島広子 | 水島広子こころの健康クリニック院長 |
| 山岡昌之 | 九段坂病院副院長 |
| 山下達久 | 京都府立こども発達支援センター副所長 |
| 吉内一浩 | 東京大学大学院准教授・ストレス防御・心身医学 |
| 若林邦江 | 国立国際医療研究センター国府台病院心療内科 |
| 和田良久 | 京都府立医科大学大学院准教授・精神機能病態学 |

# 序

　日本では摂食障害の患者数が増加していますが，治療施設や治療者は極度に不足しているため，治療者の育成が必要です．また，摂食障害はその病態や症状が多様であり，治療法も数多く存在します．そのため摂食障害の治療に関連のある人々にとって，治療ガイドラインのニーズが高まっています．

　欧米ではエビデンスのある優れた治療ガイドラインが作成されていますが，これを医療体制や文化の異なる日本にそのまま導入することは困難です．わが国でもすでに個別の治療法やガイドラインが出版されていますが，治療効果に関するエビデンスに欠けるようです．また，診断から治療への流れと治療法の選択，組み合わせを解説した本が少ない，といった問題があります．また治療目標，治癒判定に言及したガイドラインは日本では少ないようです．

　そのため，日本摂食障害学会は摂食障害の治療ガイドラインを策定しました．本学会が作成するガイドラインとしては初めてのものです．本ガイドラインでは，摂食障害学会治療ガイドライン作成委員会で，日本で実際行われている摂食障害の治療について，現状を整理し，これをもとに委員長がガイドライン構成表を作成し，学会員を中心に多くの専門家に分担執筆していただきました．

　読者対象は，精神科医，心療内科医，内科医，小児科医，産婦人科医，救急医，心理士，看護師，栄養士，社会福祉士，養護教諭などで，摂食障害治療の初心者および関心のある人たちも含んでいます．

　このガイドラインでは，初診時の見立てから治療の導入について詳しく記述しています．動機づけを含めた初期対応が重要なためです．各治療法に治療目標，治療導入時の注意事項，治療概要，経過中の評価事項などの内容を盛り込んでいます．また，治療効果判定，転帰，再発について，日本におけるエビデンスを中心に詳しく記述しています．摂食障害への医療や社会のサポートシステムが日本では立ち遅れているため，医療行政も含めました．文献にエビデンスレベルを入れましたが，いかなる臨床研究のエビデンスにも限界があることを知ったうえで参考にして下さい．

　本ガイドラインの執筆者は心療内科医，精神科医，内科医，小児科医，心理士など多彩です．従って，各執筆者が用いる用語も微妙にその内容が異なります．本ガイドラインでは，編集代表の3名(中井義勝，永田利彦，西園マーハ文)が，用語，内容について，幾度となく目を通し，執筆者の意向を尊重しつつ，内容の統一を図りました．

　ガイドラインの適切な使用は，診療の質の標準化と向上により無駄がなくなり，診療の効率化が期待されます．また医療経済的にも資するところ大です．

　出版に際しては医学書院の方々に，一方ならずお世話になりました．心より御礼申し上げます．

2012年1月

編者を代表して
中井　義勝

# 目次

## A. はじめに　　1

### 第 1 章　本ガイドラインについて　　2
1. ガイドライン作成について　　2
2. ガイドラインの使用について　　6

### 第 2 章　摂食障害について　　12
1. 概念と歴史　　12
2. 病理と病態　　15
3. 疫学　　18

## B. 診断から治療導入へ　　25

### 第 3 章　初診時の診断　　26
1. 行動面の異常　　26
2. 精神・心理面の異常　　28
3. 身体面の異常　　31
4. 診断方法とまとめ　　34
5. 小児の摂食障害の診断　　36

### 第 4 章　初診時の見立てとケースフォーミュレーション　　40
1. 緊急度　　40
2. 重症度　　43
3. 治療に対する動機づけ　　44
4. 発症要因　　47
5. 持続要因　　50
6. 初期対応　　53

## C. 治療導入から終結まで　　57

### 第 5 章　治療選択の基準と手順　　58

### 第 6 章　救急治療　　65

### 第 7 章　さまざまな治療　　73
1. セルフヘルプ援助　　73
2. 支持的精神療法　　79
3. 身体治療と栄養指導　　89
4. 感想文を用いた記述式自己表出法　　94

5. 個人に対する認知行動療法 ································· 99
　　　6. 集団療法 ···························································· 109
　　　7. 対人関係療法 ····················································· 113
　　　8. 力動的精神療法 ·················································· 120
　　　9. 薬物療法 ···························································· 127
　　10. 芸術療法 ···························································· 133
　　11. 再養育療法 ························································· 138

## 第 8 章　入院治療 — 145
　　　1. 一般内科病棟での入院治療 ································· 145
　　　2. 行動制限を用いた入院治療 ································· 149
　　　3. 精神科入院治療 ·················································· 157
　　　4. 短期（2 か月）と長期入院治療 ··························· 164

## 第 9 章　退院後の外来治療 — 166

## 第 10 章　小児の摂食障害の治療 — 171

## 第 11 章　再発 — 179

## 第 12 章　合併症や併存症への対応 — 183
　　　1. 気分障害 ···························································· 183
　　　2. 不安障害 ···························································· 186
　　　3. パーソナリティ障害 ·········································· 190
　　　4. 発達障害 ···························································· 194
　　　5. アルコール・薬物乱用と摂食障害の併存 ············ 198
　　　6. 問題行動（万引きと自己破壊活動） ···················· 203
　　　7. 糖尿病 ································································ 207

## 第 13 章　リハビリテーション — 214

## 第 14 章　家族への対応 — 221

## 第 15 章　チーム医療と各治療者の役割 — 229

## 第 16 章　地域医療ネットワーク — 236

# D. 治療効果判定，転帰，予防　241

## 第 17 章　治療効果判定 — 242
　　　1. 身体面の治療効果判定 ······································· 242
　　　2. 精神・心理面の治療効果判定 ····························· 245
　　　3. 行動面の治療効果判定 ······································· 247
　　　4. 総合的治療効果判定 ·········································· 249

## 第18章　転帰 — 252
1. 転帰調査の治癒判定基準 — 252
2. 転帰調査結果 — 256
3. 予後と併存症 — 260

## 第19章　予防 — 263
1. 一次予防 — 263
2. 二次予防 — 268

## 第20章　医療行政 — 276

## 文献 — 281

## 索引 — 295

# A はじめに

| 第1章　本ガイドラインについて
| 第2章　摂食障害について

# 1 本ガイドラインについて

## A. はじめに

## 1-1 ガイドライン作成について

### A 作成の目的と経緯

日本摂食障害学会(Japan Society for Eating Disorders)では，摂食障害の診断・治療の向上を目的に，治療ガイドライン作成委員会(中井義勝委員長)を設置し，摂食障害治療ガイドライン(本ガイドライン)を策定しました．摂食障害の治療ガイドラインおよびそれに類するものは日本ですでにいくつか発行されていますが，学術団体が作成するガイドラインとしては初めてのものです．本ガイドラインは，現時点での診療に有用な情報提供を目的とするもので，個別の診療(診断法，治療法)を制限するものではありません．

ガイドライン作成委員会では Minds 診療ガイドライン作成の手引き 2007[68] のガイドライン作成手順に従って作成委員を選定し，内容を検討しました．ガイドライン作成にあたって摂食障害の日本における現状を整理しました(表 1-1)．これをもとに委員長がガイドライン構成表，担当者名簿，スケジュール表を作成し各委員と協議の結果，ガイドライン作

**表 1-1 摂食障害の日本における現状**

1. 欧米と同様に患者の9割が10代から30代の女性で，性と年齢に偏りがある．
2. 最近の調査で，日本における死亡率は7%と極めて高い．
3. 患者数は欧米，オーストラリア，日本など先進国に多く，最近の調査で日本の有病率は欧米に匹敵する高さである．
4. 病型が時代とともに変化している．日本では1960年代はANが主で，1980年代以降はBNが多くなり，最近ではそのいずれにも属さない摂食障害が増加している．
5. 他の精神疾患(気分障害や不安障害など)や行動の障害(自傷行為や過剰服薬など)を併存することが多い．
6. 摂食障害，特にANは治療への抵抗感が強いことから，重篤な状態になっても医療機関を受診しないことが稀ではない．
7. 医師のみでなく，心理士，看護師，助産師，保健師，作業療法士，養護教諭，社会福祉士など多くの職種の人たちの治療への関与と協力を要する．
8. 日本では患者は精神科，心療内科，内科，小児科，産婦人科，救急部，歯科など多くの診療科を受診する．精神科医と心理士が治療の中心である欧米と異なる．
9. 日本では患者数が増加する(1980年から約10倍)一方で，治療施設や治療者が不足している．欧米のような摂食障害専門治療施設が日本にない．摂食障害専門心理士が少ない．
10. 診療体制の違いから日本と欧米では治療の実情が異なる．日本では治療法が多様で，支持的精神療法に独自に工夫された治療法を組み合わせることが多い．有効な治療薬が今のところない．一方，欧米では単一の治療法(認知行動療法など)が主に用いられる．
11. 摂食障害への，医療や社会のサポートシステムが日本では立ち遅れている．

成に至りました．

　本ガイドラインは精神科医，心療内科医，心理士，看護師，養護教諭など摂食障害の治療に携わる人たちを読者対象としています．患者向けガイドラインについては，当面の間，日本摂食障害学会ホームページ（http://www.jsed.org/）掲載の「摂食障害の理解と治療」および「摂食障害の精神科治療」などで代替し，その拡充を図ります．

## B 内容の特徴・ポイント

　摂食障害はその病態のみでなく，治療施設や治療者，治療法も多様です．そのため，治療現場で最も困難なのは，患者を前にしたとき，どの治療法が適切であるのかを「見立て」，その治療法をいかに導入するかにあります．治療目標，治癒判定に言及したガイドラインは日本では少ないようです．

　このガイドラインでは日本で実際に行われている，摂食障害の診断から治療への流れを編集の中心としました．そのため，記述は従来の教科書的な神経性食欲不振症（anorexia nervosa; AN）や神経性過食症（bulimia nervosa; BN）という病型別[10]でなく，治療につながる構成になっています．また，初診時の見立てから治療の導入について詳しく記述しています．摂食障害の治療では，動機づけを含めた初期対応が重要なためです．

　各治療法に治療目標，治療導入時の注意事項，治療概要，治療経過中の評価事項，他の治療法との組み合わせ方などの内容を盛り込んでいます．また，従来の日本のガイドラインでは不十分であった治療効果判定，転帰，再発について，日本におけるエビデンスを中心に詳しく記述しています．摂食障害への医療や社会のサポートシステムが日本では立ち遅れているため，医療行政も含めました．文献にはA～Eまでのエビデンスコードをつけました．

　執筆者は，日本摂食障害学会会員を中心に，各項目について現在日本で中心的役割を担っている専門家です．精神科医，心療内科医，内科医，小児科医，心理士など多岐にわたっています．

## C これまでのガイドラインとの比較

### 1 海外の摂食障害治療ガイドライン

#### a. 米国精神医学会の摂食障害治療ガイドライン

　1993年初版，2000年に改訂版，2006年に3訂版が出版されました[12, 13]．特徴は優れた執筆者と文献にあります．米国の第一線で摂食障害の臨床と研究に携わっている人たちにより執筆され，内容はすべてエビデンスに基づいており，A～Gまでのコードを有する豊富な文献がついています．治療目標を明確にすることや無作為割付比較試験（RCT）に基づいた治療選択法など，日本が学ぶべき点は多くあります（表1-2）．

表1-2 主な摂食障害ガイドライン

| ガイドライン名 | 発行年 | 編集者 | 分担者数 | 判型,頁数 | 文献数 | エビデンス |
|---|---|---|---|---|---|---|
| 神経性食欲不振症への対応のために治療(研究)用マニュアル | 1992年 | 神経性食欲不振症調査研究班 | 9人 | B5, 39頁 | 37 | なし |
| Practice guideline for the treatment of patients with eating disorders (Revision) | 2000年 | American Psychiatry Association | 37人 | A4, 39頁 | 356 | あり |
| 摂食障害—治療のガイドライン | 2003年 | 切池信夫 | 8人 | A5, 110頁 | 207 | あり |
| Eating Disorders: Core Interventions in the Treatment and Management of Anorexia Nervosa, Bulimia Nervosa and Related Eating Disorders | 2004年 | National Institute for Clinical Excellence (NICE) | 28人 | インターネット | 400 | あり* |
| 摂食障害の診断と治療ガイドライン2005 | 2005年 | 石川俊男,鈴木健二,鈴木裕也,中井義勝,西園文 | 47人 | B5, 175頁, 22頁付録 | 0 | なし |
| 思春期やせ症の診断と治療ガイドライン | 2005年 | 渡辺久子,徳村光昭 | 14人 | B5, 143頁 | 155 | なし |
| Treatment of Patients with Eating Disorders (Third Edition) | 2006年 | American Psychiatry Association | 58人 | A4, 50頁 | 475 | あり |
| 小児の神経性無食欲症診断ガイドライン | 2009年 | 日本小児心身医学会 | 10人 | B5, 33頁 | 17 | なし |

*：文献にはエビデンスコードがない.

難点は，図が少なくて読みづらいことと，米国の診療体制を前提に記述されているため，日本の診療体制の下では実施し難いものがあります.

### b. イギリス精神医学会の摂食障害ガイドライン NICE2004

2004年にイギリス摂食障害専門グループが作成した臨床ガイドライン[233]で，8歳の小児から成人まで幅広い年齢層のAN，BN，むちゃ食い障害(binge eating disorder; BED)を含む特定不能の摂食障害(eating disorder not otherwise specified; EDNOS)を対象としています．摂食障害の解説書ではなく，摂食障害患者，家族，一般医に有用な情報を提供することを目的としています．①案内版，②迅速版，③標準版，④完全版があり，ニーズに応じて選択できるようになっています．

専門用語の解説，治療のみでなく支援についての情報も提供しています．成人のANは外来で専門家の精神療法を，成人のBNとBEDは抗うつ薬も考慮した認知行動療法をすすめています．文献は約400ありますが，エビデンスコードはありません．しかし，治療オプションの推奨グレードがついています．インターネット(http://www.nice.org.uk/)からダウンロードできるようになっています(表1-2).

### c. その他のガイドライン

①オーストラリア・ニュージーランド摂食障害学会のガイドライン，②米国小児学会のガイドライン，③米国思春期学会のガイドライン，④米国栄養学会のガイドラインなどがあります.

## 2 日本国内の摂食障害ガイドライン

### a. 神経性食欲不振症への対応のために(マニュアルパンフレット)

1992年に厚生省特定疾患神経性食欲不振症調査研究班で作成された,日本で最初のマニュアル[310]です.一般医の先生方用,患者用,家族用,養護教諭用,治療(研究)用マニュアルから成り立っています.エビデンスレベルに欠けるようです(表1-2).

### b. 摂食障害治療のガイドライン

2003年に厚生労働省研究班で作成された研究班報告書を兼ねたガイドラインです[148].エビデンスコードつきの文献が207ありますが,日本の文献が少なく出所に偏りがあります(表1-2).

### c. 摂食障害の診断と治療ガイドライン2005

2005年に先の2つの研究班とは異なる厚生労働省研究班で作成されたガイドラインです[122].多くの専門家が実際に行われている治療法を分担執筆し,日本全体の現状を知るには適しています.ただ,文献がなく,エビデンスレベルが不明です(表1-2).

### d. 思春期やせ症の診断と治療ガイドライン

2005年と2008年に作成された小児診療にかかわる人のためのガイドラインです[377,378].主に一般医,養護教諭,心理士,看護師たちを対象としており,解説書を兼ねています.エビデンスレベルが不明です(表1-2).

### e. 小児の神経性無食欲症診療ガイドライン

2009年に日本小児心身医学会で編集されたガイドラインです[237].一般小児科医を対象としたものです(表1-2).

### f. その他

個人あるいは1つのグループから出版された摂食障害に関する解説書が多数あります.複数の執筆者による解説書が最近発行されています.また,日本摂食障害学会のホームページ(http://www.jsed.org/)には,ANとBNについての解説が掲載されています.ガイドラインではありませんが,治療者のみでなく患者やその家族にとっても有益です.

## 3 本ガイドラインについて

このように海外のガイドラインと日本のガイドラインを比較すると現在,日本の摂食障害ガイドラインに何が求められているか明らかとなります.何よりも求められるのは,各治療法の日本人を対象としたエビデンスに基づく評価です.そのためには,各治療法について日本人患者を対象とした転帰調査が必要ですが,現在のところ日本ではまだ不十分です.このガイドラインをきっかけに日本でもこの点に関する臨床研究の発展が望まれます.

また，日本の総説やガイドラインでは引用文献が自分たちの施設からの報告が中心となりがちです．日本では多施設間の共同研究の少ないことが一因です．

そのため本書では繰り返しになりますが，治療ガイドライン作成委員会で内容を検討し，多くの執筆者に専門分野を担当していただきました．本書では「診断から治療への流れ」を中心としました．各記述にエビデンスに基づく日本での治療法の実情がわかるよう工夫しました．従来の日本のガイドラインでは不十分であった治療効果判定，転帰，再発について記述しました．文献にエビデンスコードをつけました．本書がわが国の摂食障害治療のスタンダードとなるガイドラインであればと願っています．

イギリスのNICE2004は国際的にも評価の高いガイドラインです．しかし，摂食障害治療ガイドラインのプライマリケア医への普及状況はわずか4％であったとの報告があります[43]．ガイドライン作成にあたって考えさせられる報告です．

（中井義勝）

## 1-2　ガイドラインの使用について

### A　本ガイドラインの構成

#### 1　はじめに

本書は成人の摂食障害を対象の中心に据え，①摂食障害の診断から治療導入へ，②治療導入から終結まで，③治療効果判定と転帰，④予防，の順に構成されています．小児の摂食障害は小児心身医学会作成のガイドラインとの連携を図りました．

#### 2　診断から治療導入へ

従来のガイドラインでは，ANかBNかなど病型別に診断手順が書かれています．このガイドラインでは，治療を行ううえで重要な所見を病型を超えて，どのように診断するか工夫されています．すなわち，初診時に，①食行動や行動の障害など行動面の異常，②性格特性や精神科併存症などの精神・心理面の異常，③理学所見，生化学所見，画像所見などの身体的異常をどのように診断するかが記述されています．

初診時の見立て，ケースフォーミュレーションについて，①身体面と精神面の緊急度と重症度，②モチベーションと動機づけ，③発症の個人要因と環境要因，④初期対応が記述されています．

## 3 治療導入から終結まで

まず治療選択の手順として本人の状況と治療者側の状況に分けて治療をどのように導入するか記述されています．

さらに，それぞれの治療法での治療導入から終結までが記述されています．まず救急治療を記述しています．続いてセルフヘルプ援助，支持的精神療法，身体治療，認知行動療法，対人関係療法，力動的精神療法などについて日本で実際に行われている内容が書かれています．さらに入院治療と退院後の治療，リハビリテーションが書かれています．

本ガイドラインの特長の1つは各治療法に，以下の内容を盛り込んでいることです．①治療概要と実施方法，②1回当たりと1セッション当たりの所要時間，③治療担当者とその役割分担，④治療目標，⑤治療導入時の注意事項と工夫，⑥治療経過中の評価事項と注意事項，⑦フォローアップ，再発の予防と対応など治療後の注意事項，⑧他の治療法との組み合わせ方の解説，⑨経過と転帰などです．

また再発，合併症や併存症への対応，家族への対応，チーム医療，地域医療ネットワークは別の項目を設けて記述しています．

## 4 治療効果判定，転帰，予防，医療行政について

本ガイドラインのもう1つの特長は，日本の転帰調査結果を記述していることです．日本では転帰調査が少ないため，従来のガイドラインでは海外のデータを転用していました．治癒判定基準と転帰調査について日本におけるエビデンスを中心に記述しています．

また，予防の後に医療行政の項目を設けています．海外では普通に見られる国立や民間の摂食障害専門施設を日本でも設立しようという，日本摂食障害学会の強い要望を反映しています．

## 5 文献

文献のエビデンスレベルは，Minds 治療ガイドライン作成の手引き 2007[68]に従って，研究デザインによる科学的妥当性を根拠としました．結果，気分障害治療ガイドライン[135]と同じものとなりました（表1-3）．これは，主に治療に関する論文について用いられる分類です．従って，予後や診断についての文献はその多くがDやEに分類されます．

また，エビデンスレベルの高い実験研究の対象者が，実際に診察室を訪れる患者を代表しているとは言い切れません．一般に実験研究の多くは短期間の効果や副作用を調べます

**表1-3　本ガイドラインで使用した文献のエビデンスレベル**

| |
|---|
| A：複数のよくデザインされた無作為割付比較試験（RCT）に基づいた系統的レビュー少なくとも1つによるエビデンス |
| B：適切なサンプルサイズをもち，よくデザインされたRCT少なくとも1つによるエビデンス |
| C：無作為割付を行っていないよくデザインされた臨床試験，単一グループの前後比較，コホート研究，時系列，あるいは症例対照研究 |
| D：複数のセンターないし研究グループによる，よくデザインされた非実験的研究からのエビデンス |
| E：総説，教科書，専門学会の治療ガイドライン，エキスパートの臨床試験によるオピニオン，記述的研究，エキスパート委員会の報告 |

が，摂食障害の治療は長い年月を必要とすることが少なくありません．いかなる臨床研究のエビデンスにも限界があることを知ったうえで，文献のエビデンスレベルを参考にしてください．

## B 使用上のポイントと注意点

### 1 使用上のポイント

　1章から順を追って読んでいただくよう編集しています．しかし，ガイドラインの全体像理解の一助となるように，摂食障害の経過と本ガイドラインの記述箇所を図示しました（図1-1）．この図の経過はあくまで代表的なもので，記述箇所も主なものです．

　また，本ガイドラインは摂食障害の治療に関与している多くの人たちを対象読者としています．そのため，治療経過中にどのような職種の人たちが関与するか図示しました（図1-2）．ここに図示したのは一例に過ぎませんが，図1-1と組み合わせることによって，ガイドラインの全体像がよりわかりやすくなると思います．

### 2 使用上の注意点

　本ガイドラインの執筆者は精神科医，心療内科医，内科医，小児科医，心理士など多彩です．従って各執筆者が用いる学術用語も，用いる人によって訳語や内容が異なりえます．中でも摂食障害の中心となる二大疾患の訳語が多数存在します．anorexia nervosaの訳語は心身医学用語事典では「神経性食欲不振症」，精神神経学用語集では「神経性無食欲症，神経性食欲不振症」です．一方，bulimia nervosaは前者では「神経性過食症」，後者では「神経性大（過）食症」です．anorexia nervosaやbulimia nervosaなどは執筆者により訳語が異なっております．表1-4に用語・略語一覧を掲載しました．

　また，診断基準の内容は米国精神医学会（APA）作成の「精神疾患の診断・統計マニュアル（DSM-Ⅳ）」[10]と世界保健機関（WHO）作成の「ICD-10 精神および行動の障害—臨床記述と診断ガイドライン」[388]では少し異なる点があります．日本ではDSM-Ⅳが一般によく用いられているため，本ガイドラインでは診断基準や病型分類はDSM-Ⅳを採用しています．

　本ガイドラインは，摂食障害の二大疾患であるANとBNを主な対象疾患としています．一方，欧米では最近ANやBNに属さない特定不能の摂食障害（EDNOS）が半数以上を占めています．特にむちゃ食い障害（BED）の増加が著しく，第3の摂食障害として注目され治療が検討されています[387]．また，日本を含むアジア諸国では「肥満恐怖のないAN」の存在が知られています[228]．

　2013年6月に出版されたDSM-5では，DSM-Ⅳの「幼児期または小児期早期の哺育，摂食障害」と「摂食障害」が一つの疾患群Feeding and Eating Disorders（食行動および摂食異常症）にまとめられました．さらに，ANとBNの二大疾患に，BEDが第3の摂食障害として加えられました．また，幼児期または小児期早期の哺育障害がavoidant/restrictive

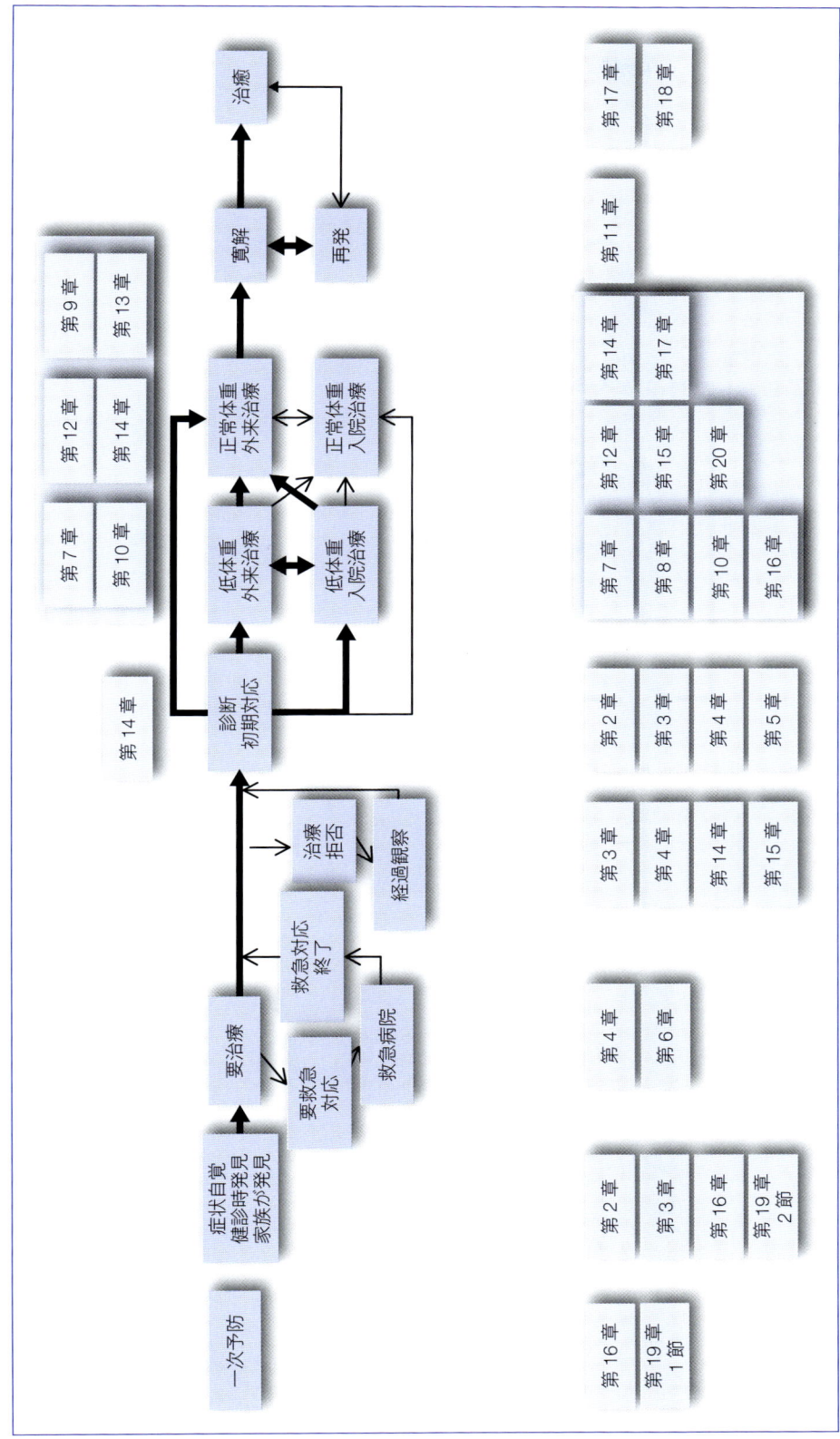

**図1-1 摂食障害の経過と本ガイドラインの記述箇所**
摂食障害の経過は主なものだけを記した。この図以外の経過をとることもある。
本ガイドラインの記述箇所も主なものだけを記した。➡：頻度の高い経過

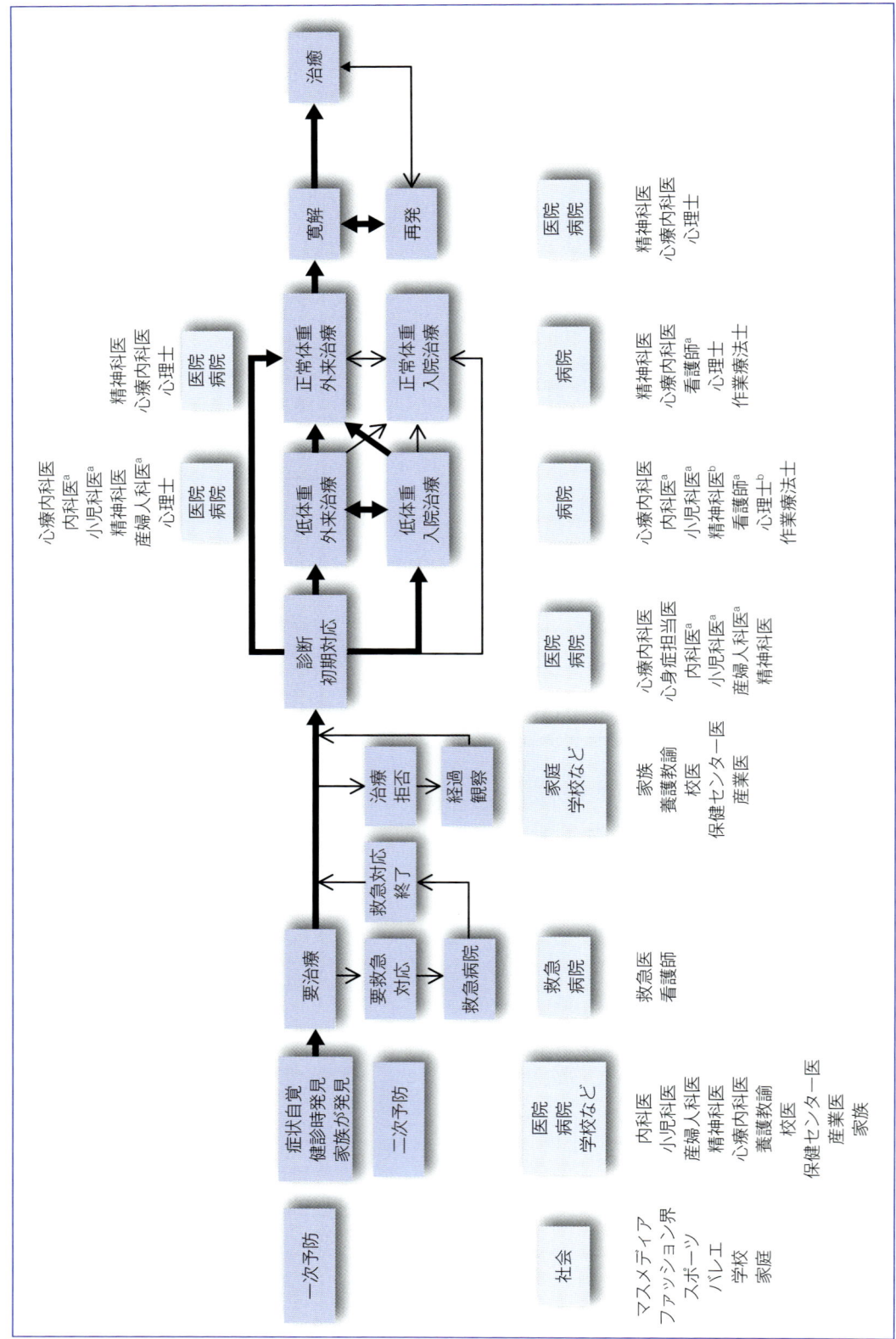

**図 1-2 摂食障害の経過と治療に関与する主な人たち**
a：摂食障害の知識を有することが特に望まれる，b：リエゾン

表1-4 本ガイドライン中の略語一覧

| 略語 | 原語 | 訳語 | 同義語 |
|---|---|---|---|
| AN | anorexia nervosa | 神経性食欲不振症<br>神経性無食欲症<br>神経性食思不振症 | 拒食症 |
| ANR | AN restricting type | AN制限型<br>AN摂食制限型 | |
| ANBP | AN binge-eating/purging type | ANむちゃ食い/排出型<br>AN過食・排出型 | |
| BED | binge eating disorder | むちゃ食い障害 | 気晴らし食い |
| BN | bulimia nervosa | 神経性過食症<br>神経性大食症 | 過食症 |
| BNP | BN purging type | BN排出型 | |
| BNNP | BN nonpurging type | BN非排出型 | |
| EDNOS | eating disorder not otherwise specified | 特定不能の摂食障害 | 非定型の摂食障害 |

略語や同義語は本ガイドラインの執筆者が使用したものに限定した．

food intake disorder（ARFID：食物摂取制限・回避症）に変更され，これに肥満恐怖のないANを含めようという提案があります．日本でもこれらの疾患が増加してくれば，治療ガイドラインに追加していく必要があります．

　欧米では弁証法的行動療法など本ガイドラインに取り上げていない治療法が報告されていますが，現在の日本の医療制度下では実施困難と思われます．また日本では治療者独自の治療法が報告されていますが，エビデンスが不明なものは取り上げていません．また治療オプションの推奨度は日本の摂食障害の実情を考慮して，本ガイドラインではつけていません．

　本ガイドラインを杓子定規に解釈したり，鵜呑みにして利用することはよくありません．どのような治療が最善かは主治医のきめ細やかな見立てと総合的な判断に委ねられるべきです．有効な治療薬がなく，心理社会的治療が重要な摂食障害の治療に当たっては特に留意する必要があります．今後は本ガイドラインを用いた講演会を開催したり，症例を中心とした治療ガイドラインを引き続き刊行するなどして，学会として日本における摂食障害治療の向上に寄与したく思います．

（中井義勝）

# 2 摂食障害について

A. はじめに

## 2-1 概念と歴史[152]

### A はじめに

　　摂食障害とは，主に神経性食思不振症（anorexia nervosa；AN）と神経性過食症（bulimia nervosa；BN）をさします．摂食障害の概念は，1980年に米国精神医学会が作成したDSM-Ⅲ[7]の診断基準で初めて登場しました．それには，異食症や幼児期の反芻障害などとともに，「通常幼児期，児童期および思春期に生じる障害」の項に含まれていました．

　　その後，DSM-Ⅳ[10]の診断基準では，ANとBNは摂食障害（eating disorders）として別項で独立．ICD-10[388]の診断基準では「生理的障害および身体的要因に関連した行動症候群」の中で，摂食障害として分類されています．

### B anorexia nervosa（AN）について

　　摂食障害の起源はANです．最近になってBNが登場しました．anorexia nervosaという病名は，精神的な理由により食欲がなくなることをさします．しかし，患者の大部分は食欲の低下や不振を悩んでいるというより，空腹感や食欲に抗して，痩せるための摂食行動異常を示します．従ってself-starvation（自発性飢餓）のほうがより適切かもしれません．

　　ANについて最初に医学的に記載したのはMortonです．1689年に「Phthisiologia（消耗病），Seu, Exercitationes de Phthisi（消耗についての一論文）」を出版しています．この中で，今日のANに相当する18歳で発病した少女の症例「a nervous consumption」を紹介しています．

　　わが国でも，大塚によると江戸時代に香川修徳が，一本堂行余医言の中で「不食病」として，その他「神仙労」として，今日のANに相当する症例が記載されています．

　　そして，この約200年後の1873年にLasègueが本症を「De l'anorexie hystérique」と題して，翌年に，Gull[95]が，「Anorexia Nervosa（Apepsia Hysterica, Anorexia Hysterica）」と題して，それぞれ独自に症例報告し，本症の臨床像を詳細に記述しています．そしてGullが命名したanorexia nervosaが，今日世界的に汎用されています．

　　Gullは，1868年の秋オックスフォードで行った講演で，本症は稀に男性にもみられるが，主に16～23歳の女性が罹患するとし，まずその典型的2症例を記述しています．この1

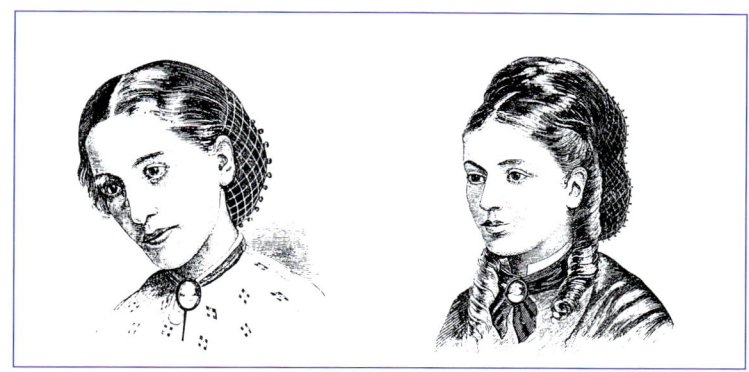

**図 2-1　原文中の A 嬢の木版画（Gull WW, 1874）**

症例をできるだけ原文に則して紹介します[95]．

## 1 症例

　A 嬢，17 歳．1866 年 1 月に紹介されてきた．るいそう著明であった．身長 165.1 cm，体重 37.1 kg で 14.9 kg の体重減少．約 1 年前より無月経．咳は認めず胸部は正常．心音正常，呼吸数 12，脈拍数 56．嘔吐や下痢を認めず．軽度の便秘，食物，特に肉に対する完全な食思不振．腹部は萎縮し，平坦で陥没．大動脈の拍動は正常．舌は正常．尿は正常．状態は単なるるいそうで，3〜4 か月の間隔で診察したが，ほとんど変化せず，脈拍数は 56〜60，呼吸数は 12〜15 で推移した．尿は常に正常であったが，尿比重は変化し，時に 1.005 の低値を示した．

　種々の薬物が試みられたが，明らかな効果は得られなかった．いろいろな食物も試みられたが，食欲に影響を与えなかった．1 日か 2 日間食欲が異常亢進することもあったが，これはごく稀であった．患者は痛みを訴えることもなく，落ち着きなく活動的で，これが精神状態のきわだった特徴であった．というのは運動ができると思われないほど，体が消耗していたからである．わがままで嫉妬心が強く，興奮する理由がわからない．本例は 1866 年 1 月から 1868 年 3 月まで診られ，その間大変改善し，体重は 37.1 kg から 58.1 kg まで増加した．

　その後も改善が持続し，1870 年に撮られた写真の木版画がそのときの彼女の状態を示している（**図 2-1 右**）．この木版画をみると，彼女が 17 歳のときの顔貌（**図 2-1 左**）は 30 歳くらいに見えるのに，21 歳のときの顔貌（**図 2-1 右**）は年相応で 17 歳のときより若く見える．

　その後良い健康状態が持続し，1872 年に 4 回目の写真を撮っている．本症における全ての状態に特定の原因が見つからず，るいそうや無月経，徐脈，徐呼吸といった全ての生命機能の低下に導く食欲不振により説明される．極度のるいそう時には器質的疾患の存在を疑わせるかもしれない．しかし，このような仮定も不必要であることが，完全な回復とその持続という満足すべき経過によって支持される．

その他 18 歳の B 嬢と，補遺として 15 歳の C 嬢を紹介し，本症例を「apepsia hysterica」または「anorexia nervosa」と呼ぶことを提唱しています．このように，Gull は AN の定型例の臨床像を記述し，この命名に至った経緯と Lasègue も独自に本症を発見していたことを述べています．

そして，この時代にすでに過食を思わせるエピソードや男性例も存在することを記録しており，患者への接し方についても現代にも通じることをすでに言及しています．その後，AN の症例は散発的に報告されていました．しかし，1914 年に Simmonds がシモンズ病を発表して以来，1930 年代の中頃まで，AN は下垂体の病気とされ，シモンズ病と混同されていました．そして 1940 年代に入り，両者は明確に区別されるようになりました．

## c  bulimia nervosa（BN）の出現

AN において，過食が生じることは，1874 年に本症を命名した Gull の症例報告の中にも記載されています．その後この症状はあまり注目されませんでしたが，1960 年代の半ば頃からその心理的発症機序について検討されるようになりました．そして，1976 年に Beumont らは，AN 患者で嘔吐や下剤を乱用する患者は，これらを認めない患者と比べて臨床像や予後が異なることを指摘しています．1980 年に Garfinkel らや Casper らが，それぞれ独自に AN 患者を過食の有無により二分した頃から，AN 患者を過食症状の有無により分けて検討されるようになりました．

一方で，1950 年代頃から過食は肥満症との関連で研究されていました．そして 1970 年代頃より体重が正常範囲内で肥満しておらず，過食しては嘔吐や下剤を乱用する患者群の存在が知られるようになりました．このような患者の中に「気晴らし食い（binge eating）」をしては，嘔吐や下剤を乱用して AN の一表現型と考えられる患者群が存在することを野上らは指摘しました．

1979 年には英国の Russell がこのような患者の一群を bulimia nervosa と命名し，その特徴として，①自己抑制できない過食の衝動，②過食後の自己誘発性嘔吐または下剤の使用，③肥満に対する病的恐怖をあげました．そしてこれらの患者の大部分が AN の既往を有していたことから，AN の予後不良の亜型と考えたのです．

一方，米国では，1980 年に DSM-Ⅲの診断基準で自制困難な摂食の要求を生じて，短時間に大量の食物を強迫的に摂取しては，その後嘔吐や下剤の乱用，翌日の摂食制限，不食などにより体重増加を防ぎ，体重は AN ほど減少せず正常範囲内で変動し，過食後に無気力感，抑うつ気分，自己卑下を伴う 1 つの症候群を bulimia（過食症）と命名して，AN と区別しました．その後 1987 年の DSM-Ⅲ-R[8]の診断基準では BN と改められ，AN の過食型が，BN と AN の両方診断されることとなり，両者の関連が不明確になりました．しかし，1994 年の DSM-Ⅳでは，「過食症状が AN のエピソード中に生じていない」という項目が加えられ，AN と BN が明確に区別されるようになり，現在に至っています．

〔切池信夫〕

## 2-2 病理と病態

### A はじめに

摂食障害は極端な摂食制限，過食，自己誘発性嘔吐，過剰運動といった異常な行動と，身体像の歪み，痩身への執着などの精神面で定義されています．ところが，現代の先進諸国の女性の誰もがその傾向を有しており，ダイエット文化も一側面に過ぎません．そこで多次元的，多因子的であることが想定されてきましたが，最近では治療的観点から患者個々の精神病理に目を向けることの重要性が指摘されています．

### B 生物学的な側面

米国を中心とする摂食障害の治療者・研究者の世界最大の組織である摂食障害アカデミーは，摂食障害を躁うつ病などと同様に生物的な基盤を有する重症な精神障害（biologically based, serious mental illnesses; BBMI）[156]と捉えています．背景には米国の健康保険事情もありますが，欧州の研究者からも広く支持されています．

#### 1 遺伝的側面

最近では日本でも母子ともに摂食障害であることも稀ではなくなりました．家族研究では摂食障害患者の家族における摂食障害の有病率が有意に高く，双生児における一致率などから遺伝性を計算しますと50～83%[156,364]でした．この数字を聞くと遺伝性の高い障害のように思われるかもしれませんが，躁うつ病などに比べますと低い数字です．

分子生物学的な研究では，第1番，4番，10番染色体の領域と摂食障害（AN，BN）との間に弱い連鎖が報告されています．また，摂食障害の危険因子と関連すると考えられるセロトニン，脳由来神経栄養因子（brain-derived neurotrophic factor; BDNF），オピオイドなどの遺伝子との関連が指摘されていますが，これらの遺伝子の相関研究の結果は気分障害，不安障害，物質使用障害などでの結果と共有しています．

#### 2 セロトニン仮説-強迫スペクトラム障害仮説

ANの脳脊髄液中のセロトニンの代謝物質は低下し，体重が回復するとかえって上昇するなどの知見，後述の通り記述的な研究で病前性格としての強迫性の指摘がされてきました．また併存症研究で強迫性障害の併存が多く，強迫性障害と共通する整理整頓にこだわるなどの症状を呈することから，摂食障害をセロトニン系と関連の深い強迫スペクトラム障害の1つとする向きがあります．しかし，強迫性障害では薬物療法が有効ですが，同じ薬剤の摂食障害への有効性は限定的です．そこで，確かにANでの強迫性障害の併存は対照群より多いものの，摂食障害の異質性（均質ではなく種々雑多なものの集団であるこ

と)を示しているに過ぎない，という意見になりつつあります．

### 3 その他の神経伝達物質などの関与

これまで視床下部-下垂体系，ノルアドレナリンやドパミンといった神経伝達物質，各種の神経ペプチド，悪液質と関連する腫瘍壊死因子(tumor necrosis factor; TNF)をはじめとするサイトカイン，脂肪細胞が分泌し強力な摂食抑制やエネルギー消費亢進をもたらすレプチンを初めとするアディポサイトカインなどが摂食障害の病因と関連するのではないかと期待されてきました．それらの物質やそのシステムは，確かに，摂食障害では対照群に比べ有意に上昇(または低下)しているのですが，どうしても単に低栄養状態や混乱した摂食行動の結末ではなくプライマリなものだとは証明し切れていません．また動物モデルによって摂食制限に続発する過食行動などを説明できますが，当然，身体像の歪みや自己誘発性嘔吐といった人間の本当の摂食障害の精神病理や行動は再現できません．大脳皮質などもっと上位の中枢神経系の関与が重要なのです．

### 4 認知機能

摂食障害では実行機能(executive function)，具体的にはセットシフト(set shifting，環境の偶発的な変化・刺激に応じて柔軟に反応を変化させる能力)の困難さや，セントラル・コヒアレンス(central coherence)の障害(木を見て森を見ず，つまり細かい情報処理は得意だが，全体を見渡すことが苦手)が報告されています[156, 281, 364]．また回復したANの患者や，摂食障害を有さない患者家族もセットシフトの困難さが認められるとの報告があります．しかし，これらがどれほど摂食障害の病理と関連するか，これからの研究を待たなければなりません．

## C 心理社会学的な側面

多くの生物学的な指標が痩せ(低栄養状態)や混乱した摂食行動の結末であることを否定しきれないなか，心理社会学的な側面の重要性は相変わらず無視できません．

### 1 社会的な側面と病態の変化

摂食障害の臨床像，病態，精神病理の時代的変遷は，その背景にある社会・家族構造，価値観の歴史的変遷と無縁ではありません．先の章で触れられているように，宗教的な行為としての痩せや断食の歴史は長いです．ところが，ルネサンス，産業革命，市民社会の成立とともに聖人から医学モデル(sainthood to patienthood)へ，女性の地位向上と家族構造の変化，1950年代後半以降のツイッギー(Twiggy，小枝，本名レスリー・ホーンビー，ミニスカートの女王と呼ばれたモデル)の登場とともに先進各国でダイエット文化の広がり，身体的欲求の抑制，禁欲主義，自己犠牲という断食から，現代的な美容のためのダイエットに移行し，摂食障害の広がりにつながります．

力動的にはANでは分離と自立の問題とされてきました．Hilde Bruch(1962)は，①ボ

ディイメージや身体の概念が妄想的な程度まで(delusional proportion)障害されており，②身体内部への感覚の捉え方に障害があり，③思考，行動に全般に広がる無力感があり，自分のしたいことを全くしておらず，その場，その場で周囲の人に合わせて行動しているだけと感じている，としました．その後 Gerald Russell (1970) は，ANの中心的な精神病理が肥満に対する病的な恐怖であるとし，後年(1979年)にはBNを提唱しました．そして現在，摂食障害の中心的な精神病理は身体像の障害とされています．具体的には，体重，体型，またはその両方に囚われていること，自己評価の決定において体型や体重が過剰に重きをなしていること，極度の痩せ症状の深刻さを過少化または否認すること，自身の身体の捉え方に障害があること，たとえ低体重であっても体重増加に強烈な恐怖を感じることが，主要な症状とされています．

そして，西洋先進諸国とその他の国によって有病率に大きな差があることから文化結合症候群(culture-bound syndrome)の側面があります．しかし，国によって有病率に大きな差がある精神障害は摂食障害だけではありません．日本でも直接面接による有病率研究がなされるようになり，日米間で社交不安障害は8倍，双極性障害に至っては26倍の有病率の差があることがわかりましたが，それらを文化結合症候群という人はいません．

## 2 併存症研究がもたらした種々のモデル

病因についての想定を排除した(atheoretical)操作的診断基準の登場後，摂食障害における気分障害，不安障害，物質使用障害，パーソナリティ障害といった他の精神障害の併存率が高いことが報告され，それらの併存から病因を理解できるという気運が起こりました．その結果，気分スペクトラム障害，強迫スペクトラム障害，嗜癖モデル，境界性パーソナリティ障害などのモデルが提唱されました．しかし，それらの併存症の多くは摂食障害が改善すると軽減することから，半飢餓状態，過食と排出行為という混乱した摂食行動の結果である可能性を排除できません．性格やパーソナリティに関して，下坂幸三の指摘などから強迫性や統合失調性気質が注目されてきましたが，操作的診断基準の導入とともに強迫性パーソナリティ障害に注目が移り，一方で完全主義傾向や自己評価の低さなどが危険因子としてあげられています．ところが，最近では，これらは摂食障害の1群を説明することはあっても，全体を説明できるかには疑問が投げかけられています．

# D 治療的観点から

どのような病因論も治療的な有用性がなければ意味がありません．セロトニン仮説も，肝心の選択的セロトニン再取り込み阻害薬の二重盲検試験の結果が芳しくありません．一方で病態や精神病理は「比較的裕福な家庭で育ち，品行方正で，成績優秀な女子学生」から，小学生までの低年齢化，既婚症例を含め中年以降の症例による「高年齢」化，男性例の増加などの多様化を経て，単純化できなくなっています．さらに，DSM-5ではカテゴリーからディメンジョンへ転換し，目に見える摂食障害症状だけでなく，総合的に判断することが重要となっています．

### 1 診断横断モデル

ANとBNの亜型間の移行は頻繁で，亜型分類にとらわれずそこで診断横断的（transdiagnostic）に，摂食障害に直接関連しない完全主義，中心的な自己評価の低さ，対人関係の困難，感情不耐性をも治療の対象にすることが提案されています[57]．

### 2 パーソナリティ障害も含めた分類

また，摂食障害症状のみならずパーソナリティ障害の症状とされる部分をも含んで，高機能・完全主義的，統制障害，抑圧的に分類しようとの試みもなされています[360]．これは摂食障害発症以前から自傷や自殺未遂を繰り返している1群や[204]，社交不安障害発症が先行し，社交不安障害を優先して治療することで摂食障害も改善する1群の存在と一致します．

## E おわりに

摂食障害は精神的な障害であり，身体の治療によって治ることはありません．どれだけ生物学的な基盤の研究が進もうとも，実際の治療に結びつかなければ説得力がありません．その意味で，今一度，精神病理の理解の重要性が高まり，個々の精神病理の理解が不可欠となっているのです．

（永田利彦）

# 2-3 疫学

## A はじめに

疫学調査では，①病院か学校かなど調査した母集団の特性，②サンプルサイズ，③質問紙法か直接面接法かなど調査方法，④回答率と調査もれの情報，⑤どの診断基準を使用したか，⑥調査した時期などが重要です．

## B わが国における摂食障害の疫学調査

### 1 発症頻度に関する疫学調査

#### a. 病院を対象とした調査成績

　厚生省特定疾患対策研究事業が，1998年に実施した調査結果によると，摂食障害患者数の年間推計値（年間有病率）はANが12,500人（人口10万対10.1），BNが6,500人（人口10万対5.1），EDNOSが4,200人（人口10万対3.4）です[361]．これを1980年，1992年の結果と比較すると，ANは1980年から約5倍増加（図2-2），摂食障害は1980年から約10倍増加，最近の5年間では約4倍増加しています[218]．またANとBNの比率は，1993年には3：1ですが，1999年には55：45です．すなわち6年前に比しBNはAN以上に著しく増加しています[218]．

　ANは10～19歳，BNは20～29歳の年齢層が多く，いずれも90％以上が女性です．若年発症や結婚後の発症も増加しています．発症後10年以上経過した遷延例は15％を占めました．筆者のところを受診したANとBN患者の社会的地位別頻度を調べると，ANは中学生や高校生に多く，BNは大学生，就業者，主婦に多いことがわかりました[218]．

#### b. 診療所を対象とした調査成績

　わが国では診療所を対象とした調査はありませんでした．そこで，筆者らが2007年に京都市の主な摂食障害診療機関を，1年間に受診した摂食障害患者532人の受診先を調査すると，大学病院が27％，一般病院が18％で，その55％がまず診療所を受診していました．

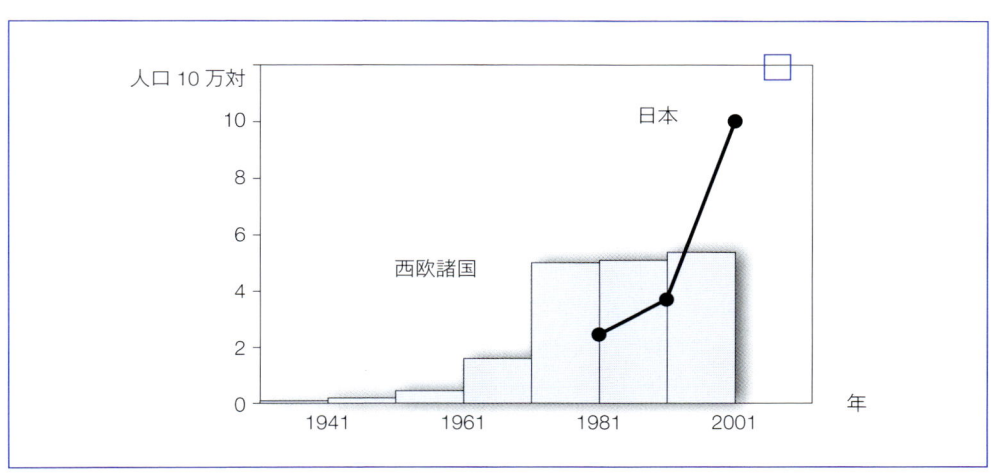

**図2-2　西欧諸国と日本における神経性食欲不振症の発症頻度**
西欧諸国のデータ（棒グラフ）はHoekらの報告による年間発生率．日本のデータ（折れ線グラフ）は厚生省調査研究班の報告による年間有病率．西欧諸国と日本では調査方法が異なるので絶対値は比較できないが，日本ではAN患者が1998年以降著しく増加している．
□：中井らの京都市の調査（2007年）

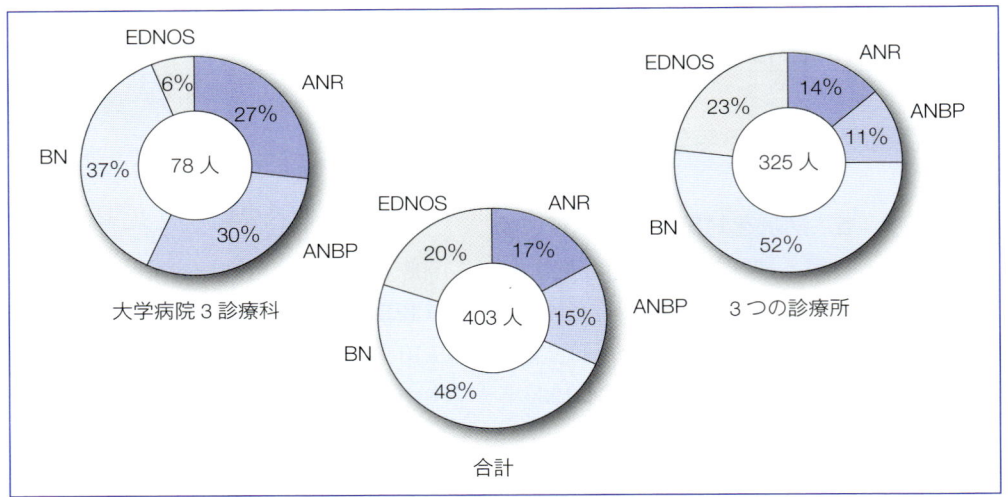

**図 2-3 京都市の医療施設受診中の摂食障害の実態**
京都市の主な医療施設を 2007 年 1 年間に受診した摂食障害者総数は 532 人であった．
大学病院 3 診療科（精神科 2, 小児科 1）受診者総数 78 人，3 つの診療所（精神科 1, 心療内科 2）の受診者総数 325 人．大学は AN 57％, BN 37％, EDNOS 6％. 診療所は AN 25％, BN 52％, EDNOS 23％.

　受診場所で摂食障害患者の病型が異なるか否かを検討しますと，大学病院 3 施設の平均は AN 57％, BN 37％, EDNOS 6％でした．一方，3 つの診療所の平均は AN 25％, BN 52％, EDNOS 23％と，大学病院では AN が多く，診療所では BN の多いことがわかりました[225]（図 2-3）．年間有病率は AN が人口 10 万対 12.1（図 2-2），BN が人口 10 万対 18.2, EDNOS が人口 10 万対 7.6 でした．

### c. 学生や市民を対象とした調査成績

　摂食障害，特に AN は治療への抵抗感が強く，医療機関を受診しないことが稀ではありません．従って，学生や市民を対象とした実態調査が必要です．海外の疫学調査では，自己記入式質問票の摂食態度検査（EAT）の高得点者を抽出し，直接面接する 2 段階方式が用いられています．わが国では EAT の特異性が低いことから，AN の疫学調査は，体重率が標準体重の 80％以下で無月経の生徒を抽出し，直接面接を行う方法が用いられています[163, 218]．

　一方，BN の疫学調査では，行動面，心理面の異常をチェックする評価尺度が必要となります．評価尺度としては EAT の他，摂食障害調査票（EDI），過食症状質問票（BITE）などが用いられています[163]が，質問項目数が多いため，多大な労力を要します．近年開発された SCOFF は質問数がわずか 5 項目で，特異性が高いので有用です[249]．小中学生など成長期の学童については，成長曲線の停滞を指標とした渡辺らの疫学調査があります．成長期の学童には良い方法です[376]．

　表 2-1 は日本の女子学生を対象とした疫学調査結果です[107, 163, 216, 334, 376]．厚生省研究班の疫学調査が実施された 1983 年と 1993 年に集中しています[163]．1983 年調査の厚生省診

**表 2-1 日本の女子学生対象の摂食障害の疫学調査**

| 報告者 | 年 | 対象者 | 人数 | 調査方法 | 診断基準 | 疾患名 | 頻度(%) |
|---|---|---|---|---|---|---|---|
| 水島 | 1983 | 石川県中学生 | 21,153 | 直接面接 | 厚生省 | AN | 0.04 |
| 水野 | 1983 | 福井県中学生 | 12,179 | 直接面接 | 厚生省 | AN | 0.18 |
| 富田 | 1983 | 名古屋市中学生 | 13,762 | 質問表 | 厚生省 | AN | 0.07 |
| 中井 | 1983 | 京都府中学生 | 5,005 | 直接面接 | 厚生省 | AN | 0.23 |
| 大関 | 1983 | 山陰中学生 | 18,040 | 患者数 | 厚生省 | AN | 0.08 |
| 中川 | 1983 | 札幌市高校生 | 13,009 | 患者数 | 厚生省 | AN | 0.02 |
| 末松 | 1983 | 東京都高校生 | 1,799 | 質問表 | 厚生省 | AN | 0.06 |
| 水島 | 1983 | 石川県高校生 | 15,250 | 直接面接 | 厚生省 | AN | 0.06 |
| 水野 | 1983 | 福井県高校生 | 12,674 | 直接面接 | 厚生省 | AN | 0.12 |
| 富田 | 1983 | 名古屋市高校生 | 11,084 | 質問表 | 厚生省 | AN | 0.12 |
| 東 | 1983 | 京都府高校生 | 19,250 | 直接面接 | 厚生省 | AN | 0.18 |
| 中井 | 1983 | 京都府高校生 | 14,967 | 直接面接 | 厚生省 | AN | 0.14 |
| 末松 | 1983 | 大分県高校生 | 5,101 | 質問表 | 厚生省 | AN | 0.08 |
| 野上 | 1984 | 東京都大学生 | 580 | 質問表 | 独自 | BED | 7.8 |
| 切池 | 1988 | 大阪府短大生 | 456 | 質問表 | DSM-III | Bulimia | 2.9 |
| 馬場 | 1993 | 横浜市中学生 | 2,406 | 質問表 | 二次調査 | AN | 0.27 |
| 山本 | 1993 | 藤枝市中学生 | 2,525 | 直接面接 | 厚生省 | AN | 0.32 |
| 馬場 | 1993 | 横浜市高校生 | 12,443 | 質問表 | 二次調査 | AN | 0.05 |
| 中井 | 1993 | 京都市高校生 | 4,989 | 直接面接 | 厚生省 | AN | 0.16 |
| 東 | 1993 | 京都府高校生 | 15,609 | 直接面接 | 厚生省 | AN | 0.41 |
| 大関 | 1993 | 山陰 10～30 歳 | 77,379 | 患者数 | 主治医 | AN | 0.07 |
| 武田 | 1993 | 横浜市高校生 | 1,345 | 質問表 | DSM-III-R | BN | 1.9 |
| 佐々木 | 1993 | 青森県高校生 | 2,279 | 質問表 | BITE | BN | 1.05 |
| 中井 | 1993 | 京都府高校生 | 3,079 | 質問表 | BITE | BN | 1.97 |
| 東 | 1993 | 京都府高校生 | 1,741 | 質問表 | BITE | BN | 0.92 |
| 久松 | 2000 | 大学生の公募 | 357 | 直接面接 | DSM-IV | AN | 1.4 |
| | | | | | | BN | 1.4 |
| | | | | | | EDNOS | 8.7 |
| 渡辺 | 2002 | 全国 13 高校 | 1,130 | 直接面接[a] | DSM-IV | AN | 2.03[b] |
| 中井 | 2002 | 京都府中学生 | 929 | 質問表 | DSM-IV | AN | 0.5 |
| | | | | | | BN | 0.3 |
| | | | | | | EDNOS | 17.1 |
| 中井 | 2002 | 京都府高校生 | 2,448 | 質問表 | DSM-IV | AN | 0.1 |
| | | | | | | BN | 2.2 |
| | | | | | | EDNOS | 9.1 |
| 中井 | 2002 | 京都府大学生 | 824 | 質問表 | DSM-IV | AN | 0.4 |
| | | | | | | BN | 2.2 |
| | | | | | | EDNOS | 15.4 |

調査年,疾患名,対象者の順にソートした. a:養護教諭, b:累積発症率
AN:神経性食欲不振症, BN:神経性過食症, EDNOS:特定不能の摂食障害, BED:気晴らし食い

断基準は，①標準体重の80％以下，②3か月以上，③30歳以下，④女性，⑤無月経，⑥食行動異常，⑦痩せ願望，⑧過活動，⑨病識が乏しい，⑩器質疾患と精神病を除外の10項目でFeighnerの基準に類似しています．1993年調査の基準は，①標準体重の80％以下，②食行動異常，③体重や体型の歪んだ認識，④30歳以下発症，⑤（女性なら）無月経，⑥器質的疾患なしの6項目と備考からなり，DSM-Ⅲ-RのAN基準に類似しています[163]．

筆者が京都府下の学生を対象に，同一方法で1982年，1992年，2002年に実態調査を実施した結果，最近10年でANは約4倍，BNは約5倍，EDNOSは約2.5倍増加していました[226]（第19章-2　表19-7参照）．男子学生の発症頻度は女子学生の1/3以下ですが，10年前に比し，EDNOSが著しく増加していました[216]．就業者や主婦の実態調査は今後の課題です．

## 2 臨床所見・経過・予後

### a．臨床所見

表2-2は日本の摂食障害患者の主な臨床所見です[210, 213]．精神科疾患併存はうつ病性障害，不安障害，パーソナリティ障害などが多く出現していました[213]．

### b．経過

筆者を受診した摂食障害患者826人の経過を解析した結果，発症時の病型はAN 79％，BN 4％，EDNOS 17％でした[220]．一方，初診時の病型はAN 54％，BN 37％，EDNOS 9％でした．発症時病型の3/4はANRで，そのうち半数近くがANRのままでした[220]．発症時からBNは4％に過ぎず，21％がANから，12％がEDNOSからBNに移行しました．最近では，経過中に複数回病型の変わる症例が多くなりました．

### c．予後

第18章-3を参照してください．

## C 海外における摂食障害の疫学調査

図2-2はHoekらの欧米におけるANの疫学調査結果で，年間発生率は1970年以降一定です．ANの年間有病率も欧米では日本と異なり，1970年以降一定との成績が多いようです[108]．一方，BNの年間有病率も欧米では日本と異なり1990年をピークに減少しています[143]．最近，欧米ではANやBNには属さないEDNOSが半数以上を占めること，中でもBEDの増加が報告されています[108, 218]．

表 2-2 摂食障害の主な臨床所見

| | AN | | BN | | EDNOS |
| --- | --- | --- | --- | --- | --- |
| | 制限型<br>(ANR) | むちゃ食い/<br>排出型<br>(ANBP) | 排出型<br>(BNP) | 非排出型<br>(BNNP) | |
| 調査時年齢(歳) | 21.8* | 24.8 | 23.6 | 23.1 | 24.2 |
| 罹病期間(年) | 3.1 | 5.5* | 4.8* | 3.7 | 5.1* |
| 身長(cm) | 156.6* | 158.1 | 159.1 | 158.7 | 158.8 |
| BMI(kg/m$^2$) | 15.0* | 15.6* | 19.3 | 21.4 | 18.8 |
| 希望体重(kg) | 41.9* | 42.1* | 45.3 | 47.7 | 44.4 |
| 便秘 | 60* | 67* | 54* | 56* | 54* |
| 無月経 | 78* | 70* | 24 | 22 | 24 |
| 低血圧 | 76* | 74* | 46 | 22 | 46 |
| 徐脈 | 42* | 22 | 12 | 17 | 21 |
| 低体温 | 36* | 28* | 10 | 0 | 19 |
| うぶ毛密生 | 35* | 23* | 10 | 3 | 13 |
| 柑皮症 | 16* | 7 | 4 | 0 | 0 |
| 唾液腺腫脹 | 5 | 25* | 24* | 0 | 13 |
| 歯牙侵食 | 2 | 22* | 23* | 0 | 7 |
| 吐きだこ | 2 | 23* | 26* | 0 | 0 |
| 不食, 節食 | 83* | 74* | 44 | 33 | 52 |
| むちゃ食い | 11 | 79* | 94* | 88* | 58 |
| 嘔吐 | 7 | 80* | 90* | 35 | 31 |
| 下剤乱用 | 5 | 30* | 26* | 4 | 16 |
| 食事内容の偏り | 58* | 62* | 53* | 45* | 41* |
| 肥満恐怖 | 87* | 94* | 88* | 89* | 69* |
| 痩せ願望 | 75* | 85* | 79* | 85* | 61* |
| 強迫傾向 | 56* | 58* | 45* | 49* | 51* |
| 対人関係不良 | 51* | 68* | 75* | 74* | 60* |
| 過剰適応 | 50* | 42* | 39* | 52* | 50* |
| 抑うつ | 41* | 58* | 75* | 64* | 64* |
| 活動性の亢進 | 44* | 39* | 26 | 22 | 20 |
| ひきこもり | 21 | 34* | 37* | 40* | 30* |
| アルコール依存 | 0 | 12* | 10* | 3 | 4 |
| 盗癖 | 3 | 12* | 15* | 4 | 5 |

全国23施設(精神科8, 心療内科8, 内科6, 小児科1), 1,006人の摂食障害患者を対象に2000年調査実施.
BMI:体格指数〔体重(kg)/身長(m)$^2$〕. 調査時年齢, 罹病期間, 身長, BMI, 希望体重は平均値, 残りの数字は%. *:注目すべき所見

## D おわりに

　ANの最初の医学的記載は西欧では1873年ですが, わが国では1950年後半です. わが国はわずか50年の間に摂食障害の発症頻度が欧米と同じレベルになりました. しかし, 残念ながらわが国の疫学研究は西欧諸国に比し立ち遅れています. 今後, 多施設間の共同研究がわが国でも発展することを期待します.

〈中井義勝〉

# B
# 診断から治療導入へ

| 第3章　初診時の診断
| 第4章　初診時の見立てとケースフォーミュレーション

## B. 診断から治療導入へ

# 3 初診時の診断

## 3-1 行動面の異常

### A 対人関係障害

　摂食障害の治療において治療者と本人との信頼関係をつくることは難しい面があります．拒食状態の患者は痩せすぎの否認があり，ちゃんと食べていると言い張ります．過食状態であれば，止まらない過食による苛立ちをぶつけてきて，すぐに何とかしてほしいと治療者を困らせたりします．こうした診察時の態度には，摂食障害の深い対人関係障害の存在が表れていると考えたほうがいいのです．診察時のこのような態度は，摂食障害の患者が，対人的不信の塊になっていると推測されますが，それは生育歴の中での対人関係の障害にルーツがあるのです．

　摂食障害の患者は発症前から対人関係障害をもっていることが多いのです．多くは対人緊張があり，常に人から悪く思われているのではないかと不安で，対人関係での安心がもてない子どもです．彼女たちは良い子であったと親は言うことが多いのですが，良い子の仮面をかぶり，良い子の演技を続けていたことが多いのです．初診時の人間不信は，それまでの対人関係での破綻を表しています．この対人関係障害は広い意味での社交不安障害です[205]．

### B 食行動の異常

#### a. 摂食制限

　摂食障害は食べることの異常という症状が中心にあるので，食行動異常は多彩です．拒食状態でも，全く食べない，肉を食べない，揚げ物は食べない，米飯を食べない，野菜しか食べない，夜は食べない，決まった物しか食べない（豆腐しか食べない，納豆しか食べないなど），水分を取らない，などがあります．拒食と痩せすぎに関連する行動の異常として過活動があります．痩せすぎ状態で発生し，セカセカと無意味に動き回り，説得でも止まらない症状です．日に何回も体重計に乗る行動も過活動の一部です．

### b. 過食

過食状態でも，家にあるものは何でもあさって食べる，家では食べないが，コンビニやファミリーレストランでいっぱい食べる，お菓子ばかり食べる，こっそり隠れて過食する，親に買いに行かせて過食する，などバラエティに富んでいます．過食では，安い物を食べれば家族の経済的な負担も少ないのですが，過食の底には「いつもは我慢しているものを食べたい」という願望があるので，自分の好きなものを集中して食べていることが多いわけです．

### c. 排出行動

さらに異常な食行動として，自己誘発性嘔吐があります．自己誘発性嘔吐は，喉に指を入れて吐くのが多く，苦しくて指を噛んでしまうので「吐きだこ」ができることもあります．指では吐けなくて，スプーンで喉を刺激して吐くこともあり，吐くのに慣れて食道と胃の間にある噴門括約筋が弛緩すると，上腹部を押えるだけで出てくるようになったりします．日に数回以上食べて吐くことを繰り返す患者もいるのです．また，下剤乱用もあり，市販の下剤を毎日100錠以上飲む患者もいます．

### d. その他の異常食行動

チューイングと呼ばれる行為を繰り返している患者もいて，食物を口に入れて噛み，飲み込まずに出してしまう行為です．また食物貯蔵という行為もあり，自分の部屋に食べ物を貯め込むのです．拒食タイプの患者に多いのですが，食べたい物をつい買ってしまい，そのまま貯めておくか，一口噛じって怖くなって残りを貯めるのです．結果的に部屋中が食べかけのカビだらけの食べ物のごみの山になってしまうこともあります．食行動異常はさまざまで個性的ですから，詳しく聞いて本人の異常食行動のパターンを把握することが治療の手掛かりをつかむために必要です[219]．

## c 完璧症的行動

摂食障害の患者は，子どもの頃から完璧症のことが多く，何でもきちんとやるので優等生だった子が多いのです．テスト勉強も何度も繰り返して問題を解いて良い成績をとっていたのです．摂食障害の発症とは，完璧症による生活の破綻が始まったサインといえるのです．神経性無食欲症・制限型（ANR）においては，完璧症的に食事制限をし，日に何度も体重計に乗って体重を確認し，飲む水の量まで測っていることもあります．つまり痩せることのみに一日を費やしてしまい，自分の生活と健康を喪失する結果になるわけです．神経性無食欲症（AN）で過食が伴うタイプは，拒食の時は完璧症的に痩せることを追求し，過食になるとその努力の全てを放棄し，しばらく自己嫌悪にふけってからまた思い直して完璧症的な痩せ追求を始めるという悪無限状態となります．完璧症は白か黒か主義ですから，さまざまな場面で妥協できないところもあります．摂食障害が発症すると勉強やアルバイトが続かないのも，完璧症的に続けることができなくなった証拠なのです．完璧症が

ひどいケースは，食行動が回復した後で強迫性障害が出てくることが多いのです．

### D さまざまな問題行動

摂食障害には万引きがつきものです．6割が経験しているという報告もあります．経済的にも豊かで優等生だった女の子が万引きして警察に捕まるというのはセンセーショナルな事件になります．拒食から過食に移行するときに多く，食べたいものを我慢できずに万引きしてしまうのです．捕まって，怖くなって止める患者がほとんどですが，少数は常習的になり，ほとんど毎日万引きを繰り返して逮捕されて裁判になる患者もいます．常習的になる患者のタイプは神経性無食欲症・過食嘔吐型（ANBP）がほとんどです[322]．

自傷行為も摂食障害には多く，摂食障害の3割に存在すると推定されています．手首を傷つけるリストカットから，見えないところをナイフで傷つける自傷行為もあります．たくさんピアスをつけるのも一種の自傷行為です．自傷行為は自殺未遂とは異なると考えられています．ただし，動脈のあるところを深く傷つけた場合は自殺未遂と考えたほうがよいようです．自傷行為は，辛い気持ちを和らげるための行動で，自分の体に傷をつけると，辛い気持ちが消える効能があります[375]．自傷行為は，境界性パーソナリティ障害の併存が疑われますし，自傷行為が続くケースは，被虐待経験をもっている可能性もあります．美容整形も多く，高いお金を出して顔の整形を受けたり，下腹部の脂肪吸引を受けたりしています．美容整形を受ける患者は対人緊張が強く，醜貌恐怖をもっていることが多いのです．

アルコール乱用や，覚醒剤乱用も問題行動の一部ですが，別の項で触れています．

〈鈴木健二〉

## 3-2 精神・心理面の異常

摂食障害では，身体症状や食行動異常，さらには精神症状と多彩な症状が認められます．摂食障害患者に認められる精神・心理面の異常として以下があげられます．

### A 摂食障害に特徴的な精神状態

#### 1 痩せ願望・肥満恐怖

AN では強い痩せ願望が認められます．標準体重よりも低体重にあるにもかかわらず，さらに痩せたいと強く望みます．またあわせて，体重が増加することに対しては強い恐怖

感をもちます．このため，拒食や摂取カロリー制限，体重増加を防止するための過剰な運動や食後の排出行動につながります．一方，BN は，痩せ願望はそれほど強くない場合が多いですが，肥満恐怖は強く，過食後の排出行動につながります．

### 2 体重と体型に対する過大評価

体重がわずかでも減ると安心し喜び，逆にわずかでも増えると，強い不安や恐怖を感じたり，激しく落ち込んだりします．体重と体型に対して非常に過敏であり，自己評価がこれらに過剰に影響を受けることが特徴です．

### 3 ボディイメージの障害

AN は痩せていても，周囲が認識するほどには痩せを認識していません．逆に，自分はまだ太っていると認識し，たとえば，大腿や上腕など体の一部分が太っていると感じていることが多くみられます．BN の場合も，正常体重であるにもかかわらず自分の外見に対して否定的に認識することが多くみられます．

### 4 病識欠如

AN の場合は，自ら痩せを求め，痩せにより達成感や自己コントロール感を得ているため，病気の初期では病識は欠如しています．そのため自発的に医療機関を受診することは少なく，家族や学校関係者の勧めで受診となることが多くなります．低体重になり，ふらつきなどの身体的自覚症状が出現することで病識をもつことがありますが，自覚症状が改善すると再び病識欠如の状態に戻ることが多く，十分な病識をもつまでには時間がかかります．しかし，病気のままでいたいという思いがある反面，回復したいという思いも通常根底に存在するといわれます[267]．

一方，BN の場合は，過食などの症状を苦痛に感じるため病識をもち，自ら自発的に医療機関を受診することが多くみられます．しかし，過食を自己の努力不足ととらえるなど十分な病識をもっていない場合が少なくありません．

## B その他の精神状態

### 1 抑うつ症状

AN は低体重と低栄養状態により，BN は過食や自己誘発性嘔吐の後に自己嫌悪感や無気力を伴い，抑うつが二次的に生じることが多くみられます．

### 2 不安症状

体重増加に対する不安と恐怖感は強く存在しますが，さらに AN では食事場面や対人場面で不安が高まることもよくみられます．BN では自分の体型についての劣等感などから対人場面で不安が高まり回避的になることがみられます．

### 3 強迫症状

　　摂食障害患者は食事カロリーや体重へのこだわりが強く，毎日決まった食品しか食べない，カロリーを細かく計算する，徹底した食事制限を行う，日常生活のスケジュールを厳密に決めるなどこだわりが強い場合が多くあります．低体重になればなるほど，強迫傾向が強くなることも指摘されています[145]．

### 4 自尊心の低下

　　ANの場合は，低体重になると，満足感が得られ，活動的であることが多いですが，根底には自尊心の低下が存在しています．BNの場合は，自己コントロールができなくなった喪失感があり，また体重が増加したことや過食嘔吐で荒廃した生活となっていることから，自尊心が極めて低くなっており，抑うつ気分にもつながっています．

　　上記の精神状態の多くは飢餓状態に影響されていることが指摘されています[145]．そのため心理的評価はある程度の体重回復後まで困難であることが指摘されています[77]．

## C 性格特性

　　ANと性格との関連については，古くから生真面目で勤勉，強迫的な性格が指摘されています．近年，Cloningerの提唱する気質，性格モデルに基づいて作成されたTemperament and Character Inventory (TCI) を用いた研究では，摂食障害に共通して，損害回避の高さと自己志向の低さが指摘され，さらにANでは固執の高さと新奇性追求の低さが，BNでは新奇性追求の高さが指摘されています[60]．

## D 精神科併存症

　　摂食障害患者における併存症としては，気分障害，不安障害が最も多く，他にパーソナリティ障害，薬物・アルコール依存があげられます．

　　気分障害については，ANで38〜96％，BNで50〜90％が何らかの気分障害の生涯診断を有すると報告されています[85]．不安障害に関しては，ANで33〜72％，BNで41〜75％が何らかの不安障害の生涯診断を有すると報告されています[84]．不安障害の中では，強迫性障害と社交不安障害が最も多く，強迫性障害はANRで9.5〜62％，ANBPで10〜66％，BNで0〜43％が生涯診断を有すると報告されています[77]．社交不安障害はANRで24〜55％，ANBPで40％，BNで15〜59％が生涯診断を有すると報告されています[34]．

　　パーソナリティ障害に関しては，27〜93％に1つ以上のパーソナリティ障害の併存が報告されています[34]．ANRでは強迫性，回避性，依存性などのクラスターCのパーソナリティ障害が多く，ANBPでは境界性，演技性などのクラスターBのパーソナリティ障害が多いと報告されています．BNではクラスターB，Cのパーソナリティ障害が多く認められます．

　　薬物やアルコール依存に関しては，アルコール依存患者の生涯罹患率はANで1.4％，

BNで6.2%という報告があり，BNが有意に高いといわれています[303]．

(和田良久)

# 3-3 身体面の異常

　ANやBNにおいて種々の身体面の異常が生じます．身体面の異常には，痩せや低栄養状態により生じるものと，過食や嘔吐，下剤や利尿薬の乱用によりもたらされるものがあります．

　ANRの身体面の異常は主に前者により，BNの異常は主に後者によります．ANBPの異常は両者により生じます．

## A 痩せや低栄養による身体面の異常

### 1 理学所見

　身長に対する体重，脂肪や筋肉の萎縮から痩せの程度を把握します．浮腫があるとその分体重は多く出ます．小児では身長の発育が停止します．

　低血圧，徐脈(時に不整脈)，低体温，下肢の浮腫があります．乳房，性毛は比較的保たれています．

　皮膚は弾力性がなく乾燥し，カロチン血症により手掌や足底が黄色くなります．背中に濃い産毛がみられます．脱毛は重度の低栄養状態と栄養状態の回復期にみられます．

　亜鉛の減少による味覚異常，慢性便秘，時に痔疾，胃内容排出時間の遅延がみられます．麻痺性イレウス，上腸間膜動脈症候群を生じることがあります．

　無月経，骨塩量減少，骨粗鬆症，時に骨折，筋萎縮やミオパチー，末梢神経麻痺，末梢循環不全による皮膚色素変化，凍瘡などがみられます．

　睡眠障害は多くにみられます．認知や集中力が低下します．時に失神発作，全身痙攣発作をきたします．

### 2 検査所見

#### a．尿検査

　急激な痩せ，絶食状態でケトン体が陽性，時に尿蛋白陽性となります．

### b．血液検査

　貧血(正球性正色素性)，白血球減少は多くにみられます．血小板は時に減少，逆に増加することもあります．高度の脱水状態では見かけ上異常のないようにみえることがあるので注意が必要です．

　しばしば AST (GOT) や ALT (GPT) などの肝酵素が上昇します．尿素窒素 (BUN) は上昇しても，クレアチニンは通常正常です．低蛋白血症を合併しますが，脱水のため目立たず，補液により急激に低下することがあります．高コレステロール血症を認めますが，痩せが重度になると，トリグリセリドとともに低下します．CPK 上昇は過活動，重度の低栄養で脱水，横紋筋融解症を疑います．時に低血糖をみます．極端な塩分制限や多飲により低ナトリウム血症を生じ，意識障害や痙攣を生じたとの報告もあります．

　発症初期では血液検査所見に異常のないことが少なくありません．この場合でもトリヨードサイロニン($T_3$)は低値のことが多いです(低 $T_3$ 症候群)．内分泌学的検査異常は大部分が痩せに伴う二次的変化なので，$T_3$ 値を除いて日常の診療では測定意義は低いです．

### c．その他の検査

　心電図 (ECG) 異常がみられます．主なものは徐脈，低電位差で，時に不整脈，QT 時間延長，T 波異常です．心エコーにて，心嚢液貯留，僧帽弁逸脱症のみられることがあります．胸部 X 線では心陰影の縮小を認めます．

　骨塩量の減少，頭部 CT や MRI で脳萎縮像はしばしばみられます．

## B 過食と排出行動による身体面の異常

### 1 理学所見

　自己嘔吐のため，手の甲，手背の指の付け根に吐きだこがあり，エナメル質が腐食した歯やう歯があります．唾液腺が腫れ圧痛を伴うことがあります．

　過食による急激な体重増加のため皮膚線条がみられることがあります．過食や嘔吐による胃拡張や穿孔，逆流性食道炎などがあります．嘔吐による胸腔内圧亢進により気胸，気縦隔，皮下気腫などを生じることがあります．

　嘔吐や下剤乱用による低カリウム血症のため，致死性不整脈を生じ突然死することがあります．

### 2 検査所見

　血清アミラーゼが上昇します．多くは唾液腺由来の S 型優位ですが，膵由来の P 型が上昇することもあります．嘔吐，下剤や利尿薬乱用で低カリウム血症，低クロール血症，代謝性アルカローシスが生じます．そのため，QT 時間が延長し致死性不整脈を生じる危険性があります．筋脱力感，下肢のこむら返りなどをきたします．偽性バーター (Bartter) 症候群(低カリウム血症，低／正常血圧，高レニン血症，高アルドステロン血症，アンギ

表 3-1 摂食障害患者の身体合併症

| 頭頸部 | ・意識消失<br>・脳萎縮<br>・脱水→微小脳梗塞<br>・虫歯・歯茎異常<br>・唾液腺腫脹 | 骨関節 | ・右頭頂部線状骨折<br>・病的骨折<br>・関節痛<br>・筋肉痛<br>・骨粗鬆症<br>・腰痛 |
|---|---|---|---|
| 血液・循環器 | ・徐脈<br>・不整脈<br>・滴状心<br>・心嚢液<br>・低血圧<br>・汎血球減少 | 消化器・泌尿器 | ・下痢・便秘<br>・痔核・脱肛<br>・尿漏れ |
| | | その他 | ・浮腫<br>・腎機能障害<br>・肝機能障害<br>・無月経<br>・低血糖<br>・吐きだこ<br>・低体温・冷え性 |
| 皮膚 | ・紫斑<br>・脱毛<br>・産毛増生 | | |

オテンシンⅡへの昇圧反応欠如)をきたすことがあります．

薬物やアルコールの乱用により肝障害をきたすことがあります．

## C 注意点と鑑別診断

発症初期では検査所見に何ら異常のないことが少なくありません．よって問診と理学所見から異常を正確に把握する必要があります．全国調査による病型別出現頻度が「疫学」にありますので参照してください(第2章-3)．また摂食障害学会ホームページにも体の症状の図があるので参考にして下さい(http://www.jsed.org/)．表 3-1 に摂食障害患者の身体合併症を示しました．

また救急医療を必要とするか否かの判断が重要です．摂食障害救急治療マニュアル[236]あるいは本書の第4章や第6章を参照してください．

鑑別診断として痩せをきたす器質性疾患〔悪性腫瘍，バセドウ(Basedow)病，クローン(Crohn)病など〕[222]があります．理学所見や検査所見から鑑別は容易です．視床下部腫瘍が疑われるときは頭部 MRI が必要です．AN にバセドウ病などの内分泌疾患が併発しても症状がマスクされるので注意が必要です．

BN や ANBP では機能性胃腸症，特に逆流性食道炎を鑑別する必要があります．ただし，併存していることもあります．

（中原敏博，乾　明夫）

## 3-4 診断方法とまとめ

### A 初診の役割

　摂食障害が疑われる患者が初診で来院した場合，まず，今後の治療についての大きな方向性を判断する必要があります．内科や小児科で診るべきか精神科で治療すべきか，入院と外来とどちらが適当か，といった判断です．しかしながら，方向性が決まったとしても，本人に治療への意欲がなければ治療は進みません．初診では，本人の治療意欲を高める対応が不可欠となります．すなわち，初診の役割は，「治療の方向づけ」と「治療の動機づけ」ということになります．

### B 問診の手順

　表3-2に，問診で確認すべき項目を列記します．この順で聴取すると問診がスムーズです．表3-2の1)，2)については正確な情報聴取が必要ですので，本人とご家族同席がいいでしょう．3)，4)は本人が家族に隠していることが多いため，本人1人から聴取します．そのうえで，以下の評価を行っていきます．

#### 1 身体面の評価

　まず，極端な栄養障害の有無を評価します[326]．ポイントは，①極端なるいそう（目安は，BMIが $14 \text{ kg/m}^2$ 以下，標準体重の65％以下，あるいは身長にかかわらず体重が30 kg以下），②最近の低血糖発作，③歩行障害，④重度の低血圧（収縮期血圧が80 mmHg以下）・重度の徐脈（50/分以下），などの有無をチェックします（第4章-1参照）．いずれかに当てはまれば，入院治療を含む身体治療を検討することになります．

表3-2　初診時の問診項目

| |
|---|
| 1) 現病歴<br>・食行動異常が生じたときの生活状況，その後の食行動・体重の変動，ダイエット歴<br>2) 生活状況<br>・家族構成・家族歴，出生・発育状況（幼少期の体型，集団での様子），既往歴，生活歴（学歴・職歴・結婚歴・信仰）<br>3) 現症<br>・食行動：具体的内容（例：前日の食事状況），嘔吐の有無・頻度<br>・摂食障害関連行動：便通・下剤使用状況，体重測定の有無・頻度，常用薬剤・サプリメントの有無，運動状況<br>・身体的愁訴：睡眠状況，疲れやすさ，階段昇降の困難さ<br>・精神状態：抑うつ，不安，焦燥感，希死念慮，これまでの自殺企図・自傷行為<br>・生活習慣：喫煙・飲酒<br>4) 摂食障害についての認識<br>・病識の有無，治療に対する意欲・考え |

至急の血液検査が可能であれば施行し，①肝障害（AST，ALT が 3 桁以上），②腎障害，③極度の脱水，④電解質異常，などが認められれば，積極的な身体治療が必要と判断されます．ご本人が内科受診に抵抗を示したとしても，少なくとも本人と家族に命にかかわる状態であることを説明しなければなりません．

### 2 精神面の評価

身体的に極度の栄養障害がないことが確認できれば，あらためて本人だけの問診を行い，その後家族だけからも生活状況を聴取して，精神疾患の併存の有無を確認します．ここでは，摂食障害が一次性に生じたものか，他の精神疾患から派生的に生じたものかを判断しなければなりません．まず当然ながら，幻聴や被注察感，関係念慮の有無により統合失調症を，睡眠や食欲に影響を与えるようなはっきりした気分の波の有無により双極性感情障害を鑑別しなければなりません．

臨床上重要な鑑別疾患は，境界性パーソナリティ障害（BPD）と広汎性発達障害（PDD）でしょう．衝動行為が多いからといってすぐに BPD の診断がつくわけではなく，逆に摂食障害から二次的に BPD 状態になることもあります．しかしやはり，自傷や自殺企図などを繰り返す場合や，診察場面でなかなか冷静な会話が成り立ちにくい場合は，BPD の可能性を考慮して，精神科通院をすすめるべきでしょう．一方，幼少期に集団になじめなかったエピソードやこだわり傾向，感覚過敏傾向があり，診察場面でも杓子定規で会話がぎこちないならば，PDD の可能性が否定できません．

別に併存する精神疾患があり，摂食障害が二次的に生じたものと判断される場合は，まず基礎にある精神疾患の対応から考えていくべきです．

### 3 食行動の評価

本人が，拒食あるいは過食と訴えたとしても，本人の思いはさまざまで，実際とは異なる場合が少なくありません．そのため，食行動あるいは摂食障害関連行動については，具体的な程度や状況を細かく確認すべきです．

自己記入式の評価尺度も活用すべきです[151]．一般に，摂食態度検査（Eating Attitudes Test; EAT），摂食障害調査票（Eating Disorder Inventory; EDI），過食症状調査票（Bulimic Investigatory Test, Edinburgh; BITE），摂食障害評価質問票（Eating Disorder Examination Questionnaire; EDE-Q），SCOFF 摂食障害スクリーニングテスト，などがよく用いられます．

## C 初診時の面接の心得

摂食障害患者が医療機関をはじめて受診する場合，一見素直に治療を受ける態度を示しても，本当は治りたい自分と病気のままでいたい自分の両者が葛藤しているはずです．治療者が患者本人の言い分をあまり聞かずに一般的な治療の話ばかりするなら，患者としては無理やり治療を受けさせられるような気分になり，治療が中断するケースが少なくあり

ません．脅しのように身体的重篤さを誇張して説明しても，本人には通院の恐怖ばかりを植えつける結果となり，逆効果です．まずは，本人の気持ちを一番尊重することが，治療の基本です．

　1つの診察の仕方としては，はじめは本人と家族の全員に入室してもらい，全体の大まかな状況を確認します．そのあと本人だけから話を聞き，さらにそれから交代で家族だけに入室してもらいます．その際，本人から聞いた内容を絶対に家族には話さないことを本人に伝えます．本人からの聴取のみで大まかな病態が確認できたと考えられる場合は，家族から話を聞く前に，治療者と患者の2人の間で大まかな治療方針を立ててしまうこともあります．そうすることで，自分が摂食障害という病気であり自分が治療を受けるのだという自覚を本人に促すことができ，その後の治療がスムーズになります．ただし，完全に治療者が本人とだけで方針を決めてしまえば，家族に不安が強くなることがあるため，家族の心配している内容もしっかり聴取します．最後には全員に入室してもらい，今後の治療方針を全員で確認します．

## D 初診のポイント

　とにかく初診は，次回いかに再診してもらえるかが勝負です．この病気の厳しさと，それでも治療を続けることで改善できるという希望をうまく伝えることが鍵になります．厳しい内容を伝えながらも，患者が医師から突き放されたと感じず，逆に治療の意欲が湧くような接し方を心がけるべきです．

（野間俊一）

# 3-5　小児の摂食障害の診断

## A 小児の摂食障害の特徴

　日本小児心身医学会摂食障害ワーキンググループは，小児科専門医研修施設に対して15歳以下のANについてのアンケート調査[238, 239]を行い，小児科で診る診療ガイドライン[237]を作成しました．表3-3は調査対象者の臨床所見です．小児のANの発症要因はダイエット以外にも家庭内ストレス（離婚や兄弟葛藤，家族の問題など）や学校ストレス（受験，部活，友人の問題など）が多く，他に嘔吐恐怖や誤嚥をきっかけとした嚥下困難などもあげられました（図3-1）．ダイエット以外から発症すると，「痩せ願望」や「体重へのこだわり」を訴えないことがあります．

　また，調査では発達障害を約10％に認めています．発達障害の場合，強迫行動や感覚

表 3-3　小児科で診る摂食障害

|  | 男子（2002〜2006 年）26 例 | 前思春期女子（2006 年）90 例 |
|---|---|---|
| 初診時年齢 | 12.0 歳（8〜15） | 11.3 歳（7〜15） |
| 受診までの期間 | 5.2 か月（0〜24） | 7.1 か月（0〜85） |
| 初診時標準体重比 | 80.00%（59.0〜109.9） | 74.50%（53.4〜125.4） |
| 治療期間 | 13.2 か月（0〜53） | 20.6 か月（1〜93） |

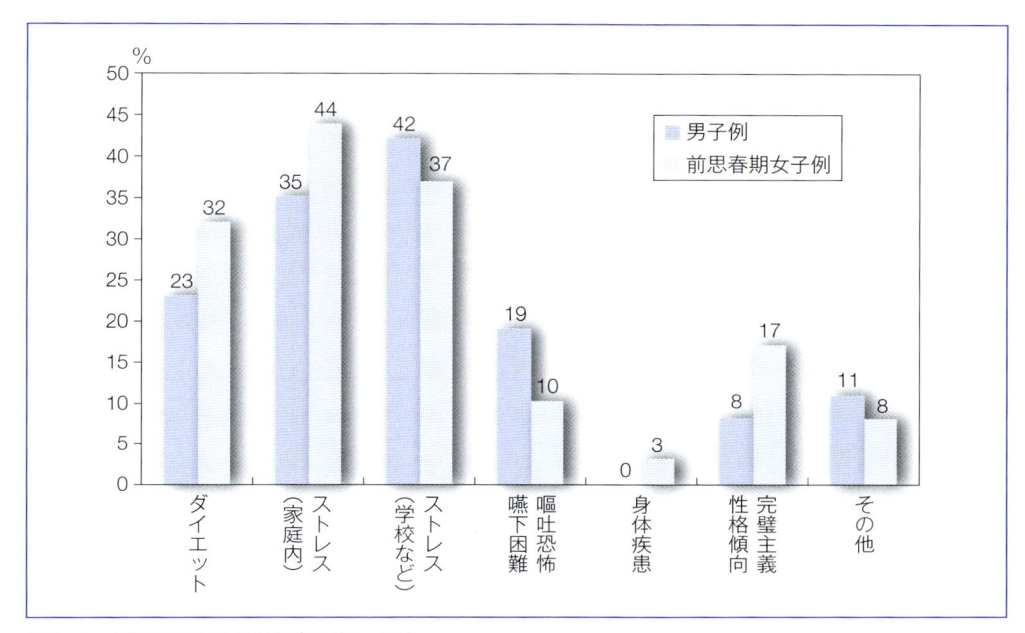

図 3-1　小児における AN 発症のきっかけ

過敏による嗜好の偏りなどから体重増加不良を呈することがあり，摂食障害合併の有無の鑑別が必要です．一方摂食障害では，強迫行動や思考の柔軟性欠如のために発達障害のように見えることがあり，生育歴を慎重に問診することが重要です．虐待を受けている小児も体重増加不良がみられ，診断は慎重に行わなければなりません．

低学年では，排出行動はほとんどみられませんが，高学年になると下剤の乱用や自己誘発性嘔吐がみられ，過食症へ早期に移行する例もあります．

## B 診断

### 1 診断の手順

慶應義塾大学小児科の渡辺らは，学校健診で成長曲線を用いた「思春期痩せ症のスクリーニング」[356, 357]を提唱しています．①肥満度−15% 以下（表 3-4 参照）および体重が成長曲線上 1 チャンネル以上の下方シフト，または 3 kg 以上の体重減少，②徐脈（脈拍数 60/分以下）あるいは無月経（初経前を除く）がある場合，強く AN が疑われ早期診断と初期治療

表 3-4 身長別標準体重の計算方法〔標準体重(kg)＝ a ×身長(cm)－ b〕

| 女子の係数 | a | b | 男子の係数 | a | b |
|---|---|---|---|---|---|
| 5歳 | 0.377 | 22.75 | 5歳 | 0.386 | 23.699 |
| 6歳 | 0.458 | 32.079 | 6歳 | 0.461 | 32.382 |
| 7歳 | 0.508 | 38.367 | 7歳 | 0.513 | 38.876 |
| 8歳 | 0.561 | 45.006 | 8歳 | 0.592 | 48.804 |
| 9歳 | 0.652 | 56.992 | 9歳 | 0.687 | 61.390 |
| 10歳 | 0.730 | 68.091 | 10歳 | 0.752 | 70.461 |
| 11歳 | 0.803 | 78.846 | 11歳 | 0.782 | 75.106 |
| 12歳 | 0.796 | 76.934 | 12歳 | 0.783 | 75.642 |
| 13歳 | 0.655 | 54.234 | 13歳 | 0.815 | 81.348 |
| 14歳 | 0.594 | 43.264 | 14歳 | 0.832 | 83.695 |
| 15歳 | 0.560 | 37.002 | 15歳 | 0.766 | 70.989 |

この表は肥満度を求める式に必要な小児の標準体重の求め方を示しています。
肥満度＝(実測体重－標準体重)／標準体重× 100%
〔文部科学省(監修)：児童生徒の健康診断マニュアル，改訂版．pp39-42, 財団法人日本学校保健会, 2006 より引用〕

表 3-5 小児の食行動異常の診断分類(Great Ormond Street criteria; GOSC)

| 1 | 神経性食欲不振症<br>(anorexia nervosa) | ・頑固な体重減少(食物回避，自己誘発性嘔吐，過度の運動，瀉下薬の乱用)<br>・体重，体型に対する偏った認知<br>・体重，体型，食べ物や摂食への病的なこだわり |
|---|---|---|
| 2 | 神経性過食症<br>(bulimia nervosa) | ・繰り返されるむちゃ食いと排出<br>・制御できないという感覚<br>・体重や体型に対する病的なこだわり |
| 3 | 食物回避性感情障害<br>(food avoidance emotional disorder) | ・原発性感情障害では説明できない食物回避<br>・体重減少<br>・原発性感情障害の基準を満たさない気分障害<br>・体重，体型に対する病的なこだわりはない<br>・体重，体型に対する偏った認知はない<br>・器質的脳障害や精神疾患はない |
| 4 | 選択的摂食<br>(selective eating) | ・少なくとも 2 年間にわたる偏食<br>・新しい食品を摂取しようとしない<br>・体重，体型に対する病的なこだわりはない<br>・体重，体型に対する偏った認知はない<br>・体重は減少，正常，あるいは正常以上 |
| 5 | 機能的嚥下障害<br>(functional dysphagia) | ・食物回避<br>・嚥下，窒息，嘔吐への恐怖<br>・体重，体型に対する病的なこだわりはない<br>・体重，体型に対する偏った認知はない |
| 6 | 広汎性拒絶症候群<br>(pervasive refusal syndrome) | ・食べる，飲む，歩く，話す，あるいは身辺自立の徹底した拒絶<br>・援助に対する頑固な抵抗 |
| 7 | 制限摂食<br>(restrictive eating) | ・年齢相応の摂取量より明らかに少ない<br>・食事は栄養的には正常だが，量的に異常<br>・体重，体型に対する病的なこだわりはない<br>・体重，体型に対する偏った認知はない<br>・体重身長は正常下限 |
| 8 | 食物拒否<br>(food refusal) | ・食物拒否は何かのできごとと関連しており，断続的で，特定の相手や状況下で生じやすい<br>・体重，体型に対する病的なこだわりはない<br>・体重，体型に対する偏った認知はない |
| 9 | appetite loss secondary to depression | |

をすすめています．

## 2 臨床像

　症状は成人と同様ですが，患児は学校では問題なく振舞い困っている様子がみられないことがあります．そのため，医療機関では鑑別診断の1つとして摂食障害を疑わなければ，診断が難しくなることがあります．

## 3 診断基準

　前思春期発症や病初期の段階ではDSM診断を満たさないことがあります．その場合Laskらの GOSC (Great Ormond Street criteria)[277]の中に示されたANの特徴を参考にします（表3-5）．

(1) 頑固な体重減少（食物回避，自己誘発性嘔吐，過度の運動，下剤の乱用）
(2) 体重・体型に対する偏った認知
(3) 体重・体型，食べ物や摂食への病的なこだわり

　これらは，治療と並行して鑑別診断を行いながら摂食障害の診断を行います．

（地嗇和子）

## 4 B. 診断から治療導入へ
# 初診時の見立てとケースフォーミュレーション

## 4-1 緊急度

### A 身体面からみた緊急度[236]

#### 1 症状

　初期診療にかかわらず，緊急入院が必要かそれとも外来で診てフォローしても差し支えないかどうかを判断することが常に医療者に求められます．身体的合併症をきたす摂食障害患者の多くが，痩せの著しい神経性食欲不振症（AN）で，栄養状態が不良であるといっても過言ではありません．

　呼びかけても返答がない，立ち上がることができず，家族が抱えて来るような場合，嘔吐を繰り返し，食べてもすぐに食べ物を戻している場合，皮膚が黄色くなった場合，さらに著しい低体温になっている場合はすぐそこに生命の危機が迫っています．

　緊急入院となりうる身体状態を表4-1に記載しましたので参考にしてください．

#### 2 背景

　身体的緊急をきたすAN患者の多くが低体重でしかも低栄養状態にある方です．摂食制限と活動性の亢進により低体重を維持する方と嘔吐によって低体重を維持する方に区別されます．前者は制限型（ANR），後者はむちゃ食い嘔吐型（ANBP）といわれる人たちです．

**表4-1　緊急入院が望ましい身体的状態**

| |
|---|
| ①不安定なバイタルサイン（意識障害を含む） |
| ②ふらつきなどの症状を有する40/分未満の徐脈 |
| ③35℃未満の低体温 |
| ④徐脈を除いた不整脈 |
| ⑤著しい低体重（年齢，性別，身長から期待される体重の55％未満またはBMI＜12 kg/m$^2$） |
| ⑥重度の脱水 |
| ⑦著しい筋力低下 |
| ⑧低栄養による急性の医学的合併症<br>　　失神，痙攣，心不全，肝不全，膵炎，電解質異常，気胸・気腹・気縦隔，肺炎，上腸間膜動脈症候群 |
| ⑨再栄養（refeeding）症候群 |
| ⑩極度の浮腫 |
| ⑪電解質異常；低カリウム血症（＜2.5 mEq/L），低リン血症（＜2 pg/mL） |

特に後者は筋肉量が著しく低下し，除脂肪体重の減少のみならず，電解質，特にカリウム，マグネシウム，リンなどの著しい低下がみられ，身体的危機という視点からみるとより重篤です．一方，食事を極端に制限する場合は，ビタミン$B_1$，ナイアシン，葉酸などのビタミン類に加え，亜鉛，銅，セリン，カルニチンなどの微量元素の摂取不足を伴い，脱水を併発していることが多くみられます．血液生化学検査でアルブミンやヘモグロビンが仮に正常であっても，あくまでも正常にみえるというふうに理解されるほうがよいでしょう．

低体重になると，迷走神経が緊張し，著しい徐脈を生じます．低カリウム血症が著しい場合は筋力の低下だけでなく，心電図，特にQTcの延長もみられ，torsade de pointes型の心室頻拍を生じ，死に至ることもあります[286]．

また，著しい低体重をきたしている例では，肝臓や筋肉でのグリコーゲン貯蔵量が低下し，低血糖発作を生じやすく[173]，低血糖発作を契機にいわゆるたこつぼ心筋症といわれる，突然死の原因として報告されている左心室下部（心尖部）の運動低下をきたすカテコールアミンの関与した重篤な合併症を生じることもあります[286]．

低体重になると，胃排出能が低下します．腹部大動脈から分岐する上腸間膜動脈の分岐角度がより鋭角になり，両者の間を走行する十二指腸水平脚はこれら2つの動脈により圧迫され，通過障害を呈し，腹部膨満感と頻回の嘔吐を生じます（上腸間膜動脈症候群）[1]．日頃，よく遭遇するANBP患者と比べ，活力がなく，ぐったりしています．

著しく痩せたAN患者はプロトロンビン時間の延長を伴う肝障害を呈することもあります．肝細胞の壊死やアポトーシスだけでなく自己貪食によることもその原因であると指摘されています[278]．

上腸間膜動脈症候群[1]のように通過障害を呈している場合，肝障害などの臓器障害あるいは感染症などを併発している場合は致死率が高く，入院治療を直ちに考慮する必要があります．このような緊急状態の背景には先に述べた低栄養，脱水，水・電解質異常などがあります．

カナダの20年にわたる追跡調査[26]ではANの致死率は10.5％といわれ，死因の1位は自殺でした．身体的な要因による死因では肺炎，低血糖，肝障害の順に並んでいました．一方，メイヨークリニックの長期間にわたるフォロー・アップ研究[159]では自殺の割合は低く，肝不全，心不全，突然の心停止に加え，肺炎の割合が多くみられていたと報告されています．

痩せが著しくなると，呼吸筋の筋力低下[25]がみられるようになり，肺炎を併発した場合に，喀痰の排出も困難で，高炭酸ガス血症になりやすく，死に至ることもあります．また，ANは肺結核を併発することが多いと報告されています[112]．AN患者が長期にわたり，咳をしている場合は，本症を考慮する必要があります．

むちゃ食いを繰り返すANや神経性過食症（BN）では過食直後に急性胃破裂，気縦隔，気腹を生じた例の報告などがあります[199]．また，痩せが顕著になると，栄養素不足に伴い，骨髄低形成をきたすことも報告されています[117]．感染症などをきっかけに播種性血管内凝固症候群を生じることもあります．

長期にわたる無月経と低栄養は骨吸収を促進させ，骨形成を抑制するための骨塩減少[359]

をきたし，骨が脆弱になり，骨折の原因にもなります．

　栄養を再開した際に，電解質異常を中心に重篤な合併症を生じることがあり，再栄養症候群（refeeding syndrome）[371]と呼んでいますが，これについては「第6章　救急治療」の項目を参考にしてください．

## B 精神面・行動面からみた緊急度

　摂食障害の死因の主要な要因として自殺があげられます．AN患者にも自殺はみられますが，BNでその頻度がより高いことが諸外国からも報告されています[41,236]．摂食障害患者はうつ病や外傷後ストレス障害などを併発している例が多く，希死念慮を抱いている例もしばしば経験します．目の前の患者が，自殺を考えているかどうか，過去の自殺未遂の病歴をしっかり聴取し，うつ病に関する問診をHAM-D，CES-D，BDI，PHQ-9などを利用し，評価しなければなりません．患者自らが自殺衝動をコントロール可能かどうかが精神科での緊急入院が必要かどうかを判断する材料になります．

　臨床で問題となる事例は，痩せが著しく，身体的に入院管理が必要と判断される場合にもかかわらず，その必要性をきちんと伝えても，患者が入院治療に同意しない例に遭遇する場合があります[174]．臨床倫理的な問題として取り上げ，病院内外の医療関係者の意見を参考に，患者・家族に根気強くアプローチすることが大切です．身体的に死が迫っているにもかかわらず，入院治療を受け入れようとしない場合は，入院施設のある総合病院精神科に相談し，医療保護入院などの手続きが可能かどうか検討する必要があります．しかし，現実はこのような患者の入院治療の受け皿となる，総合病院精神科が必ずしも多くないため，苦慮しています．

　摂食障害患者には，境界性パーソナリティ障害の診断基準に合致する事例にもしばしば遭遇します．治療が攪乱され，医療者が患者に対し，陰性感情を抱くこともありますが，摂食障害患者の多くが，10代で発症し，食事や体型に振り回されながら経過し，こころの成長が十分でないまま成人になる方が多いため，境界性パーソナリティ障害のようにみえる対人関係づくりのまずさも，境界性パーソナリティ障害であるとは必ずしもいえません．

　しかし，自傷行為，薬の大量服用，窃盗などの行動化は，時として死と結びつくことがあるため，このような問題行動がある場合は，それらを取り上げ，自らコントロールすることが可能かどうか訊ねることも必要です．難しそうな場合は，緊急入院の対象になるかもしれませんが，それらが，入院である程度制御しうる施設であれば，入院が適当ですが，施設によってそれが困難である場合は，入院ではなく，外来でフォローするほうがより安全であるといえるかもしれません．

〈松林　直〉

# 4-2 重症度

## A 身体，行動，精神の3つの側面から評価

　　摂食障害患者の重症度は身体，行動，精神の3つの側面から評価します．意識障害の有無の確認，脱力がないかどうか，痩せがないかどうか，寒がりかどうかなどを問診で聞き取り，触診で徐脈の有無，貧血・黄疸の有無，耳下腺や顎下腺・甲状腺の腫脹の有無，舌の乾燥の有無，ツルゴールの低下の有無，腹部の圧痛の有無，腸蠕動音の亢進・低下の有無，下腿浮腫や出血斑の有無，さらに手指背側の胼胝，腹壁の角皮症などを確認します．このように，診察によって，栄養状態，脱水の有無，さらに嘔吐習慣や自己誘発性嘔吐の有無について推察します．実際の体重や血圧を測定し，心電図をとり，貧血や肝機能，腎機能，電解質異常などの有無を調べるために血液生化学検査を行います．プレアルブミンの測定や甲状腺ホルモン，特に free $T_3$ の測定は栄養を評価する際の補助手段になります．血清カリウムの低下やアミラーゼの高値は嘔吐を示唆する有力な情報になります．お菓子を食べているか，控えているか，ごはんなどの炭水化物を制限しているかどうか，肉や揚げ物を制限しているかどうかなど，食事の仕方を丁寧に尋ね，あわせて過食の回数や過食後の嘔吐やその頻度や程度をしっかりうかがいます．食事をスキップすることや下剤の使用，過度の運動の有無についても尋ねることを忘れないようにしましょう．

## B 治療に抵抗する摂食障害の患者

　　摂食障害の中核症状である体型への不満，ボディイメージの障害，外見へのこだわり，それに関連した食べることの不安，過食衝動の程度などについても詳しく尋ねることが肝要です．摂食障害からの回復，つまり，三食をきちんと摂り，食後の嘔吐や過活動をコントロールし，痩せ願望からの回復を試み，摂食障害のない世界に戻ろうとする気持ちがどのくらいあるのか尋ねることは治療動機を把握するために重要です．過去の自殺企図の有無，希死念慮の有無，リストカット，薬物過剰摂取，引きこもりの有無，窃盗の有無，身体ならびに性的な虐待の有無，親や兄弟との情緒的な関係，級友や同僚との関係などについての情報を集め，摂食障害に罹患している患者の臨床的重症度を総合的に評価します[99]．重症度を評価する過程そのものが，治療動機を育むことに結び付きます．「治療導入から終結まで」の項目を参考にしてください．

　　治療に抵抗する摂食障害の患者は，痩せることが人生の全てのように信じている方ですが，栄養状態の悪さもそのような思考に拍車をかけます．また，回避性パーソナリティ障害，境界性パーソナリティ障害などを有している例，うつ病や強迫性障害などの併発疾患を有している例，幼少時に性的あるいは身体的虐待を受けた例では，一般に治療が難渋し，重症と捉えていいのではないでしょうか．摂食障害が長期化すると，社会性の獲得を損な

うことにもなり，社会への復帰が遅れる要因になります．「12章 合併症や併存症への対応」，「D．治療効果判定，転帰，予後(241頁)」の項目を参考にされてください．

(松林　直)

## 4-3　治療に対する動機づけ

摂食障害患者の治療において，患者の治療への動機づけの程度に応じて，これを強化，維持しながら治療に導入します[31, 153, 275, 276]．

### A　AN の場合

初診患者の治療に対する動機づけの程度は，表 4-2 に示すように，4 つの段階に分けられます．本項では，その評価と動機づけの仕方について説明します．

#### 1 病気と認識していない段階

親に強制的に受診させられ，自分の食行動や痩せを問題として考えていません．従って治そうとする動機づけが全く認められません．初診時において治療に非協力的なのでわかります．この場合には，治療を急がず，今の状態が病的状態であることを理解させる必要があります．これには病気について，パンフレットなどを用いて，身体症状や精神症状をわかりやすく説明します．AN 患者には，身体的に重大な事態に陥っていること，これが単に痩せている状態でなく死に至る場合もあることを説明するのです．

治療目標は，正常な食事パターンの回復と日常生活に支障をきたさない体力を得ることで，決して肥満させることでないことを明確に伝えます．

さらに社会(家庭，学校，職場)での不適応を起こした心理的問題の解決を目指そうと説明します．一方的に食べることを強要せず，食習慣を再学習する必要性を説き，体重が回復したら体重のコントロールの正しい方法を学ぼうと説明します．

自分の状態を病気と認め，治療に対する動機づけができれば，次回の診察日を患者の意志を確かめて予約，そして治療に導入します．しかしなお，治療に対する動機づけができ

表 4-2　治療に対する動機づけの程度の段階

1) 自分の状態を病気と認識していない段階
2) 問題意識は芽生えているが，食行動を変えようとしていない段階
3) 自分の状態を変えねばならないと考えている段階
4) 治療を受けてきたが，うまくいかず転医してきた段階

ない場合，「現在(痩せ，または過食や嘔吐)の状態を続けることによって，得ることと失うこと」について，紙に箇条書きにして書いてもらうことを1週間の宿題とします．そして1週間後，その利害得失をゆっくり一緒に吟味します．もし得ることが多ければ今の状態を変える必要はありません．すなわち治療を受ける必要はありませんと言います．そして失うものが多い場合でも治療を受ける，受けないはあなたが決めることと説明し，家族と共謀して一方的に本人の意志を無視したかたちでの治療を行わないことを約束します．

この理解を促すために，著しい肥満の人の例をあげて説明します．すなわち著しい肥満で高血圧，心臓病，糖尿病などを合併していて，ダイエットによる減量が治療上必要なのに，本人が拒否すれば，本人の意志に反してまで治療を進めることができません．今のあなたは丁度その対極にいます．従ってあなたの意志に反して治療を進めることができないと説明します．この説明で治療に対する動機づけが形成されれば，患者の意志を確かめて次回の診察を予約して，治療に導入します．

しかし，失うものが明らかに多い状態でも，治療を受けることに納得しない場合があります．これには根気よく接し，この状態を続けることでさらに失うもの(健康を損なう)について説明します．しかしこれでも納得しない場合，「あなたが困らなければ痩せたまま人生を送る権利を有している」と突き放し，あくまでも強制的に治療をしないことを伝えます．そして患者と親には，内科的に緊急事態に至れば，近くの内科系病院や救急病院に受診して，危険な状態を脱する治療を受けるよう指示しておきます．

患者がかなり痩せ，親が入院を騒ぎ立てていても，外来で治療を継続するという危険を冒すときにのみ，患者の治療への動機づけを形成し，患者を精神療法的関係に引き寄せることができることをしばしば経験します．このようにして治療に対する動機づけができ，通院を自ら希望するようになれば治療に導入します．

しかしなお治療に対する動機づけが形成されない場合は，患者は治りたくない(体重を増やしたくないが，死にたくない)状態と理解し，支持的精神療法で根気よく付き合っていきます．そして緊急事態に至れば内科病院の短期間の入退院を繰り返します．

## 2 問題意識は芽生えているが，食行動を変えようとしていない段階

親に伴われて受診していますが，強制的でなく患者自身も半ば同意していることから，食行動異常に対する問題意識が芽生えています．何とかしたいと考えているのですが，前向きに食行動異常を変えようとしないことから評価します．自分を変えようという気持ちと，このままで良いという気持ちが両価的で，自分を変えたいという決意には至っていないのです．

この場合も治療を急がず患者の病気に対する理解を深めさせることに焦点を当て，1で説明したことを繰り返します．

そして治療を継続する決意ができれば次回の診察を予約して治療に導入します．

## 3 自分の状態を変えねばならないと考えている段階

患者自身のみの受診の場合と，親が付き添ってくる場合があります．今の状態を変えよ

うと望んでいるのです．しかし今の状態（拒食や過食）を止めたら，自分がどうなるか確信がもてない．食べ出したら過食を生じて肥満するのではないか，または過食を止めたらストレスを晴らす方法がないなど，自分を変えようとするのを難しくしている要因があります．

この場合にも，最初に病気や治療についてパンフレットなどを用いてわかりやすく説明します．そして「体重や食物のカロリーのことで，一生コントロールされてよいのか」と問いかけ，病気で得ているものを捨てる覚悟をさせ，病気に立ち向かい自分を変えようと決意させます．

「まず小さな変化を引き起こそう．そしてこれを継続することが，変化に対する不安を克服することにつながります．失敗自体は問題でない，問題なのはそれから立ち直ろうとしないことです」など説明します．

そして治そうという動機づけが強化されれば，次回の診察を予約して治療に導入します．

### 4 治療を受けたが，上手くいかず転医してきた段階

治療に対する動機づけができています．しかし，病気に対する理解，治療目標，医師に対する期待にずれがある場合が多いです．従って，病気に対する共通の理解と，治療目標，治療法や方針とについて納得して同意してもらう必要があります．これには前述したように病気と治療法について，パンフレットを用いてわかりやすく説明します．そしてこれに納得して同意すれば，次回の診察を予約して治療に導入します．

## B BN の場合

自ら受診し，これに親が伴ってくる場合とそうでない場合があります．治したいという動機づけはあるので，これを強化・維持する必要があります．まずパンフレットを用いて病気をわかりやすく説明する．そして過食の嗜癖的側面を指摘し，本症は長くかかっても必ず治ること，絶えず患者を励まし，治ろうという気持ちと改善した状態を持続させるように努めることが大切です．

これには「人生，七転び八起き，何回挫折してもそれから立ち直ることが重要で，失敗すること自体は問題ではない，問題なのはそれから立ち直ろうとしないことです．早く立ち直る練習をしよう．そうする努力を重ねているうちに，必ず報われる，自己変革できる」と繰り返し説明します．そして，新しい自分になろうという希望や信念をもつように励ますことが重要です．

そして治療の継続を希望すれば，次回の診察を予約して，治療に導入します．

（切池信夫）

## 4-4　発症要因

### A　はじめに

　摂食障害の発症には，社会・文化的要因，心理的要因，また生物学的要因が複雑に関与しており，以下に説明するように生物-心理-社会的因子の相互作用による多因子疾患と考えられています．

　現在までの発症要因に関する研究の多くは，発症後の患者群を対象に行ったレトロスペクティブな，あるいは横断的な調査によるものがほとんどですので，下記に説明するように，発症後の特徴を発症要因と見なす危険性もあり，注意しなければなりません．

　今後の研究により真の発症要因が明らかになるならば，摂食障害の予防法の開発に大いに寄与するものと考えられます．

### B　社会・文化的要因

　摂食障害の心理的特徴の中核として体重や体型へのこだわりや体型への不満があります．その点，最近の患者数の増加の背景には「痩せを礼賛し，肥満を蔑視する」西欧化した現代社会の影響があることは間違いありません．つまり，スリムであることをもてはやす社会，文化の影響です[56,79]．

　マスコミやグラビアなど商業誌ではスリムになるための魔法の広告が毎日垂れ流されています．個々人の発症のきっかけは異なっていても，全体として考えると，昨今の摂食障害の増加（特に過食を伴った例）にはこうした社会的影響は否定できません．また，治療を効果的に進めるための阻害要因となっています．

### C　心理的要因と精神科合併症

　発症要因として摂食障害に特異的と考えられているものに「体重へのこだわり」が報告されています．これは体型への過度のこだわりにも通じますので，摂食障害全体の病的行動を惹起する要因の1つといえます[56,79]．

　従来，否定的な自己評価あるいは低い自尊心（自己評価）が摂食障害全体と，強迫性パーソナリティ傾向や完璧主義がANと，また，中でも特に抑うつや不安などがBNならびにBEDの発症と関連があるとされ，こうした心理的特徴は発症危険因子あるいは準備因子の1つとして考えられています[56]．

　しかしながら注意すべきこととして，発症要因としての心理的特徴と発症後に認められる心理的特徴はある程度区別しておく必要があります．たとえば1950年代に米国ミネソタ州で行われた，健康で若い志願兵に対する半飢餓研究で下記の実態が明らかになりまし

た．それによると，半年で体重を平均25％減少させる程度の食事制限によってもたらされた飢餓，あるいはその後の復食期の観察から，健常人も飢餓によって抑うつ，不安，過敏性，易怒性，あるいは精神病的症状が出現し，自己評価の低下や強迫性の増強など一般に患者に特異的とされた心理的変動が認められるということです．患者に認められる心理的特徴から，それを心理的要因だとすることには慎重でなければなりません[79]．

さらに気分障害，薬物乱用，不安障害（小児期の過剰不安障害を含む），パーソナリティ障害などの精神科併存疾患についても，レトロスペクティブな調査からANやBN発症の危険因子とされていますが，摂食障害に特異的なものとはいえないようです．同様に外国では性的トラウマ体験も報告され，わが国では痴漢の被害体験がその1つにあげられています．しかし摂食障害の特異的発症要因といえるか今後の研究課題といえます[56]．

## D 家族・学校・職場環境

両親の別居や離婚など両親の不和，あるいは両親との接触の乏しさ，親からの高い期待，偏った養育態度も発症推進的役割を果たすと一部報告されています．家族のダイエット，家族その他からの食事や体型，体重についての批判的なコメントなども，病前体験として関与している可能性が考えられています．特に思春期のAN発症例では，母親の情緒応答性の乏しい例がしばしば見受けられます．ただし，こうした家族内の問題ある関係は，むしろ本症の発症後の病態の維持・増悪因子として作用している可能性も否定できません．

また学校や職場の人間関係での嫌なことや挫折体験が本症発症のきっかけになることがあります．特に思春期では体重や体型についての異性からの"からかわれ"体験などです．こうした問題は前記の"自尊心"の低下や低い"自己評価"の問題と関連しています．

一方，体操競技，モダンバレエ，あるいは中長距離競技など体重や体型を維持する必要のあるスポーツ選手は摂食障害発症の危険性が高いと報告されています．特にエリート・スポーツ選手には代表的3症状「摂食障害，無月経，骨粗鬆症」の注意が必要といわれるほどです．また，中学・高校での体育関連のクラブ活動を止めたことで体重増加をきたし，体重・体型の維持がきっかけとなり発症する例もあるようです．

## E 生物学的要因

しかしながら，前記の心理・社会的要因の影響が大であっても，誰でも摂食障害となるわけではありません．発症に至るのはそのうちのごく一部です．近年，摂食障害への罹患感受性に遺伝的要因が重要な役割を果たしていることが家族内集積の研究や双生児研究で示されてきました．それぞれ異なった遺伝子がANならびにBNの発症に関与していると同時に，両者の間にも遺伝的関連が認められています．ANで発症しても途中でBNに病型が変わること（頻度は少ないがその逆もある），同一家族内に両者の病型が存在することなどからANとBNは全く異なった病気ではないようです[56]．実際同胞発症の相対危険率

はANで10倍以上，BNで4～5倍と報告されていますが，まだ確定的なものではありません．

また，母親の妊娠時・周産期の合併症既往も児の中枢神経系の発育に影響し，摂食障害発症の危険因子となる可能性が指摘されています．また，一般に幼少時期の食事をめぐる葛藤や偏食，あるいは消化器系の病気が思春期以降のAN発症要因であるとの報告もあります．

さらに母親が摂食障害であることは，上記の遺伝的要因のみでなく，環境要因として子の発症危険因子になる可能性も指摘されています．また，両親の肥満あるいは本人の小児期の肥満が，BNの発症危険因子としても報告されています[56]．

興味あることとして，ダイエット(食事制限)行動自体が摂食障害，特にANBPやBN発症の危険因子になる可能性です．ラットに時間制限給餌食を続けると，その後給餌食時間内にむちゃ食いが起きるようになり，摂食障害と類似の病態を呈するということです．この食事制限ラットには「むちゃ食い」「食物への渇望」「うつ症状や不安といった離脱症状」「アンフェタミン(覚醒剤)に対する感受性の増強」という，依存症と呼ぶための4条件がそろうとされます．ダイエットによる「砂糖依存症(sugar addiction)」の発症です．ダイエット行動が覚醒剤依存と同様の報酬系に関連した脳内ドーパミン神経系の変化をもたらすというわけです．

また患者群を対象とした種々の中枢神経系の異常を指摘した研究があります．多くはセロトニン系を中心とした脳内神経系の変化を示したものです[56]．これらの変化は摂食障害患者の心理的特徴を説明しているのですが，単なる関連性を示しているという批判もあり，発症要因かどうかは今後の課題といえます．

## F おわりに

摂食障害の罹患率に関して女性が男性の約10倍であることから，発症危険因子の筆頭に女性であることをあげなければなりません．また思春期～青年期に発症することが圧倒的に多いことからも，前記したように身体的成長あるいは精神的成長をめぐる問題に密接に関連していることも疑いありません[79]．

ただし，現在までの多くの調査が，発症した後の患者の観察から得られたものだということに注意が必要です．従って，個々の患者を前にして，それは発症要因なのか，あるいは症状・病態を維持あるいは悪化させているだけの可能性はないのか，さらには病気の二次的結果に過ぎないのではないのか，などと慎重にかつしっかりと見極める必要があります．

〔小牧　元〕

## 4-5 持続要因

　摂食障害は慢性化しやすく，身体的，精神的，社会的障害を負いやすい疾患です．慢性化は死亡の危険因子です．慢性化の要因には発病と同じく個人的要因と環境要因があげられます．

### A 個人的要因

#### 1 性格傾向，脳機能

　摂食障害患者に多くみられる性格傾向は完璧主義や強迫性といわれる生真面目さと不安症です．反対にいえば，物事の優先順位をつけられない不器用さと柔軟性のなさや過剰な恐怖心です．これらは摂食障害の発病後に出現するのではなく，子どもの頃から強迫性障害や社交不安障害の傾向があり，低栄養の影響で増強していることが明らかになっています．特に AN 患者では，強迫的でがむしゃらで融通が利かない行動パターンが多く，結果をフィードバックさせて行動を変化させることが困難です．周囲からの刺激や影響を正確に把握して行動変容に生かすことができず，環境の変化への適応が遅れます．さらに，物事の詳細にこだわったり，深読みしたりして成果が上らない傾向があります．

　セロトニン（5-HT）の前駆体であるトリプトファン摂取を減らすと脳内の 5-HT 代謝と 5-HT 受容体の感受性が変化して抗不安作用が得られることから，ANR では食べないという行為が一過性に不安を軽減すると推測されています．fMRI の検討では，回復した AN でも，健常女性に比べて甘い味に対する島の反応が低下し，食べ物の視覚刺激に対して前帯状回皮質や内側前頭前皮質がより刺激されるなどの脳機能の違いが明らかにされています[141]．また，回復後も痛みの閾値が高いなど体性感覚の気づきの鈍感さが認められます．これらの性格傾向や脳機能の違いが発病だけでなく疾患の維持に関与している可能性が考えられます．

#### 2 身体的要因

##### a. 低体重の悪循環と飢餓症候群

　対処困難な状況になるとわけもなく痩せたい気持ちになることが AN の本質です．痩せることに没頭し，食事制限や過剰な運動にかまけているといやな現実に直面することから逃れられ，不快で辛いことに鈍感になれるためです．痩せの初期には一過性の気分の高揚や集中力の上昇があり，勉強や運動で好成績を上げます．しかし，痩せが進行すると，胃腸機能が低下し，食べようとしても食べられなくなり，健康体重でも低下していたコーピングスキルはさらに低下し，不適応のたびに体重を減らすという悪循環に陥ります．料

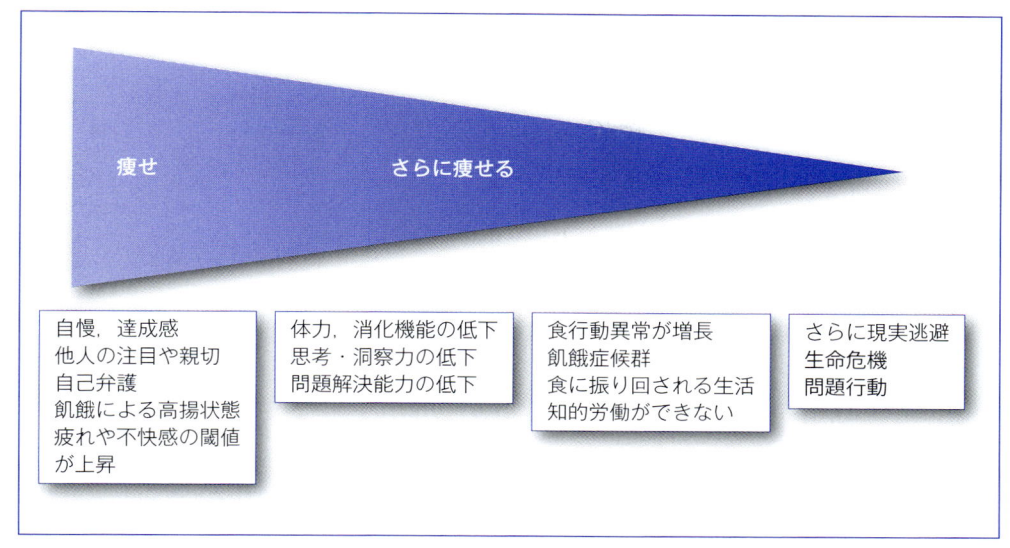

**図 4-1 痩せの悪循環**
心身の能力を改善し，コーピングスキルを向上させて現実でのストレスに対処するどころか，対処できない問題が起こるたびに痩せに逃避し，飢餓症候群による精神症状や行動異常が回復を阻害する．

理番組や料理雑誌を食い入るように見て，食品売り場をうろつき，有名で高価な食品に執着し，母親や同胞に摂食を強制し，栄養科や調理師を志望します．これらは痩せたい気持ちと一見矛盾しているようですが，飢餓による代償性の食への執着で生体の合目的的反応です．飢餓によって思考も行動も嗜好も，生活すべてが食に振り回され，集中力や判断力が低下し，情緒や社会性や人格も変化します(図 4-1)．これらは，飢餓に伴う精神症状で飢餓症候群と呼びます[76]．健康人の飢餓実験でも本症に似た心理行動異常が出現することも明らかにされています．飢餓症候群は低体重になればなるほど重症化して精神療法を受け入れにくく，かつ，奏効しにくくします．このようにして痩せは悪循環して，病態を慢性化させ，極端な低体重は慢性化や死亡の危険因子とされています．

### b. 排出行為

食欲に負けてむちゃ食いが始まると，痩せを維持するために自己誘発性嘔吐や下剤・利尿薬の乱用をするようになります．高額な過食代や食べ物の万引きが問題になることもあります．飢餓だけでなく，不安や寂しさなどのストレスも一触即発のように過食を誘発します．過食後は自責の念，不安，抑うつ気分が悪化し，再び，過食と排出行為に逃避するという悪循環に陥ります(図 4-2)．排出行為は予後不良と関係しています[312]．

## 3 精神的要因

### a. 精神科的併存症

摂食障害患者では，発病前だけでなく，経過中に社交障害，強迫性障害，パニック障害

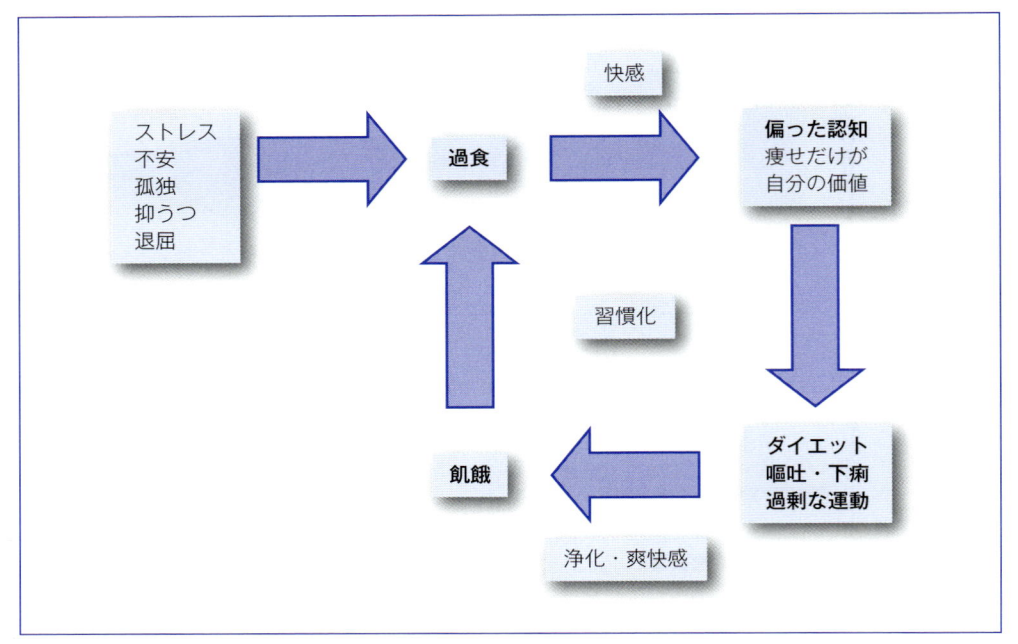

**図 4-2 過食と排出行為の悪循環**
過食は身体的な飢餓と心理ストレスによっても惹起され，痩せ願望や過食への後悔から排出行為を行い，再び，飢餓になり過食を誘発して，習慣化する．

などの不安性障害や気分障害を合併することがあります．また，摂食障害の最低でも33％に少なくとも1種類のパーソナリティ障害が合併するといわれています．ANには強迫性，回避性，依存性などのクラスターCが多く，BNには境界性や演技性などのクラスターBが多いことが報告されています．また，アルコールや薬物依存症も合併することがあります．精神科的併存症の存在は早期回復の障害になりえます．

### b．発達障害

高機能自閉症やアスペルガー（Asperger）症候群などの広汎性発達障害患者が不適応反応の結果，摂食障害を呈することがあります．発達障害の診断がされずに指導や援助を受けていないような軽症例で多く，発達障害という視点なしに対応されて慢性化している場合があります．

## B 環境要因

摂食障害の治療においても，患者のsafety needsが満たされ，growth needsが生まれるような環境が望ましく，療養の場である家庭や学校・職場で患者のストレス要因がある場合は慢性化に影響を与えます．

## 1 家族

　家族が正しい知識を得て，疾患特有の諸問題に対する対処技能を向上させ，治療に肯定的な役割を果たすことが患者の回復に良い効果をもたらすことは種々の疾患ですでに明らかにされています．摂食障害においても，家族の心理教育は患者の精神症状の改善や体重増加に効果的であることが報告されています[81]．家族は摂食障害に回復に有効なリソースです．家族が，摂食障害は本人の問題であると考えて放任したり，過保護・過干渉で不適切な対処を続けたり，病気や症状に巻き込まれすぎて疲弊したりすることは，摂食障害の治療の目的であるコーピングスキルの向上の援助になりません．

　家族関係に緊張をもたらす家族内葛藤，家族メンバーの精神疾患や問題行動（パーソナリティ障害，アルコール症，家庭内暴力など）は回復の障害になりえます．

　体重が回復すると，難関大学に合格する，家業を継承する，出産するなど，本人にとって負担となる周囲の期待がある場合も，回復の障害になります．

## 2 学校や職場

　家庭が安心して療養できる場になることに加えて，1日の多くの時間を過ごす学校や職場に当面の大きなストレス要因がないことは早期回復に重要です．摂食障害患者は認知や対処が悪いまま無理を重ねていることが多いので，学習課題やカリキュラム，クラブ活動などの負担，職場のノルマや労作強度，いじめやハラスメントなどの人間関係のトラブルの見直しと有効な対処がされるべきです．同時に，学校や職場の療養への援助は有益です．たとえば，学校では早退・遅刻を認めてもらい，昼食場所や時間を工夫するなどです．クラシックバレエ，新体操，体操競技，長距離走など，低体重が評価や記録に影響するスポーツは摂食障害の継続因子になりえます．

## 3 治療歴

　発病早期の受診は良い予後と関係があることは報告されています．

〔鈴木（堀田）眞理〕

# 4-6 初期対応

　摂食障害に対する初期対応の場は，医療機関のこともありますが，学校の保健室や大学の学生相談センター，職場の医務室ということもあります．この段階で，病状評価が重要なのは他の疾患と同様ですが，摂食障害の場合は，症状について本人の自覚がなかったり，隠している場合が多いという特徴があります．また，治療について，強い抵抗を示すことも少なくありません．従って，摂食障害の初期対応については，本人が，評価や治療のす

すめに協力的でないという条件下で病状評価を行うこと，次の受診や相談につなげるための指示を的確に行うことという2点が重要です．

## A 医療機関以外での初期対応

　保健室の養護教諭，学生相談室のカウンセラー，職場の医務室の保健師などが，医療機関以外で初期対応をする場合，対応までのルートにはいくつかあります．
　1つは，学校の定期健診などで体重減少に気づかれたり，職場の健診で低カリウム血症が発見されるなど，本人は相談する気がないのに，人から発見されるというルートです．同じく，本人は相談する意思がないケースとして，担任が心配して保健室に行くことをすすめたり，家族が保健室に相談するような場合もあります．
　もう1つのパターンは，学生相談室で対人関係についてカウンセリングを受けていた学生が，「実は以前から拒食と過食を繰り返している」というような話を途中で出してくるような場合です．

### 1 健診などで摂食障害が疑われる場合[245, 246]

　本人が相談する意思がないケースの初期対応は非常に難しいですが，このような場合こそ，病状が日々進行しつつある場合も多いのです．体重低下や血液検査上の異常などから摂食障害が疑われるケースには，次のような対応を行います．
　(1) 通常の生活をしていれば，このようなデータは生じにくいことを説明します．1年前に比べて，大きな生活の変化が生じていないかどうか，本人に振り返ってもらいます．
　(2) 学校保健の場では，成長曲線に当てはめた体重推移など，継時的変化に注目します．元々の成長カーブからずれてきていること，伸びるはずの身長が伸びていないことなどを指摘します．ある時点の体重だけをみて低体重を指摘しても，「もっと細い人がいる」といった反応になりがちです．
　(3) 低体重が続くと，頭の中は，体重の数字，食べた食事のカロリー，今日何を食べれば良いかなど，食や体型に関する心配で一杯で，他のことには集中力がない場合が多いです．また，自分で決めた運動や勉強などのスケジュールが過密になっていることも少なくありません．このような，食事や体重のコントロールが生活に及ぼす影響について話し合います．体重低下後，一時的に生じる爽快感や万能感を背景に，「頭が冴える」と言う人もいますが，自己流の体重コントロールで忙しく，他の活動や対人関係が犠牲になっていることが多いのです．生活全般について，詳しく聞くようにします．
　(4) 「集中できない」「体重の数字で一喜一憂してしまう」など，本人が困っている点が何かを確認します．
　(5) 極端な低体重でなくても，「体重を減らす手段を毎日用いている」「体重や食のことを一日中考えて他のことに集中できない」「体重増加時に自己評価が極端に落ちてなかなか回復しない」などの場合は，何らかの援助が必要なケースと考えて対応します．
　(6) 低栄養と思われるケースには，自分では自覚できない身体症状が多いことを伝え，

医療機関で身体チェックを受けることをすすめます．病院は，すぐ「注射で太らせる」ような処置をする場所ではなく，本人が健康な食事ができるよう助けてもらえる場所であること，あまり重症化しないうちに受診したほうが経過が良いことを伝えます．明らかに中心静脈栄養などが必要なレベルの患者には，急性期は救命のために，点滴などの処置が必要なことを伝えておきます．

（7）受診が必要なものについては，家族に現状と受診の必要性について説明します．家族が体重減少を問題視していない場合，周囲は援助の手が差し伸べにくくなります．家族に摂食障害についての書籍その他の情報を渡したり，医療機関を紹介するなど，本人の不健康な部分を正しく認識し，家族からも本人に治療を促せるよう援助します．

（8）養護教諭，担任，クラブ活動の顧問など，本人との接点が多い人が，矛盾したアドバイスをしないよう，学校内で対応を統一します．本人と家族にも，本人にかかわる人たちが協力して対応することを伝えます．病院との連絡にあたる窓口を一本化します．

（9）継続的に受診する場合，学校生活での工夫が必要かどうか主治医と相談して対応できることを伝えます．

（10）体育の授業，学校行事など，エネルギーを消耗したり食事が不十分になりやすいことについては個別の対応をします．食事に時間がかかる場合や，間食を補うことが望ましいと思われる場合は，保健室利用など他の人と別に食べる工夫も行います．

## 2 学生相談室などですでに相談が行われている場合の対応[247]

過食症で，体重減少がなく，一見健康そうに見える場合も，低カリウム血症など，治療が必要な所見がある場合があります．一度は医療機関の受診が必要です．対人関係についてのカウンセリングが進行中，過食の量や生活リズム全般について聞くのは，話がずれるように思われることもあるでしょうが，生活が非常に不規則化していたり，抑うつ傾向が強い場合は，薬物療法も行ったほうがよい場合もあります．この場合は，最初から心療内科や精神科を紹介するほうがよいでしょう．

## B 医療機関での初期対応

初診の際，本人は強制的に受診させられたと思っていることが多いので，なるべく威圧的でない態度で，本人が困っていることを聞きます．

医療機関では，現状の正しい把握が必要です．体重は，本人の自己申告だけでなく，必ず診察室で，測定するようにします．体重，血圧，心電図などその日のうちに結果がわかるものは結果を説明します．採血の結果はすぐには出ない場合が多いと思いますが，たとえば，結果の説明を翌週に設定し，それまでの１週間に，本人に生活リズムや食事の記録を書く，脈を測る，自分でできる栄養補給の方法を試すなど，何か宿題を出すとよいでしょう．このほうが治療関係ができやすいのです．そして，身体の状態は，体重だけでなく，心電図，採血結果などで総合的に判断していくことを伝えます．体重だけを問題にしていると，受診前に水を大量に飲んで体重を増やすなどの「操作」が起きやすいからです．

採血の結果はさまざまです．人によって，白血球中の顆粒球の割合の低下，貧血，低血糖，肝臓酵素上昇など，低栄養に伴って異常が出やすい項目は異なります．中には採血結果は正常範囲という場合もあります．体重低下が明らかなのに「検査が正常だから特に問題ない．もっと痩せたら来てください」という対応をするのは問題です．このような場合，「医者に大丈夫というお墨付きをもらった」と，受診しなくなり，本格的治療が遅れることが多くなります．グレイな症例については，「完全に健康だとはいえないサインが，このような点にみられるが，今なら健康状態に戻せる」ということを強調します．そして，本人の食事パターンを聞き，助言を与えます．間食，夜食など食事回数を増やす必要がある場合もあります．また，消化吸収能が落ちている場合は，栄養剤など吸収の良いものを足したほうがよい場合も多いです．摂取カロリーの指示だけでなく，食べ方についてもアドバイスが必要です．体重増加に対する恐怖感が強い場合，危機状態を脱するための中間的な目標体重を設けたほうがよい場合もあります．次の受診日は必ず指示し，来られない場合は連絡するよう促します．次の受診日までの宿題を出すと，受診日以外も治療的に過ごすことができます．一方で，本人の心理的問題も少しずつ聞いていくようにします．

　在宅での食事改善が望めないレベルの低栄養状態の場合は，自宅での試行錯誤にあまり時間をかけ過ぎず，いったん入院で栄養を回復する計画のほうがよいでしょう．本人には，また社会復帰段階で，本人の生活に合わせた食事法・治療法を考えることを伝えます．

〔西園マーハ文〕

# C
# 治療導入から終結まで

- 第 5 章　治療選択の基準と手順
- 第 6 章　救急治療
- 第 7 章　さまざまな治療
- 第 8 章　入院治療
- 第 9 章　退院後の外来治療
- 第 10 章　小児の摂食障害の治療
- 第 11 章　再発
- 第 12 章　合併症や併存症への対応
- 第 13 章　リハビリテーション
- 第 14 章　家族への対応
- 第 15 章　チーム医療と各治療者の役割
- 第 16 章　地域医療ネットワーク

## C. 治療導入から終結まで
# 5 治療選択の基準と手順

## A はじめに

　摂食障害の治療については，さまざまな研究が行われています．このガイドラインでも，さまざまな治療法が，治療効果のエビデンスの強さとともに紹介されています．しかし，現実の患者は，研究対象とは違って，症状が典型的でなかったり，併存症がある場合も多く，研究が推奨する治療をそのまま選択できるのか迷う場合も少なくありません．

　治療選択の際には，病型や年齢など患者側の要因と，診療科や施設の物理的条件など治療者側の要因を考えますが，これに加えて近年は，治療への動機づけという視点[185]も重視されています．

　図5-1, 2に，通常選択される治療法を，重症度と治療動機づけの軸上で図示しました．線で囲んだ部分が，医療機関を最初に訪れる患者が集中する領域です．図5-1は，神経性無食欲症（AN）の治療ですが，ANでは，重症者ほど治療に対する動機づけが低いといってほぼ間違いないだろうと思います．このような場合は，何らかの強制的な治療，あるいは，救急処置が必要になります．軽症の場合，時には，治療動機が高いケースもありますが，受診しない人がほとんどです．重症度，治療動機が中間の人々に対しては，さまざまな治療形態があります．この部分は，本人の病状や，その地域の治療資源を考えて治療を選択していくことになります．

　図5-2は，神経性大食症（BN）の治療です．全般的に，ANよりは，治療動機の幅が広いといえるでしょう．ANに比べて，医学的に強制入院になる状況が少なく，強制ではない入院治療を行うかどうかについては，治療者の考え方や，各施設がどのようなプログラムを提供できるかによって決定されます．

　Russellが最初にBNを記述したときは，入院で看護師の手厚いケアを提供する治療[290]が推奨されていましたが，現在，海外では，患者数の多さや経済問題から，治療研究も，外来治療が中心となっています．このように，推奨される治療は，摂食障害に対するその時代の考え方や，医療経済事情の影響を受けます．

　現在，高いエビデンスを示す研究は，海外からのものが多いですが，日本の医療事情でそのまま実施できるか，また，海外で研究されていない治療法をどう実施するかについては，臨床的判断が求められるといえるでしょう．

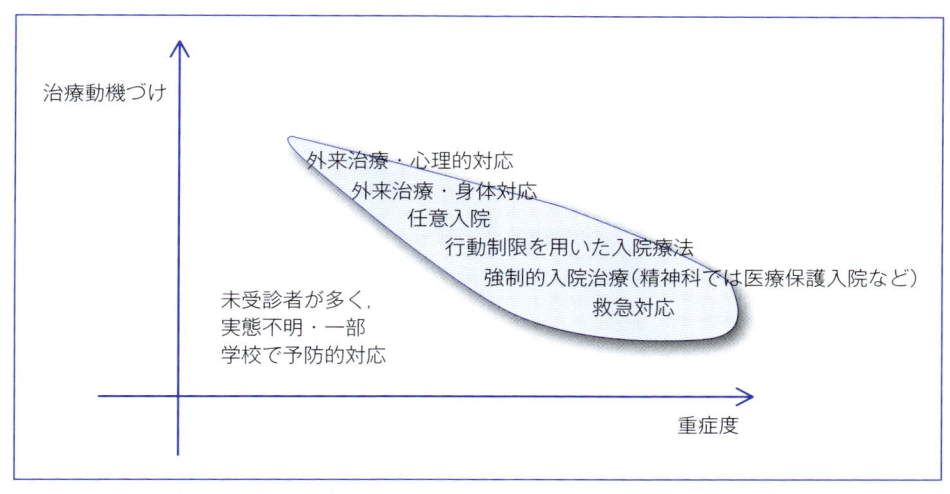

図 5-1　AN の重症度と治療動機づけ

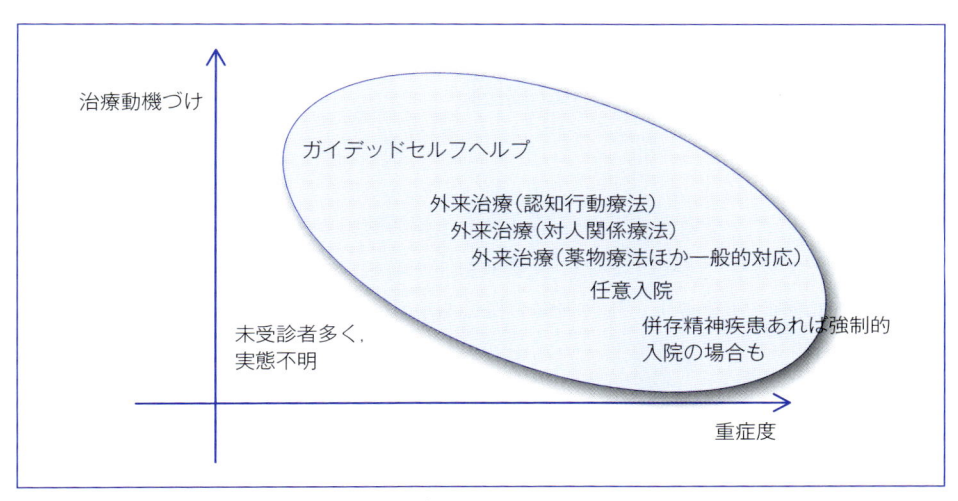

図 5-2　神経性大食症の重症度と治療動機づけ

## B 治療選択における治療者側の要因

　全ての診療科を包括するガイドラインをもつ国では，どの科でも治療方針を共有できますが，日本では，診療科により，治療に関する考え方が若干異なります．

　小児科では，AN の治療が中心です．栄養回復第一という治療目的については，治療者間のばらつきはあまり大きくないと思いますが，AN の治療経験が少ない病棟では対応できないことがあり，どの段階で入院にするかは，各施設の事情によります．思春期以降になった場合の治療継続をどのように行うかも課題です．

　心療内科と精神科は，重なる部分も多いですが，違いもあります．心療内科は，AN に関する治療経験が長く，身体的危機的状況にも対応ができます．一方，精神科的併存症がある場合，精神科の領域といえますが，精神科では，パーソナリティ障害患者などには，

面接の曜日など，治療構造を明確に提示することが多いため，柔軟な対応を望むタイプの患者の場合，心療内科の治療を希望する場合もあります．

心療内科と精神科の最も大きな違いは入院形態です．精神科では，精神保健福祉法（精神保健及び精神障害者福祉に関する法律）に則った医療保護入院を行う場合があります．開放病棟だけでなく，閉鎖病棟を使用する場合があるのも心療内科との大きな違いです．他の精神疾患に対する治療法をそのまま用いることはできませんが，精神科では，統合失調症やうつ病に対するデイケアや就労支援などの技法もあるので，今後は摂食障害の領域への応用が望まれます．

精神医学では，精神疾患に対して，家族が原因という考え方はあまりとらなくなり，家族が，発症後の経過に及ぼす影響のほうを重視するようになっています．従って，病因を根治するという意味での家族療法や再養育の方法は実施しないことが多いと思います．

海外には心療内科がない国も多く，担当するのは児童精神科と精神科がほとんどです．海外の文献を読むときは，このような医療事情の違いを考慮する必要があります．

## C 治療選択における患者側の要因

### 1 年齢

同じような病状でも，年齢により治療の焦点が異なります．小児科では，健康な成長が第一であり，また，治療に家族が参加するのが基本です．成人では，身体が回復するだけでは不十分であり，社会復帰の援助も必ず必要になります．

### 2 罹病期間

初発の患者については，できる限り体重を健康体重に戻すことが試みられますが，慢性期の場合は，大幅な体重回復を目指すのは難しく，生活の質を高めるという治療目標が現実的です．海外には，重症慢性摂食障害(severe and enduring eating disorder; SEED)[282]という分類もあり，急性期とは違った配慮が必要だといわれています．

### 3 病型

AN か BN かで，治療選択は当然異なります．各国にさまざまな治療ガイドラインがありますが，高いエビデンスを示したとして引用される文献に大きな違いはありません．実験的な研究に乗らない部分，たとえば，AN 患者をどの体重から入院とするかなどについては，各国の医療事情によって判断が異なります．

以下に，ガイドラインの1つの例として，英国で活用されている NICE ガイドライン[233]を参照しながら，治療選択の考え方について示します．このガイドラインでは，ある治療法を，どれくらいのエビデンスをもって推奨できるか，という判断のランキングがつけられています．多数の研究を複数の専門家が検討し，たとえば「過食症に薬物療法を行う」という治療はどれくらい推奨できるか，についての判断がなされているので，現場で活用し

第5章 治療選択の基準と手順　61

表 5-1　NICE ガイドライン[233]による治療選択とエビデンスレベル

| 神経性無食欲症（AN） | エビデンスレベル |
|---|---|
| 児童思春期の患者には，摂食障害に直接治療の焦点を当てた家族介入が行われるべきである | B |
| **神経性大食症（BN）** | |
| 治療の第一段階として，エビデンスに基づくセルフヘルププログラムを行うことを勧めるべきである | B |
| 医療関係者は，上記のセルフヘルププログラムを当事者が実施するのをサポートするべきである．これだけで治療は十分という患者もいる． | B |
| 成人患者には，過食症向けの CBT（CBT-BN）を 4〜5 か月にわたり，16〜20 回提供すべきである | A |
| CBT に反応しなければ，他の心理的治療を提供することを考えるべきである | B |
| 対人関係療法を CBT の代わりに用いてもよいが，8〜12 か月かかることを知らせる必要がある | B |
| セルフヘルププログラムの代わり，あるいはこれに追加する治療として，抗うつ薬を試してもよい | B |
| 抗うつ薬は，過食嘔吐の頻度を下げる効果があるが，長期の効果は不明であることを伝える．効果がある場合は，すぐ現れる． | B |
| 過食症の治療に，抗うつ薬以外の薬剤による薬物療法は勧められない | B |
| **むちゃ食い障害（BED）を含む非定型摂食障害** | |
| BED 患者には，治療の第一段階として，エビデンスに基づくセルフヘルププログラムを行うことを勧めるべきである | B |
| 医療関係者は，上記のセルフヘルププログラムを BED 患者が実施するのをサポートするべきである．これだけで治療は十分という患者もいる． | B |
| 成人 BED 患者には，BED 向けの CBT（CBT-BED）を提供すべきである | A |
| CBT 以外の心理的治療（対人関係療法，修正版弁証法的行動療法など）は，慢性的な成人の BED 患者に提供しても良い． | B |
| 心理的治療では，過体重ケースの体重減少にはわずかしか効果がないことを知らせるべきである． | A |
| セルフヘルププログラムの代わり，あるいはこれに追加する治療として，SSRI を試してもよい | B |
| SSRI は，むちゃ食いの頻度を下げる効果があるが，長期の効果は不明であることを伝える．抗うつ薬だけで治療は十分という患者もいる． | B |

CBT: cognitive behavior therapy 認知行動療法
SSRI: selective serotonin reuptake inhibitor 選択的セロトニン再取り込み阻害薬
エビデンスレベル
A　そのテーマについて，多くの質の良い研究があり，その中に少なくとも1つは無作為割付比較試験が含まれている．エビデンスは，この治療選択に明確に焦点を当てた研究であり，関連テーマの研究結果からの推定ではない．
B　そのテーマについて，質の高い臨床研究（ケースコントロール研究など）が実施されているが，無作為割付比較試験は行われていない．あるいは関連テーマの無作為割付比較試験の結果からの推定を含む．

やすいランキングだといえるでしょう．検討されている文献は，英国以外のものも多く含まれています．その治療を推奨できるレベルが A（無作為割付比較試験を含んだ多くの質の良い研究がある），B（無作為割付比較試験はなされていないが，質の高い臨床研究が行われている）のものは，表 5-1 にまとめてあります．それ以外は，C 以下のレベルということになりますが，さまざまな病状に対する治療選択上の注意が示されています．日本における各治療法の治療選択上の注意については，このガイドラインの各章で示されていま

すので，両方見比べながら治療選択の参考にしてください．

## D AN の治療

### 1 外来治療

#### a．体重マネージメント
　外来では，週に 0.5 kg 程度の体重増加を目指すべきだとされています．NICE ガイドラインでは，7,000 kcal の追加エネルギーが体重 1 kg に相当するという計算をしているので，0.5 kg 増加のためには，週に約 3,500 kcal，つまり 1 日 500 kcal の追加カロリーが必要ということになります．多くの患者にはかなりのカロリー増ですが，漠然と「もっと食べるように」という指示より，このような数値を示すのは，良い方法だと思われます．

#### b．薬物療法
　薬物療法だけを行うのは望ましくないこと，抑うつや強迫症状は，体重回復とともに解消するので，すぐ薬物療法を開始するかどうかはよく検討する必要があるとしています．そして，薬物を使用する場合は，心電図の QT 間隔に注意が必要だとしています．

#### c．心理的治療
　対象が児童思春期の場合は，家族への心理的対応には効果があることが示されています（表 5-1）．成人患者にどのような心理療法を提供するかは，本人の希望を配慮して決定します．外来での心理的治療は最低 6 か月が必要だとされ，改善がみられないときは，より手厚い治療，たとえば，家族療法の併用，デイケア，入院治療などを検討すべきとしています．

　日本では，支持的精神療法が中心です．支持的精神療法の頻度など，治療構造面で，どのような条件が治療効果をもたらすかについては，データの蓄積が必要だと思われます．

#### d．経過観察と治療選択
　プライマリケア医は，専門施設に紹介せず自分で治療している軽症レベルの患者について，年に 1 度は身体的，精神的な状態についての振り返りをすることがすすめられています．わが国でも，定期的な治療の振り返りを行うと治療の質が向上すると思われます．

### 2 入院治療

　入院が必要な体重を数値で一律に示すのは難しく，国により差があることが指摘されています．適切な外来治療を受けても改善がみられなかったもの，重大な自傷行為のリスク，中等度以上の身体的リスクがある場合は入院治療を検討すべきですが，それ以外は，外来というのが基本的な考え方です．日本でも，基本はこの通りですが，外来での診察時間が

確保しにくいため，海外では外来でできているレベルの栄養指導や精神療法，また家族への対応を十分実施することを期待して入院という治療選択になる場合もあるでしょう．

治療や社会生活の継続性を考え，居住地に近い場所での入院が推奨されています．特に，児童思春期のケースでは，この点が重視されています．日本では，「有名病院」志向が強く，遠方の病院での入院を希望するケースもありますが，可能ならば，本来の生活圏から遠すぎない場所のほうが，その後の治療はスムーズです．児童思春期患者には教育面の援助も必要とされています．

### a. 体重増加方法の選択

強制的再栄養には，法的根拠を明確にすること，胃腸の機能不全がある場合以外は，中心静脈栄養は望ましくないこと，行動修正だけを目指した厳格な行動療法は避けるべきであることが記されています．また，AN の治療経験が少ない治療者は，強制治療については専門家のアドバイスを受けること，治療拒否例には，セカンドオピニオンを聞くことが推奨されています．

日本では，着実に栄養回復できる中心静脈栄養は，海外ほど「避けるべき治療」とは考えられていません．しかし，本人にとっては受身的な治療なので，退院後に本人が自ら食の問題に取り組めるよう援助する必要があります．日本で行われている行動制限を用いた入院療法は，行動修正だけでなく，心理面へのアプローチを含みますが，AN の治療経験がないと，心理部分の扱いが難しくなります．AN の治療経験が豊富な治療者がアドバイスをしたり，セカンドオピニオンを示すシステムが必要だと思われます．

### b. 心理的治療

入院治療では，身体管理に焦点が当たりがちですが，体重増加とともに不安も増大するため，心理的治療も重要です．

### c. 退院後のマネジメント

退院後は，体型や体重の問題，その他心理的問題への対応のため，身体治療に加えて心理的治療も必要です．多くは 12 か月を要するとされています．

## E BN の治療

BN については，さまざまな治療法の治療効果について，高いエビデンスが示されています（表 5-1）．

BN は，ほとんど外来で治療できるが，自殺リスクや，深刻な自傷行為のあるものには，入院あるいはデイケアでの治療，あるいは外来で通常より集中的なケアを行うとしています．日本では，デイケア施設が限られているため，海外ではデイケア相当と思われる病状でも入院が望ましい場合もあります．ただし，病棟では，重症の他の精神疾患患者が多い場合もあるので，病棟の環境も考慮して治療選択を行います．

#### 外来治療

認知行動療法には，強いエビデンスがあり，対人関係療法なども選択肢に含まれます．効果には限界もありますが，抗うつ薬も推奨できます．

認知行動療法が海外で実施される場合，治療者の職種としては，医師の場合も臨床心理士の場合もあります．臨床心理士による治療の場合も，医療との連携の中で実施されます．日本でも，臨床心理士と医師の連携の充実が望まれます．

## F EDNOS の治療

特定不能の摂食障害(eating disorder not-otherwise specified; EDNOS)には，さまざまなタイプがありますが，患者数が最も多いむちゃ食い障害(BED)については，BN と同様の治療が効果をもつとされています(表 5-1)．

BED は肥満を伴うことも多いですが，体重コントロールには肥満マネジメント用の別個のプログラムが必要とされています．

注：表 5-1 では，EDNOS は非定型摂食障害となっています．

## G おわりに

日本では，外来での診療時間が短いという大きな問題があります．海外での治療研究では，「対照群」にも，実験群と同様の面接時間や回数を設定することが多いのですが，日本における一般外来では，この「対照群」にも満たない密度の治療しか行われていないのが現実ではないかと思われます．

日本では，このような事情もあって，入院治療が活用されてきました．今後も，より良い入院プログラムが望まれる一方で，外来治療の充実も非常に重要です．そのためには，臨床心理士，栄養士など多職種の連携，また，学校と連携した早期の治療の開始など，さまざまな工夫が必要です．

慢性化も多いことが知られている現在，単に体重を増やすといった，目の前の対応だけでは，不十分です．強制入院した人は，次の治療では入院治療に同意できるように，もし可能ならば，外来で自ら症状コントロールに取り組めるように，治療の各段階で，図 5-1, 2 の治療動機軸の上の方に行けるような対応が必要になっています．この点も意識して治療選択をしていくと良いでしょう．

（西園マーハ文）

## C. 治療導入から終結まで

# 6 救急治療

## A はじめに

　AN, BN の病型にかかわらず，摂食障害(ED)患者が救急搬送されるケースは決して稀ではありません．悪性疾患でもないのに予後が悪く，合併症死，突然死，自殺などが目立ちます．そのために，重度の栄養障害から意識障害に至ったもの，過量服薬や自傷行為を行ったもの，精神症状が主体のもの，搬送患者はさまざまです．

　身体疾患と精神疾患が複雑に絡み合った難しい疾患です．身体と精神の治療を並行して行う必要があります．

## B 最も気をつけること

　救急治療上最も気をつけなければいけないことは，本疾患に罹患している患者は常に必ず「肥満恐怖」があるということです．この要因が救急治療上も重要な治療阻害要因となりうることを意識して治療が行われなければいけません．診断がついた段階で，必ず患者に病態の説明と治療への同意，治療効果の予測などを，患者の肥満恐怖に配慮したうえできちんと説明して治療を開始することが肝要です．意識がない場合は治療によって意識が戻った段階で改めて治療への同意と説明が欠かせません．配慮もなく点滴を開始したり，食べることを強要することは避けなければいけません．患者の肥満恐怖が誘発され，点滴や中心静脈栄養(IVH)の自己抜去や治療拒否的態度，情動不安定になり治療が混乱します．その場は収まっても場合によっては二度と医療機関を受診しなくなり予後に悪影響を与えることは必至です．仮に，精神科や心療内科へ通院しすでに治療が開始されている症例であったとしても，治療に抵抗して経過が捗々しくなかったり，医師-患者関係が形成できていないことも多く，治療に難渋している場合もあり，そういった症例が搬送されるケースもあります．病歴把握がままならないことも往々にして認められます．

　これらの現象は，「治療を受けることが体重増につながるとの恐怖」が根底にあるためと考えられます．救急治療が専門施設で行われる場合はともかく，専門に診る科のない病院での救急診療で行われる場合は，救命措置後に専門施設までつなげることが重要な治療連携になります．ここでの治療のあり方は今後の治療に大きな影響を及ぼすことを知っていなければいけません．

　また長期にわたる低栄養に対する正しい理解とその対応にも気をつけてください．多くの摂食障害患者は年単位以上の長期間超低栄養状態でいるため身体状況が低栄養状態でも生命を維持できるような平衡状態になっています．よって通常の救急治療を行うと相対的

に過剰な治療となってしまい，思ってもみない合併症の出現に驚かされます．後述しますが，過剰な輸液や栄養負荷などは致命的な再栄養症候群（refeeding syndrome）や患者の最も嫌がる著明な浮腫などによる体重の増加につながります．特に浮腫などは肥満恐怖を抱える本疾患患者には深刻な医療不信につながり以後の治療に多大な影響を及ぼしかねませんので，極めて慎重な配慮が必要です．

　専門施設には心療内科系と精神科系，小児科系の大きく3科系あります．ここでは成人（15歳以上）を中心に述べますので，心療内科系および精神科系の専門施設へつなげる工夫を述べたいと思います．大きな違いは身体管理ができるところと精神科的な対応しかできないところということになります．精神科系の専門施設しかないところでは，身体状況が落ち着いてからの紹介になりますので，救急施設でもある程度の入院期間を必要とします．それが難しいようなら内科病棟に転科して精神科系専門施設と連携を取りながら併診のかたちで治療を行います．心療内科系の専門施設であれば，生命危機を脱した段階でその専門施設と連絡をとり，摂食障害の身体管理のあり方のチェックを受けながら転院もしくは転棟を行います．

　本ガイドラインでは専門医療機関は紹介していませんが，『摂食障害救急患者治療マニュアル 第2版』[235]（2010）に載せた「相談できる施設」リストが最近のものとして参考になります．

## C 身体面

### 1 救急対応が求められる場合

　摂食障害患者が救急受診や救急搬送される際の身体的な主訴・状態として，以下のような状態が考えられます[235]．

#### a．心肺停止

　突然死は主要な死因の1つと考えられていますが，実際には低カリウム血症やQT延長症候群による致死的な不整脈，過食に基づく誤嚥による呼吸不全，重症低血糖，低体温，再栄養症候群による呼吸停止などがあります．

#### b．意識障害，痙攣

　低血糖，低ナトリウム血症，高炭酸ガス血症などが原因となって症状が出現します．それぞれに対症療法的な対応が必要ですが，大発作様の痙攣発作などでは脳波異常を伴わないようなケースもあり，抗うつ薬の併用時などの可能性も指摘されています．

#### c．重篤な身体合併症

　これは主に摂食障害特有の身体合併症が多く認められます．表6-1に堀田が作成したその病態の特徴や治療が記されていますので参考にしてください．これ以外で遭遇するこ

表 6-1 重篤な合併症の病態の説明と治療

| 重篤な合併症 | 病態の説明と治療 |
|---|---|
| 低血糖性昏睡 | 体重が 20 kg 台か標準体重の 50% 以下の患者の 60% に既往を認める．食事時間が遅れたり，長時間の絶食後，特に早朝に起こりやすい．低血糖時でも頻脈，発汗，空腹感はない．記銘力障害やろれつがまわらないなどで気づかれる．インスリン分泌能は低下しているので，糖の大量急速投与ではむしろ高血糖を誘発する．20% ブドウ糖液 20〜40 mL とゆっくり静脈内投与する．また，グリコーゲン貯蔵がないため，経口摂取するまでは 7.5〜10% 糖液の持続点滴を行う．低血糖性昏睡時に心電図異常やたこつぼ心筋症の合併をみることがある． |
| 低カリウム血症 | 嘔吐，下剤・利尿薬の乱用による循環血漿量や Cl 欠乏によってレニン-アルドステロン系が刺激される．アルドステロンは尿細管での Na の再吸収を促進し，H イオンや K イオンを尿中に排出して低カリウム血症とアルカローシスになる．嘔吐では H イオンが欠乏しているため，さらに多量の K イオンが排出して低カリウム血症は悪化する．低カリウム血症は筋力低下，イレウス，不整脈，横紋筋融解症，腎不全の原因になる．脱水の改善が最も有効な治療である．塩化カリウム製剤を経口投与する．ただし，25 mEq/L 以下では経静脈性に K 剤を投与し，速度は 10 mEq/時以下，総量は 60 mEq/日とする． |
| 低ナトリウム血症 | 下剤・利尿薬乱用によって Na は失われる．また，胃液，胆汁，膵液の Na 濃度は高いので，大量・頻回の嘔吐では低ナトリウム血症が起こりうる．循環血漿量の減少を伴う．低血圧，脱力感や筋力低下を認める．生理食塩水による補液を行う．補正速度は 1〜2 mEq/L/時を超えないようにして，重篤な臨床症状が少ない 125 mEq/L を目標にし，central pontine myelinolysis の併発を予防する．その後は経口で食塩を投与してゆっくり補正する．心因性多飲症の場合は水制限，furosemide の静脈内投与，3% 食塩水 50 mL の点滴静脈内投与を行う． |
| その他の電解質異常 | 大量・頻回の嘔吐や下剤の乱用者，慢性アルコール症の合併者では，低カリウム，低ナトリウム血症に加えて，低マグネシウム血症や Mg 不足に伴う低カルシウム血症が起こりうる．血清 Mg 1 mg/dL 以下の場合はリン酸を含まない輸液製剤にコンクライトマグネシウムや補正用硫酸マグネシウム液を加えて点滴する． |
| 腎不全 | 脱水，低カリウム血症による腎機能障害，横紋筋融解症，偽性 Bartter 症候群による．腎前性腎不全や腎性腎不全への進行などある．一時的な透析を必要とすることもある． |
| Mallory-Weiss 症候群 | 自己嘔吐によって逆流性食道炎や Mallory-Weiss 症候群を合併する． |
| 下剤乱用症候群 | カタル性大腸や嘔気が出現する．内視鏡検査では大腸は正常の粘膜ひだを失い，メラニン色素が沈着し，びらん，潰瘍，出血を認める． |
| 上腸間膜動脈症候群 | 内臓脂肪の減少によって大動脈からの上腸間膜動脈の起始角が狭まり，間を通過する十二指腸が圧迫されて慢性イレウス状態になる．下垂した胃に大量の食物や水分が入ると，十二指腸をさらに圧迫してイレウスが増悪する．大量の胆汁色の嘔吐が起こる．内臓下垂でもたれや腹痛を訴える患者には大食させない．体重を増加させ，脂肪量を増やす． |
| たこつぼ心筋症 | 急性心筋梗塞と同様の心筋由来酵素の上昇と心電図異常を呈するものの，冠動脈造影では狭窄を認めず，予後の良い心筋症とみなされている．超音波検査で心尖部の akinesis と心基部の代償性の hyperkinesis が認められる．低血糖性昏睡に併発することがある． |
| 抗酸菌，真菌感染症 | 痩せに伴うサイトカインの増加が代償性に作用して，一般にウイルス感染症に罹患しにくい．しかし，慢性の低栄養は結核，非結核性抗酸菌，深在性真菌感染症の易感染性をもたらすことを再認識すべきである． |
| 再栄養症候群 (refeeding syndrome) | 摂食，経腸，経静脈性栄養などのいずれの栄養法に限らず，急速に栄養状態が改善している時期に起こりうる．再栄養時に細胞内に K や P が移動し，リン酸が急速に消費されることによって，低カリウム血症や低リン血症が起こりうる．低リン血症による心不全は死因になりうる．再栄養後，数日〜2 週間目に発症する．血清 P のモニターを行い，低下時にはリン酸二カリウム製剤*で補充する． |
| Wernicke-Korsakoff 症候群 | ビタミン $B_1$ の欠乏による．点滴などで糖を補う場合はビタミン $B_1$ も投与する． |
| 事故 | 体力と筋力低下，注意力や判断力の低下により，転倒，転落，歩行や自転車乗車時の交通事故がある．脳挫傷や骨折を合併する． |

＊：最近，リン酸二ナトリウム製剤が開発されている．他に経口製剤[129]もあり．
(日本摂食障害学会, 厚生労働省精神・神経疾患研究委託費 平成 20〜22 年度 摂食障害の疫学, 病態と診断, 治療法, 転帰と予後に関する総合的研究班編: 摂食障害救急患者治療マニュアル, 第 2 版. 2010)

とのある重篤な合併症は過食嘔吐後の急性膵炎，急性胃拡張，胃破裂，腸閉塞や急性呼吸不全，DIC などがあります．

### d．自殺企図

摂食障害の主な死因の 1 つに自殺があります．大量服薬，リストカット，飛び降り，首吊り，一酸化炭素中毒などがその主な手法や要因ですが，それぞれに応じた救急対応が求められます．

### e．全身衰弱

起立・歩行困難，飲食不能な状態で運び込まれることもあります．また，短期間(1 か月以内)の体重減少が 5 kg 以上のものでは著明な体重減少がなくても絶食状態になっていると考えられ，何か身体状況が急変している可能性があり緊急入院の対象になります．

## 2 救急時によくみられる検査異常とその対応

バイタル所見の確認，心電図モニターを行い，採血(血液ガスも含めて)し，ルートを確保して補液を開始し，低酸素血症があれば酸素投与を行います．採血の際，生化学検査に血中リン酸濃度(IP)を必ず含めて測定してください．一般的な身体診察を行い，鑑別診断や合併症の把握のために，画像検査(胸部・腹部の X 線・CT，頭部の MRI や CT など)を行うなど，通常の救急対応と同様に行います．

よくみられるのは，白血球，赤血球，ヘモグロビンや血小板の減少，低蛋白血症，低アルブミン血症，肝機能障害(黄疸を合併しないのが特徴)，高アミラーゼ血症，高コレステロール血症(るいそうが高度にならない限り高値であることが多い)，微量元素不足，胸腹水，浮腫，皮下(縦隔)気腫，などがありますが，多くは栄養状態の回復によって改善するものが多いので救急治療で慌てないことが大切です．

## 3 救急時の栄養状態の改善

救急時の栄養状態の改善は，経末梢静脈，中心静脈からの高カロリー輸液，経管栄養，経口摂取などの方法がありますが，いずれの方法を用いるにしろ，救急場面においても，本疾患の基本的な病理に抵触する極めて重要な治療となることを念頭においてください．繰り返しになりますが患者にその意図と内容を十分に説明して了解を得て開始します．意識が改善したときにもきちんと説明をして了解を得て行います．これは専門施設へのスムーズな移動にも欠かせない大事な手続きです．時に拒否的な患者もいますが，その際には患者の意志を尊重して最低限に留めます．多くの患者は，体重増加にはつながらない身体管理や治療には応じることが多いので説明や説得のしかたを工夫します．しかし，嘘は危険，発覚したときには取り返しがつかない医療不信を助長します．

### a．救急初期

低栄養(30 kg 以下が目安)や脱水の改善について，当初は経口摂取を含め 1,000 mL/日

程度の輸液量，(糖質中心に，500 kcal/日前後でビタミン $B_1$ を含む総合ビタミン剤や微量元素を混ぜて)から開始することで十分です．数日は十分にもちます．患者によってはこれでも治療開始2日目には低リン血症を招来するので，リン酸二カリウム(最近ではリン酸二ナトリウム)製剤の点滴か，経口のリン酸製剤(製剤は薬品としてはなく，リン酸カリウムやリン酸カルシウムを粉状にするなど精製したもので，独自調剤品であることを書面で告知し，同意を得たうえで服薬いただく)の投与を開始します．この時点で重大な合併症がなければ心療内科系の専門施設への転送は可能です．

### b．救急中・後期

　付近に精神科系の専門施設しかないときには，その施設との連絡を開始して主に心理面に関する専門的なアドバイスを受けながら次のステップに移ります．この時期になるとさまざまな身体合併症の治療と並行して栄養状態の改善を目指すことになります．経静脈的な輸液には限界があり，経管栄養，高カロリー輸液，経口摂取を用います．経口摂取を含めカロリーアップは数日おきに1, 2週間単位で100〜200 kcal/日ぐらいを微増させる方法でかまいません．精神科系専門施設への転送は，施設によって受け入れ条件が異なるのですが，大体30 kgを超すか，経口で1,000 kcal/日以上摂取可能となった時期に行います．

　経管栄養は最もバランスよく栄養の改善が得られる方法ですが，鼻チューブの挿入に抵抗する患者もいます．比較的細いチューブを用いて胃内(胃での食物の停滞感に抵抗するものではチューブの先端を十二指腸のサードポーションまで)に挿入して行います．種々の濃厚流動食(エレンタール®，エンシュア®，ラコール®など)があり，患者とよく相談しながら必要カロリーを補給します．油断していると隠れてトイレなどで流動食を捨てる患者もいるので注入中は要注意です．

　高カロリー輸液には，慎重な配慮が必要です．まず，患者への説得と了解の取得が不可避です．不十分な説得で施行すると患者は肥満恐怖に駆られ，自己抜去したり，点滴内容を隠れて捨てたりするので，刺入部からの感染の可能性が高まり敗血症や菌血症を招きやすいので十分な説得と了解を得ることが必要で，開始後も注意深い監視が必要です．カテーテルの挿入も，著明な低栄養・脱水のために血管が虚脱して挿入が困難となっており，末梢静脈から十分量の輸液ののちに内頸静脈や大腿静脈から挿入するのが安全です．鎖骨下静脈からの挿入は超音波下で監視しながらでも難しく気胸を合併しやすく，治療をさらに複雑にします．総合ビタミン剤，微量元素などは同様に必要ですが，この時期にはアミノ酸製剤や脂肪製剤の投与が必要になります．その際にも，脂肪成分へ抵抗する患者も少なくないので，その必要性を正しく説明して投与することが肝要です．

　経口摂取においても，当初は患者が食べられる範囲での摂取に留めるべきです．低栄養状態になっている患者の経口摂取は著しい偏食になっているのですが，それを咎めることをせずに，可能な摂取の仕方を受け入れ，足りない部分を点滴などで補うのがより良いやり方です．気をつけるのは誤嚥です．当初は水分のみしか摂取できないときもありますが，それでもトータルとして摂取カロリーが上記になっていくような工夫をしてください．決して焦らないようにしましょう．

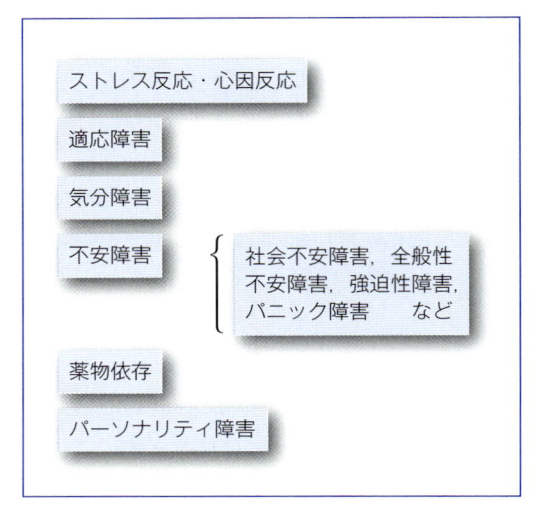

**図 6-1　併存が指摘される疾患**
（切池信夫：摂食障害—食べない，食べられない，食べたら止まらない，第 2 版，2009 より抜粋-改変）

図中：
- ストレス反応・心因反応
- 適応障害
- 気分障害
- 不安障害 ｛ 社会不安障害，全般性不安障害，強迫性障害，パニック障害　など
- 薬物依存
- パーソナリティ障害

　専門施設への転送ですが，連携してくれる精神科系の専門施設の意向をよく聴いて身体管理がどれくらい可能か，安静を保てる体制がどれくらい整っているかで転送の時期や条件が異なります．

## D 精神面

　痩せ願望／肥満恐怖などのボディイメージの障害，社会的孤立や融通性の乏しさなどの認知スタイルの問題を主として，AN や BN を問わず，種々雑多な精神症状を伴います．精神疾患やパーソナリティ障害の合併（図 6-1）も多く，他にも，性的逸脱行動，万引きなどの触法行為，アルコールや薬物などの乱用・依存，自傷行為，自殺企図などの症状を呈するものもあります．近年では，発達障害との関連を指摘されており，特に広汎性発達障害は興味や関心の対象が限定され，食行動の異常を伴いやすく，AN の臨床像に近いとの指摘もあります．摂食障害は精神症状の身体表現形として考えたほうが理解しやすい一面があります．

　さて，精神科救急を受診する場合には以下のような場合があり，それぞれに対応が異なります．ここでは切池による総説[234]を参考にその対応について述べたいと思います．

### 1 自傷行為

　衝動的な行為として自傷行為はよくみられる症状です．多くは手首に認められますが，首や下肢，体幹を傷つけるものもいます．手首や前腕部に無数の切り傷痕として認められます．自殺目的というより，いらいらや怒りの解消手段として使われたり，「血をみると落ち着く」などの発言が認められることが多く，なかなかコントロールが難しい症状です．過食などの衝動的な行動異常合併者に多くみられます．

救急現場では縫合を要するようなケースが対象になります．外科的な処置が終わってから診察することになりますが，その動機や目的などを聴くことが重要です．その際には，受容共感的な態度が重要で，時に「自分で勝手にやって，迷惑だ」みたいな対応をする救急担当者がいますが，後に必要な専門的な治療につなげることが困難になり再発を繰り返すことになりかねず，慎重な配慮をお願いしたいものです．高い衝動性や気分障害の合併などが認められるものでは精神科受診が必要になります．補助的な薬物療法も必要で，不安・緊張が強い場合は抗不安薬，抑うつには抗うつ薬，衝動性に対しては少量の第2世代の抗精神病薬を用います．

切池は，自傷行為をその原因から，①不快な気分の解消，②助けを求めるサイン（注意獲得的行動），③自殺企図，と大きく3種類に分けてその治療を述べています．それぞれに，①代替行動の獲得，②受容・共感的な理解と家族への指導，③精神科入院，それも医療保護入院を含めた強力な治療をすすめています．

## 2 自殺企図

自殺企図はリストカット，大量服薬，飛び降り，首吊りなどの手段を用いて行われることが多く，内科および外科的な救急処置が行われますが，治療の当初より精神科救急医がかかわって治療が行われることが望ましいと考えます．

リストカットでも，多くは自傷行為のレベルで自殺念慮もないような人が多いのは前述しましたが，自殺目的の場合には切創も深く出血量も多く手術適応になる場合もあります．このような場合，自殺念慮も強く，繰り返す危険もあるので入院治療の適応になります．自分の身体に対する嫌悪感や否定感を言語化する者もいて，慎重な対応が求められます．

大量服薬ですが，最近の傾向としてかなりの精神安定薬や睡眠導入薬では致死的な状態になることは少なく，うつに伴うというより，わかってほしい，助けてほしい，といったデモンストレーション的な要素が強く，その背景や直接的な原因を家族などからも聴取して，繰り返さないような工夫や対策をしてもらい，薬物の長期投与を止めます．

飛び降りや首吊りは既遂率が高く，なんとか救命できて意識が戻ったら精神科救急の対象になりますが，とりあえず入院治療をすすめます．本人の了解が得られなければ，家族の同意を得て医療保護入院も考えます．

## 3 アルコールや薬物乱用

アルコール乱用，依存や睡眠薬などの薬物乱用者も救急受診することがあります．アルコールは過食に伴って大量摂取することがあり，急性アルコール中毒となる場合や依存症までいくケースがあります．摂食障害にアルコール依存が合併すると死亡率が高いことが示されており，急性期のみならずきちんとしたアルコール専門医の治療を受けさせる必要があります．

## 4 家族への暴力や情動不安定状態

高い衝動性や強迫性のために家族関係が不安定となり，結果的に家族へ暴力をふるった

り器物を壊したりして暴れて，その対応として救急要請がくることもあります．その際にはよく話を聞いて落ち着くように説得したり，抗不安薬や第2世代の抗精神病薬の少量投与などが試みられます．それらでも落ち着かず不安定な場合は短期入院させて鎮静化や環境調整を図ります．

## E おわりに

　心身の回復には時間がかかり，救急対応のみで回復する症例は皆無に近いでしょう．摂食障害の治療は，家族を含めた周囲の対応も重要ですが，何より患者本人の治療意欲にかかっています．いかに治療の必要性を納得させ，通院継続につなげていけるかが鍵です．その意味では救急治療場面も患者への治療意欲を出させる良い機会と考えて慎重に接していただきたいと考えます．

（富田吉敏，石川俊男）

## C. 治療導入から終結まで

# 7 さまざまな治療

## 7-1 セルフヘルプ援助

　摂食障害の治療におけるセルフヘルプ(自助)の役割には,入院,外来の諸治療の中で,個人の力を最大限活用するという意味と,症状モニタリングなど,1つの治療技術としてのセルフヘルプあるいはガイデッドセルフヘルプ(guided self-help)という意味とがあります.ガイデッドセルフヘルプは,日本語では「指導付き」セルフヘルプ,あるいは「指導下の」セルフヘルプと訳されますが,セルフヘルプが良い結果を生むよう,治療者が援助しながら行われるセルフヘルプのことをさします[244].海外では,神経性大食症(BN)やむちゃ食い障害(BED)の治療法としてよく知られています.すぐれた治療効果も報告されており[19,268],BNやBEDの治療の第一段階で,指導付きセルフヘルプを用いるのは,NICEガイドラインでも推奨されています[233].

　より広い意味では,セルフヘルプグループによる治療や相互支援もありますが,ここでは,個人の範囲の本来のセルフヘルプに限って考察します.

### A ANの治療におけるセルフヘルプ

　摂食障害の治療の歴史の中で,セルフヘルプ,つまり本人が自分の病気に取り組む試みが注目されるようになったのは,最近のことです.摂食障害の中では,ANが多い時代が続きましたが,神経性無食欲症(AN)では,不調を自覚しにくいのが特徴です.軽症のケースでは,体力のなさを自覚して何とかしなくてはいけないと思い,試行錯誤で食事を改善するなどセルフヘルプによる治癒もみられますが,中等症以上では,このような回復は多くはありません.むしろ,「どこも悪くない」と病状を強く否認する場合が多いと思います.自分で不調を感じない限り,自分の生活を変えることは期待できません.このように,セルフヘルプが可能かどうかは,自分の病状の認知と,それに対して解決方法があると思っているか,どのように解決したいと思っているか,という治療観やモチベーションの問題と密接に結びついているといえます.

## 1 AN 急性期のセルフヘルプ

### a．否認の病理とセルフヘルプの難しさ

　ANの診断基準に，低体重の深刻さの否認という項目がありますが，「否認」はANの症状が強いときには必ずみられる重要な症状です．これには，体重減少が徐々に起きるため，低血圧，低血糖などの症状を強く自覚しにくいという背景もあります．心理的には，疲労感や衰弱している感じを感じない離人症状，一種の解離症状ともいえます．不調を認めると入院させられてしまう，点滴されてしまうから認めたくないという意識も働きますが，意図的にそのように否定しているという以上に，感覚として，不調を感じていないという面が強いといえます．

　このように，具合の悪さは自分で感じていないのに，体重は極端に低下しているので，治療としては，強制的に栄養を補給するという場合が多くなります．高カロリー輸液（中心静脈栄養）や行動療法などです．行動療法の中で，食事を食べて体重が増えているとき，家族などには，「治ってきた」「自分の力で自分のために食べている」というセルフヘルプにみえる場合もあります．しかし，「ただ退院するためだけに体重の数字を上げている」ようなケースは，有効なセルフヘルプとはいえません．セルフヘルプは，自分で現状を正しく受け止め，今のままではいけないという感覚をもつことなしにはできないことです．こういった意識のないケースに，「セルフヘルプの技法」として，単に症状モニターワークブックだけを与えても，拒否するか，逆にただ淡々と儀式のように食事量を記載するだけになりがちです．また，記載に操作を加えることもあるでしょう．

### b．動機づけの段階とセルフヘルプ

　動機づけの理論に詳しいように，摂食障害の治療への動機づけは段階的に進んでいきます．治療への動機づけが進んだケースは，セルフヘルプ的なこともできるようになっています．動機づけの諸段階は，セルフヘルプの諸段階でもあるのです．段階を前熟考期から熟考期に進めるには，本人が体調の悪さ，困っていることを自覚する，それを治療者に率直に表現するというプロセスが必要です．表7-1に，急性期に本人が表現しやすい，「本人が困っていること」の例をあげます．これらを1つでも自発的に述べてくれるケースは，治療を進めやすいといえます．

### c．セルフヘルプの基礎としての症状モニター

　自発的には，困ったことを表明しないケースも少なくありません．その場合は，1日の生活について書いてもらうなど，少しワークブック的なことを試すのは良い方法です．これは，症状コントロールのための症状モニターではなく，本人が自覚していない，あるいは語りたがらない生活上の困難を探していくのが目的なので，記録の完全さを追求する必要はありません．1日分，2日分でも十分活用できます．

　1日のうち，何時から何時は寝ているかという睡眠のリズム，食事時間はいつか，何分くらいかかっているか，通学はどれくらい時間がかかるか，過活動傾向かなど，生活全般

表7-1 ANの本人が困っていること

〈身体感覚〉
手足が冷たい，寒さを感じやすい，体毛が増えた，髪の毛が抜けやすい，便秘，食べると胃腸が不快，ふらつく
〈過活動・過密スケジュール〉
スケジュールがこなせない，いつも時間が足りない
〈不安焦燥などメンタル面〉
いらいらしやすい，いつも追いたてられている感じ，じっとしていられない，完璧な結果が出せず自責的になる，努力しても結果が出なくなってきた，体型・食事のことで頭が一杯
〈睡眠に関すること〉
眠りが浅い，早朝覚醒，スケジュールをこなそうとすると寝る時間がない
〈食に関すること〉
食事に時間がかかる

表7-2 本人の病気観，治療観を確認する質問

1. 今あなたはどのようなことに困っていますか
 （家族の方は，あなたのどのようなことが困ったと言っていますか．それについて，どう思いますか）
2. 今の状況について，あなた自身はどのように対処してきましたか
 その対処法は，どのような点はうまくいっていますか
 その対処法でうまくいかない点はどのような点ですか
3. 今の状況について，何か原因だと思うことがありますか
4. 今後の見通しはどうですか．
5. どうすればよいのか誰かに聞いてみたいこと，助けてほしいことはありますか

について，横軸を時間として，視覚的にわかりやすく書くことを促します．本人の宿題とするのが良いのですが，難しい場合は一緒に書いてみます．「どこも悪くありません」と言っていた人でも，このような表を作ってみると，「実は朝早く目が覚めて困ってしまう」とか，「家事が完璧に終わらないと気分が悪いので，ずっと家事で動き回って苦痛」など話をすることがあります．書いてみると，あまりにも過密なスケジュールで，本人も驚くこともあります．

表7-1には，「体型・食事のことで頭が一杯」という項目をあげています．「頭の中にあることを円グラフで表してみる」という方法を試すと，今朝食べた朝食のカロリー数のことが頭の中の9割というような場合があり，「もっと他のことに集中したい」というような「困っていること」の話ができる場合も多いのです．表7-1には，身体症状もあげていますが，ここにあるように，本人が困るのは，体重の数字ではなく，身体感覚的なことです．身体には，体重など数値的に表現できる面と，本人にしか感じられない身体感覚という2つの面があります．数字だけでなく，身体感覚の不調を感じてはじめて，身体をいたわろうというセルフヘルプにつながる気持ちが生じます．

このように，本人が困っていることが確認できれば，さらに，表7-2に示したように，それについて，本人はどう対応しようとしてきたのか，それがうまくいっているかうまくいっていないか，どうしてうまくいかないと本人は考えているか，今後どうしようとしているのか，など本人の病気観，治療観について話ができます．ここまで話ができれば，本人のセルフヘルプと専門家の援助をどう組み合わせるかを考えられます．

## 2 AN 再発予防のためのセルフヘルプ

### a. 体重回復時の心理

　ANの回復過程では，入院その他の手段によって体重は回復しても，心理面の敏感さが残っているケースが珍しくありません．いつもカロリーのことが頭にある，「普通の食事」の後は太った気がして何度も体重計に乗る，人前で人と同じように自由に食事はできない，などです．体重が回復すると，周囲は「治った」と思いがちですが，この時期こそ，自分の体重が耐えがたく苦しいというケースは多いのです．特に，強制的な栄養補給により短期間に体重が増えたケースについては，新しい体重，新しい身体を受け入れるのは容易なことではありません．抑うつ気分や強迫傾向などは，栄養回復により軽減する効果もあるので，体重増加分がそのまま精神症状を強めるわけではありませんが，小さなきっかけで，節食が復活することもあるので，注意が必要です．

### b. 再発のサインを本人が気づく方法

　「再発予防」は，精神医学では，大きな分野です．統合失調症のような，従来は，病識をもたない重症疾患と捉えられてきた疾患においても，近年は，本人が再発予防に積極的にかかわるような試みが行われています．体調を悪くしないよう毎日の生活に気をつけることや，再発の兆候に自分が気づく練習などです．統合失調症でも，「幻聴が再発した」といった段階まで待っていては，大幅な薬剤変更などを要しますが，「眠れなくなってきた」「ちょっとしたことが気に障る」などの段階で本人が気づいて治療者に報告できれば経過が良いのです．本人に自覚があれば，周囲の人が気づくより早い段階で気づけるはずです．これと同じように，ANの場合も，「痩せてきた」と周囲が気づく前に本人が気づく必要があります．たとえば，「体重が気になってきた」「食べるもののカロリーにこだわるようになってきた」「胃腸の調子が悪くなってきた」「食事が不規則になってきた」「食事を抜いた後，まずいと思ってたくさん食べたら体調を崩した」「生活が不規則になってきた」などです．統合失調症の例では，上記のような自覚症状の後は，主治医への相談に加えて，「夜更かししない」「頓服を飲む」「喧嘩が起きそうな仲間は避ける」などのセルフヘルプができます．ANの場合も，大きく体重が減少する前に自分で気づくこと，また，これらに対して自分での対応法をもっていることは重要なセルフヘルプです．「できるだけ規則的に三食食べる」「飲み物でカロリーを足す」「しばらくは外食を止めて安心できる食事をきちんと食べる」などの対応が考えられるでしょう．

　統合失調症の場合と同じく，状態の良いときに，自分の再発のサインは何か，その時すぐ，受診する時間がとれない場合，セルフヘルプとしてどのような対応ができるかなどについて，話し合っておくことが重要です．

## B　BNにおけるセルフヘルプ

### 1　症状の特徴とセルフヘルプ

　　BNは，自分自身での症状への取り組みがなければ治療できない疾患です．診察室で症状が出るわけではないので，本人が正確に症状を把握して報告しない限り，治療者にも重症度がわかりにくい面があります．

　　「過食を我慢する」というのは多くの患者が試していることだと思いますが，我慢した反動で爆発的な過食が出るということを繰り返している患者が多いと思います．このような意味で，「過食を我慢する」というのは，セルフヘルプのようにみえて，あまり効果的なヘルプではないといえます．

　　海外では，BN患者が多いため，最初から全員に本格的な認知行動療法などを実施するのではなく，まずセルフヘルプを実施していただき，そのうえで，さらに治療が必要な方は，本格的な治療を行うという手順を踏むことが珍しくありません．セルフヘルプ用のさまざまな本やワークブック[38, 299]がありますが，最も効果的なのは，本人がこれらを使用しながら，誰か治療者が時々進捗状況を確認するというガイデッドセルフヘルプの方法です．一人で頑張るというのではなく，本人も症状改善に取り組みながら，指導者もいるというのは，BNの病理を修正するのに非常に重要な構造だといえます．

### 2　食以外にも目を向ける必要性

　　ガイデッドセルフヘルプの内容としては，1つには，生活のリズムを整えることがあります．BNの治療では，過食だけに焦点を当ててもなかなか過食は減りません．過食以外の食事が非常に偏っている場合は，空腹，満腹のリズムができておらず，過食を減らす試みはうまくいかないからです．たとえば，睡眠のリズムがついていないと，夜中に過食が出て朝は起きられず，食事のリズムが乱れるという結果になりがちです．生活のリズムを整えるというのは，盲点になりがちですが，治療の基礎として重要です．睡眠時間，食事の時間や大雑把な食事の内容まで，本人のライフスタイルを考慮しながら一度設定してみて，その通りに生活してみるだけでもだいぶ症状に変化が出てきます．この枠を使えば，たとえば，午後過食が出やすいケースの場合，これまで「過食のあと夕食は抜き，夜中になって過食が出る」というようなパターンを繰り返していたとしても，たとえ午後は過食しても夕食は食べるという展開になります．これは，あらかじめつくった計画がないとできないことです．最初はかなり難しいですが，繰り返すうちに，午後の過食そのものを控えるようになっていきます．

### 3　症状モニターとコントロール感

　　次の内容は，過食嘔吐などの症状について，どのような状況でどれくらい症状が出ているのかを観察することです．観察しているだけで，症状が減るのかと半信半疑の方が多いのですが，自分の症状を全部把握すると，かなりのコントロール感が出てきます．「毎日

たくさん過食してしまう」と思っていた方も，日によって違うとか，たくさん過食しているとはいっても，最大の金額はこれくらいということがわかってきます．過食の出方の観察は，何らかのかたちで，記録をしたほうがわかりやすいと思います．生活のリズムの記録と一緒でも構いません．観察して記録するということを積み重ねると，この状況ならば過食嘔吐せず，他の気分転換法ができたのではないかなど，自分で気づけるようになっていきます．

## 4 BN に対する正しい知識

　もう1つ重要なのは，BN について，正しい知識を身につけることです．「絶食をすると，結局は過食が後で出てくるので良くない」ということが何となくわかっていても，このパターンを繰り返している患者は多いと思います．症状は嫌なものなので，できるだけ出さないよう絶食するが，そこで過食が出たのは意志が弱いようで，ますます恥ずかしく，誰にも相談せず症状が続いているというパターンが多いのではないかと思います．もし，絶食過食の悪循環が，多くの患者にみられる一般的な特徴だとわかれば，相談しやすくなると思います．過食について書かれた書物などはさまざまなものがあります．その患者にあった書物を推薦するのもガイデッドセルフヘルプの治療者の役割としては重要です．本を読んで，質問が出てきたら，治療に興味をもちはじめているということなので，丁寧に答えます．もし自分に答えられないことがあったら，調べて次回答えることにすれば，治療関係は育っていきます．

## 5 さまざまなガイデッドセルフヘルプの方法

　ガイデッドセルフヘルプの実施の方法には，さまざまな方法があります．英国では，プライマリケア担当医が，指導を担当することが多いと思います．当事者がプライマリケア医を受診し，医師のほうは身体状態のチェックなどを行いながら，本人にはワークブックに取り組んでもらうという方法です．定期的に受診していただき，進捗状況を聞き，うまくいかないようだったら解決法を考えます．専門医に紹介しなければ解決できないような精神症状があれば，専門施設に紹介します．また一方，食行動はコントロールできつつあるが対人関係の問題が大きいという場合は，プライマリケア医と連携している臨床心理士を紹介します．医師以外の，看護師，精神科ソーシャルワーカー，心理士などもガイデッドセルフヘルプの指導を担当します．本人のセルフヘルプだけよりは，指導者の電話での援助を追加したほうが，また，これよりは，短時間であっても直接対面して指導したほうが効果があるという報告もあります[268]．この報告では，4か月間に4回対面で指導した対象には，症状軽減効果があったとしています．その後本格的な治療を受ける場合も，最初にガイデッドセルフを受けていた人のほうが，治療からのドロップアウトが少ないと報告されています．指導する人が，摂食障害に特化した特別の専門家である必要はなく，その職種のもつべき基本的援助技術をもった人ならば，対応できるというのが重要な点です．

　日本では，摂食障害に特化した専門家や認知行動療法の専門家は多くはありません．もし，一般的な援助技術で症状が改善する患者も多いのならば，この技法が日本でも普及す

ることが望まれます．すでに，学生相談室のカウンセラーが指導者となり，本人がワークブックに取り組みながら，相談室での本来の相談も続けるといった試み[242]もあります．海外には，プライマリケア医10数名に半日ワークショップを行ってガイデッドセルフヘルプの方法について指導し，その後数か月スーパービジョンを行うというような試み[21]もあります．これも，日本でも実施可能な方法だと思われます．摂食障害の専門家がこれらの職種を援助するというようにすれば，多くの患者の治療に取り組めると思います．

　過食症の症状の中で，セルフヘルプが効果を発揮しやすいのは，過食嘔吐の頻度の減少や生活リズムの改善です．BNの治療効果判定においては，過食嘔吐の頻度が大きな割合を占めるので，セルフヘルプの効果が示しやすいともいえます．過食嘔吐が減り，それに伴って，社会適応や経済状況が改善すれば，それだけで治療は十分という患者も多いのですが，中には，このような問題は表面的なことと判断する患者もいます．過食嘔吐の背景には，親子関係，友人関係をはじめとする，より内面的な問題があります．それらの問題は，セルフヘルプやガイデッドセルフヘルプだけでは解決できないことが多いと思います．より心理的な問題をどれだけ掘り下げて取り組むかは本人次第ですが，もしじっくり取り組みたい方には，さらに精神力動的なアプローチなどが必要になります．症状が一日中激しく出ているような状態では，情緒と症状の関係がみえにくいのですが，もしガイデッドセルフヘルプで症状が減少すれば，症状が出る前の状況などを詳しく振り返ることができます．このような意味で，目に見える表面的な症状だけを扱っているようですが，ガイデッドセルフヘルプで症状軽減に取り組むことは，心理的な治療の準備としても活用できます．

（西園マーハ文）

## 7-2　支持的精神療法

### A　治療概要

#### 1　はじめに

　摂食障害（ED）の治療における支持的なアプローチは基本的な治療技法として非常に重要であると考えられます．最近のわが国における摂食障害に関する調査でも90％近くの施設で支持的精神（心理）療法（supportive psychotherapy）が使われています．しかし，米国[9]や英国[233]のガイドラインなどでは単独の治療法として論じられていないのでわかりにくいのですが，わが国では治療全体をカバーする意味で使われることが多いようです[123]．逆に，摂食障害を治療していく中で，焦点を絞って治療を行おうとすることで，認知行動療法（cognitive behavior therapy；CBT）や対人関係療法（interpersonal psychotherapy），

家族療法(family therapy)などが独立していったと思えるぐらいです．そしてそれぞれの治療法の範疇を超える部分にも専門的なアプローチが欠かせないというところから支持的精神(心理)療法と一括りで説明されるのだと考えています．

## 2 より患者の内面に踏み込んだサポート技法

支持的なアプローチとは，全ての精神療法に内在しているもので，治療同盟の確立を重要視し，情動を安定させながら自我機能の強化を図る技法(「心身医学用語事典」三輪書店)で洞察的精神療法とは区別されます．すなわち，無意識的な葛藤やパーソナリティの問題には深く立ち入らないことを原則とした一般的な精神療法でほとんどの患者に適応可能な技法(「講談社　精神医学大辞典」)です．しかしながら摂食障害の治療に適応しようとするときには，摂食障害の病理を深く理解した，より患者の内面に踏み込んだサポート(支持，指示，補助自我的)技法であると理解してよいでしょう．1つの独立した枠組みの確立した治療法というより心理社会的要因の関連する病態をもつ患者を治療していくうえでの基本的な接近技術であり治療法であると考えられます．

## 3 摂食障害を理解した治療者のアプローチが求められる

特に摂食障害の場合，必ずしも精神(心理)療法を求めて患者は来院するわけではありません．しかし，必ず精神(心理)療法的な診察は初診から必要になります．それは病気であることを認めない，医療不信，人間不信，治療者を無視しようとする患者へ，治療の必要性を理解させる最初のステップになるわけですから，精神(心理)療法的な接近にならざるをえません．「病気じゃない」「治療は受けたくない」「痩せてなんかいない」などと訴える患者への接近は支持的にならざるをえないし，摂食障害特有の接し方となります．治療が開始されてからも，肥満恐怖におびえる患者や衝動性のコントロールができていない患者への接し方は常に支持的にならざるをえないし，焦点を絞った精神(心理)療法を使っているときにも，その治療法の枠から外れる部分へのアプローチは支持的なものです．当然，摂食障害のことが理解できている治療者のアプローチが求められるのです．そして食行動異常につながる心理社会的要因が取り除かれて健康な心身を取り戻した状態まで支持的なアプローチや見方が行われて治療が終結に向かっていきます．

## B 所要時間

上記したように支持的なアプローチは臨床場面で全ての診療時間に含まれる概念と考えてよいでしょう．これは外来や入院治療時間だけというわけではなく，治療者によっては，電話や家族のみへの対応なども含んだ包括的なもので，焦点を絞った治療法を利用していないとき(狭義には洞察的な治療法を除けば全てを支持的といってもいいかもしれない)の患者との接し方は常に支持的なものと考えてよいでしょう．ここまで強調するのは，やはり摂食障害が特殊な病態，病理をもっており常に全人的で専門的な知識や考え方を理解していることが求められるからです．

## C 治療担当者

　基本的には多職種が参加した治療チームの存在が望ましい．この病気は単に食行動異常だけが問題ではなく生活機能全般にわたる機能不全の改善やその治療が求められます．それゆえの支持的なアプローチです．欧米ではすでにそのような治療プログラムが専門治療施設では実践されています．入院（欧米では数か月の入院専門治療施設が存在する）だけではなく外来でもそのような多職種参加治療プログラムが動いています[124]．

　わが国の現状をみて，狭義に支持的なアプローチへの担当者を絞ってみると，特に主治医の役割が大きくなっています．治療の開始から終診まで主導的な役割を果たしています．しかし，この疾病は経過に応じて治療のニーズが異なり，身体医学療法の併用が求められるときには心療内科や内科，小児科などの一般科の医師が中心になるが，身体状況に問題がなく精神医学的な問題が中心の場合は精神科医が中心になります．それと治療は10年近くもしくはそれ以上の長期に及ぶので，時期に応じて治療医師が変わることが多いのです．要するに病気の時期や経過に応じて担当医が代わります．

　しかしながら，生活機能の改善は主治医だけでできることではなく，さまざまな職種との連携が不可欠です．わが国では，欧米のような系統だったチーム医療を実践しているところはいまだに少ない．たとえば，入院すれば看護との連携が重要になります．当然心理士の役割も重要で，認知行動療法や家族療法などの治療法には彼らに中心的になってやっていただくことが必要です．それから栄養士は栄養状態の改善だけではなく健康な食生活のあり方やその実践において非常に重要な役割があります．他にも社会とのかかわりに問題がある患者には中間施設や医療情報などのさまざまな社会福祉的な観点から社会福祉士の役割も思っている以上に重要です．また，補助的に用いられる薬物の適正使用に関しての薬剤師のかかわり，身体状況が重篤な場合にはリハビリテーションも重要な機能回復手段であり病態に応じた機能回復訓練が必要になるなどさまざまな職種との連携も大事です．欧米では音楽療法士や運動療法士，アニマルセラピストなども参加しています．早くからこのような多職種参加型プログラムを実践している欧米並みの診療体制がとられることが望まれます．

## D 治療目標

　一部の自我機能の発達した患者たちではCBTや対人関係療法などのより専門的な治療法を一定期間受けることで治療は完結する場合もありますが，多くの患者は永い治療期間を通して自我の成長が得られ，自立した生活の獲得が得られていきます．その意味では支持的なアプローチの目標は，「その人らしい自立した生活機能の獲得」といえるのではないでしょうか．

## E 治療導入時の注意事項

摂食障害を治療していくうえでの支持的なアプローチに求められる治療者としての基本的なあり方は極めて一般的なものですが以下に簡便に述べることとします．

### 1 治療者に求められる基本的な態度

暖かく包み込む（holding and containment），良い面を評価する（positive reinforcement），直面化させる（working positively with defenses），今，ここでに徹する（here and now），対処（coping）を考え実践させるなどです．

要するに治療者の基本的な態度として，摂食障害に対する専門的な知識や理解をもっての受容・共感・支持機能が求められているのです．

### 2 治療導入時の注意事項

この疾病の治療ではその導入時，もっと言えば最初の出会いでの対応が極めて重要です．このときの接し方でその後の治療の流れが決まるといっても過言ではありません．要するに治療関係をいかに形成するかという医療技術です．この技術も摂食障害という非常に治療抵抗性の強い疾患においては専門的な技術といわなければなりません．

ANでは，治療を受けるということが「体重を増やさなければならない」という肥満恐怖との直面化になるということです．特に，これまでに他科で低体重や身体合併症で治療を受けてきた患者などでは，治療者に肥満恐怖を理解してもらえずに一方的な身体医学的治療を受け医療不信になっているものも少なくありません．基本的に，自信を喪失している患者たちで，それも周りの家族や友人などから理解されていなかったり，いじめを受けていたりしてきているので，人間不信になっている場合が少なくありません．そのような患者との初めての出会いの重要性はご理解していただけると思います．

BNでは，ANと違って自ら治療を求めて受診するケースが多いですが，過食嘔吐やさまざまな衝動的な行動は結果であって，その症状自身を治療の対象にするというより，症状につながる背景にある心理社会的要因に注目して治療しなければいけないことを認識して診療に当たらなければなりません．

### 3 初診時の対応

#### a．治療関係の形成

初診時の目標はなんといっても治療関係の形成です．そのための第一の理解は，この病気は食行動異常が前面に出てきた疾病なので，患者自らが食べなければ治らない，ということです．治療の主役は患者であり，「治っていくのは患者である」との基本的な理解をもって望まなければなりません．よって，初診時にまずそのことを伝えて患者の気持ちを最優先することを伝えます（診断が決まってなければ診断がついてからそのように説明します）．診察を開始する際，ともすれば同伴してきた家族が一緒に診察室に入り患者の言葉

をさえぎって先に話そうとする場合もありますが，家族の同伴は患者の了解を得てからにしなければなりません．ただし，家族の情報や家族の理解度の情報は非常に重要なので，家族の意見や話を聞くこともしなければいけませんが，必ずしも初診時とは限りません．その際には患者の了解をとり，患者の同席のもとで行うことが望ましいのです．中には同席を拒む患者もいますが，その際には患者の気持ちを優先させて機会を待つことが大事です．患者に内緒で家族との接触をもつことは患者の信頼を失うことになり治療中断になりかねません．そのような危険は避けなければなりません．

　患者の協力が得られ，問診がそれなりに進みいろいろな情報が入手できます．しかし，治療抵抗性の強い本疾患では，患者は自分に起こっている事実しかしゃべらないので，都合の悪いことや，一方的な理解に基づく内容であったりします．中には嘘をつく者もいるので（助けてほしいけど体重を増やしたくない気持ちの表れ），一度に正しい情報が入手できるわけではないことは知っておかねばなりません．

### b．身体診察

　さて，身体の診察が行われますが，特にANでは身体チェックは欠かせませんが，中には抵抗する者もいます．その際には無理をしないで次の機会に回すこともあってもよいでしょう．しかし，血液検査などの一般的な身体状況のチェックは必ずしなければいけません．説得が必要な場合が多いですが，患者のほうでも体重以外の体の異常には敏感で不安な場合が少なくなく，根気よく説得すれば応じる場合が多いようです．

　さて，診察が終わり，検査結果もわかり，その総合的な説明と家族への理解を求め，今後の治療のスケジュールについて話し合うことになります．

　ANの場合，身体状況のチェックは重要で，わかりきったことではありますが，長期にわたって低体重になってきた人の内臓機能は比較的適応的になっており血液検査では一見異常は見つからないときがあります．しかし，白血球数の減少や徐脈，産毛の増加，甲状腺ホルモン値の低下，脂質異常症などは頻繁に合併しており，それらがあれば低栄養の影響が強く出ていることとしてきちんと説明をすることも大事です．異常がないと答えると，それみたことか，と患者は連れてきた家族に怒りを向け，治療開始に抵抗することも少なくありません．診断基準に合致していれば正しく診断を伝え，このまま放置していくとどのようになっていくかをきちんと説明して治療の必要性について説得します．

### c．身体医学的な入院治療が必要な事例

　もし初診時の診察で身体医学的な入院治療が必要な事例ではきちんと病態を説明して極力入院の必要性を説得することが必要です．しかし，聞き入れられない患者も少なくありません．特に家族などから無理やり連れてこられた患者などでは抵抗を示す者が多いのです．その際には，入院日時の延期を受け入れ，外来での点滴治療の継続など，身体医学的応急処置への導入を条件として患者の気持ちに応えることも重要です．患者自身自分の身体が危機的であることは何らかのかたちで理解していることが多いので，一方で肥満恐怖や心の準備不足などで治療に抵抗する気持ちがあり，そのことを治療者が受け止めてくれ

たとの理解が得られ，治療者への信頼が一挙に形成されることも少なくないのです．ただし，延期したときの危険度の説明と入院への恐怖から起こす衝動的な行動（もう食べられないから最後の過食をしよう，思い切り吐いてしまおう，食べさせられるんだから入院まで何にも食べないぞ）などへのリスク〔再栄養症候群（refeeding syndrome）や低血糖性昏睡，電解質異常に基づく不整脈など〕をきちんと説明して帰すことが重要です．くれぐれも，「仕方がない…患者がわかってくれなかった」と治療を諦める姿勢は決してよい結果を生みません．

## F 治療場所

　支持的なアプローチは，いかなる状況でも場所でも治療者と患者，家族が対峙している空間では治療場所になります．気をつけなければいけないのは公私のけじめです．依存性の強い，パーソナリティ障害を合併しているようなケースでは治療者を自分の病理に巻き込むためにさまざまな働きかけを治療者に向けて行うことがあります．それは治療不信，人間不信などに陥っている患者が治療者を試す行動としての側面もあります．治療者との距離が保てない患者では，その不安を治療者自身にあらゆる場面でぶつけてきます．治療者にとっても非常に困惑させられる状況が生まれます．そこでは極めて危険な行動化（万引き，暴力，自殺企図，自傷行為など治療者を困らせる行動）などによって治療者自身が試されるような状況になるからです．精神（心理）療法ではよく使われる「治療契約」などとは全く相容れない場合です．そこでも治療場所の設定は非常に重要で，治療者の力量によって変わります．これは治療者自身が決めればよいと思いますが，最低限したほうがよいことは，以下の4点です．

- 患者と接するときには必ず白衣を着衣していること
- 診療は治療者が病院にいるときだけに限定すること
- 治療者自身の携帯電話番号などの個人情報を患者に教えてはいけない
- 救急対応が必要なときの対処法を伝える

　患者の自立を目指していくときには，治療者と患者との距離のとり方の重要性を教えていくことも治療としては重要な側面があります．ともすれば，「母親の子宮の中まで戻りたい」といった根源的とも思える患者の「自分自身でいることへの孤独，不安，恐怖」は，残念ながらどのようなかたちをとっても拭えない自分自身が内包しなければならない部分です．自他の区別をつけられるようになることも基本的なことではありますが，極めて重要な治療課題です．

## G 治療経過中の評価事項と注意事項

　支持的アプローチは治療全体へ向けて行われるので，支持的治療法の評価や注意事項は治療全般の中での評価や注意となります．最も重要なのは治療全体の中での評価と治療場面その場での評価とがあることです．

## 1 治療の流れ

　摂食障害の治療では予後を判定する際に，単に食行動異常の改善のみならず，それに影響する社会適応能力や対人交流機能の改善が重要な指標となっています．これは摂食障害における食行動異常が患者を取り巻く社会環境に非常に大きく影響を受けるからです．一時期良くなったように思えても心理社会的ストレスによって容易に再燃することが知られています．このために食行動異常そのものを回避的な行動や依存的もしくは嗜癖的な行動として位置づけた考え方やそれに基づく治療法がなされる所以でもあります．その原点には思春期青年期の課題を処理，解決しえていない患者たちの自立こそが大きな治療目標として治療経過を描くことができるものと考えます．

　そこでは治療同盟や治療関係の確立からスタートし，自己肯定感の出現と自己表現が促され，対人関係の改善や社会との共存が可能となっていくプロセスの中で，症状から解放され真の自立に向かっていく流れです．基本的に患者本人の気づきとそれに基づく認知や行動の修正の中で治っていく病態でもあります．

## 2 食欲機能の障害

　本疾患は食欲という生物の生存に欠かせない本能機能の障害ということもできます．大脳生理学的には摂食中枢として知られる視床下部を中心とした摂食中枢の障害でもあります．視床下部などの本能行動の中枢は解剖学的には脳の深部にあり，周りを情動機能を調節する大脳辺縁系が包み，その外に大脳皮質，中でも前頭連合野が存在します．精神療法では，特に大脳皮質に働きかける手法が中心になりがちですが，摂食障害を治すには視床下部の生理的機能の回復が極めて重要となります．よって，単に知的に理解させる（大脳皮質レベル）だけでは病態の改善は得られにくく，情動機能を介して視床下部に働きかけるような治療が必要になるのです．治療者たちが異口同音にいう，本人の情動を介して獲得していくプロセス（気づき，認知の修正）を繰り返していく中で改善が得られていくのはまさにその通りです．逆に，対人関係などで，嫌な思い（嫌悪的な情動機能の発現）をすることで容易に再燃するのもその意味です．いかに情動機能が本能行動に影響するかがよくわかるのです．本疾患は患者の数だけ治療法があるといわれるゆえんでもあります．本人たちの情動を刺激するのは本人たちの過去の情動体験がそれぞれに違うことより，同じような体験でも人によって微妙に感じ方や理解の仕方，情動反応が違うからです．食べれば治る病気ではありますが，食べるのは本人であり，治るのも本人ですが，それはそれで非常に困難が伴うのです．このような事実や内容を理解していないとこの病気の治療を理解することは難しいのです．

## 3 治療経過中の評価

　自立を治療のゴールと考えて全人的に診ていくとき，治療者は常に二面的な見方をできるようにしておかなければなりません．治療中に起こってくるさまざまな出来事や症状，行動について，その場でできる適切な対応や処置を行うだけではなく，それが治療経過の中でどのような意味をもつのか，今どの時期に患者がいるのかを常に意識した対応が求め

られます．患者は健康な対応ができるときもありますが，病的な対応しかできない部分も多くもちます．その際にも単に対応がまずいとの受け止め方だけではなく，対応しようとしている態度は評価してあげなければならないときもあります．また，人間不信の強い患者との治療関係を形成するときにも，時に患者が治療者や家族を試すような態度や行動をみせるときがありますが，それを不愉快に思ったり，約束を守れないということで治療中断を試みたりせずに，患者は何とか相手を信頼できるかどうか確かめたく思っているのだ，それくらい不信感が強いのだ，との受け止め方が必要になるときなどがあります．常に治療全体からみた患者評価が必要ということです．

## H 併用可能あるいは併用したほうがよい治療法

　概要のところでも述べましたが支持的なアプローチが治療全体をカバーするものであれば，その治療経過の中で，焦点を絞って治療したほうがよいときがあります．治療経過の中で病型別に併用してもよい精神（心理）療法を述べます．

### 1 治療初期や衝動性が高まっている時期

　ANR では入院治療が必要な場合には，行動制限を用いた認知行動療法の用いられることが多いです．外来通院で十分な場合には心理教育的なアプローチ（psycho-education）であるとかCBTが併用されますが，身体状況の改善も非常に重要で，身体医学的な正しい見方を患者に正確に伝え治療協力を得ていく手法も支持的なアプローチとして信頼関係の構築には欠かせない大事なあり方です．

　ANBP では，入院であれ外来治療であれ，焦点を絞ったより専門的な精神（心理）療法は困難な場合が多く，そこでは常に支持的なアプローチが中心になります．たとえば，衝動的な行動や急変する身体状況の改善への治療協力の得かた，その場での家族協力の依頼，患者説得，治療スタッフとの協調のあり方などあらゆる場面での総合医学的な支持的な接近は極めて重要です．それから，治療関係の形成にかなりの時間が必要になるケースは少なくありません．患者の人間不信は治療者の接近に対して非常に懐疑的な態度で応えることも少なくなく，試されるような行動や身体化などで治療者を惑わせることも少なくありません．このような固有の病態をはらんだ患者への対応は個別性の高い常に支持的なものとならざるをえません．

　BNP では，身体状況は落ち着いているケースが多いので外来治療が優先されます．入院治療を行うこともありますが，過食嘔吐が連日続いており，日常生活が困難となっているときに，環境調整や症状のコントロールのきっかけをつかむための短期入院を取り入れている施設や考え方があります．総じて，このような時期の治療法は認知行動療法や対人関係療法，家族療法など患者の精神病理の問題点に焦点を絞った治療法が使われることが多いのですが，治療開始時の治療関係の形成の時期，衝動性が強かったり，閉じこもりなど定期的な通院が困難な場合には必ず支持的なアプローチを併用して治療の継続を図ることは重要です．

どの病型にもいえることですが，摂食障害患者の多くは当初自分の情動を適切に表現できにくくなっている人たちが多いのです．いわゆるアレキシサイミア様の状態で情動表現が制限されています．そのような人たちには生理的な情動機能回復へ向けた非言語的な治療法を併用することもよいでしょう．たとえば種々の芸術療法や作業療法などです．これらの適応は，対人関係に問題がある患者たちの対人交流の練習の場として集団療法として併用することも可能です．

## 2 病態が落ち着いてきて社会適応が可能となっていく時期

比較的落ち着いた状況が得られるようになると外来治療が中心となり，治療のゴールとしての各患者に応じた治療のゴール（必ずしも食行動異常をなくすこととは限らない）へ向けた治療が必要になります．そこではテーマを絞って，対人関係療法を受けたり，CBTを受けたり家族療法を用いて焦点を絞った精神（心理）的な治療を受けることも可能になります．しかし，これらはある程度期間限定の治療法で，だらだら続けられるものではありません．これらを補完する技法として支持的なアプローチはここでも欠かせません．日常生活の日々の困難を症状に結び付けないで乗り切るやり方は支持的な技法の活用なしでは円滑な治療の流れは期待できません．

他にも併用可能な治療法としては，親子間の情緒応答性に注目した再養育療法や，病態理解の推進と理解することでの治療効果を狙った心理教育プログラムなども併用可能です．また，衝動性などのコントロールを目指した弁証法的行動療法（dialectical behaviour therapy; DBT）があります．それから，多職種参加治療プログラムも支持的アプローチの中でも生活機能の改善と獲得に関しては併用可能なアプローチですが，わが国の現状では非常に難しい治療プログラムです．また，自我の強度がある程度ある患者などで，過去の親子関係の問題を取り上げないと前へ進めなくなっているときの洞察的なアプローチなどがあります．この場合，治療者にはかなり支持的な対応が求められることが多いです．

## I 治療終了後の注意事項（フォローアップ，再発予防，再発時の対応）

一応治療が終結しても，環境の変化や対人関係の問題などで症状の再燃をみることも稀ではありません．この疾病が人間形成のある部分を表現していることを考えると，ライフサイクルのさまざまな場面で，不適応状態としての食行動異常の再燃は不思議でもなんでもありません．だから，これらのことを念頭におき「いつでも気になることがあったら来てください」と伝えておくことも重要です．できれば半年，1年ぐらいの間隔で受診させるのも良いでしょう．

再発の予防，再発時の対応ですが，大事なのは，再発の可能性はあることを伝えておくことです．摂食障害の症状，たとえば過食・嘔吐，拒食などは日々のストレスの解消の手段としても利用されることはよくあるし，患者自身も病気のときには，それらの症状をその目的で使ってきた経緯があります．普段の生活における日常のストレスでは症状のコントロールはできても，大きな，突然来るそれなりのストレスに対しては，そのときとりう

る自己防衛的なストレス対処としての過食嘔吐などは仕方がありません．もしくはその場では当然の対処行動になっている可能性があります．それらの吟味は必要ですが，そのような場合などの症状の再燃は，とりあえずとりうるストレス対処，として適切であった可能性があるのです．このようなことが診察場面で検討されれば再燃の意味がわかり，患者は安心することができます．そのことは症状の再燃長期化を防ぐことになるのです．

　患者が再燃したといって来院したときの最大の問題点は，患者が「やっぱり治っていない」「私はやはりだめな人間なんだ」と自己否定的な訴えをしてきたときです．本疾患患者特有の「ゼロか100か思考」です．そのようなときには，改めて上記したような吟味を慎重に行って，本当の再燃なのか，一時的で抑えられるものなのかを判断します．一度終診になった患者なので容易なことでは再燃しないことを念頭においておくことも重要です．もし再燃であれば，それは多くの場合治療が不十分であったといわざるをえないので，改めて治療的な対応を行っていく必要があります．

## J 転帰

　支持的アプローチの転帰を表すには，上記した流れからわかるように治療全体にかかわる治療法であるともいえますし，個別の治療法としての位置づけは難しいです．そしてほとんどの施設が支持的精神療法を行っていると答えています．よって，ここでは支持的精神(心理)療法の転帰としては応えないほうがよいでしょう．しかしながら，おわかりいただけたように摂食障害という特殊な病態を支持的に対応していくこと自体がそれだけでも専門的な対応と考えてよいと思います．その理由は，摂食障害治療は治療者が限定されていることと，治療への感受性の乏しい治療者はほとんどといってよいほど摂食障害の治療を拒否もしくは応じようとはしません．たとえば，精神科医や心療内科医が診る疾患と考えられていますが(摂食障害の診断は精神科診断学を用いて行われることが多い)，両科の医師でも診ることができる治療者は限られていますし，内科医，小児科医でも摂食障害を理解できる治療者では有能な摂食障害治療者として存在します．これらの事実は，いかに支持的なアプローチであろうとも，摂食障害を専門的に理解している者のみが治療者として診療可能であるといえるわけで，日常的に摂食障害を診療している施設はそうでない施設に比べて，治療効果(診療能力)があるといえるわけでもあります．厳密には，日常的に診ている施設での転帰と専門的な施設での治療経験のない人たちの自然経過との比較を行わないといけないと思われますが実際には困難です．世界的には治療開始後10年で約60％が治癒しているといわれています．わが国の長期予後調査でも4年以上の治療歴のある人では，50％以上が治っているといわれており，現状ではこれらがトータルとして支持的アプローチの転帰とみても差し支えないのかもしれません．

(石川俊男)

# 7-3 身体治療と栄養指導

## A 治療目的

外来における身体治療は，栄養状態の改善と，合併症の予防・治療が主な目的となります．

## B 身体治療

[所要時間]約15～30分　[担当者]医師

### 1 治療導入時の注意事項

治療導入時には，患者の動機づけが重要です．特に，栄養療法については，患者の肥満恐怖を刺激するため，治療に対する抵抗性が強くなります．そのため，慎重かつ細心の注意を払いながら治療への動機づけを行うことが必要です．

### 2 身体管理

初期評価時には，採血検査，心電図，胸部単純X線検査，骨密度の検査を行います．採血検査の項目は，初期評価時は，血算と一般生化学検査項目に加え，内分泌検査も加えて行います．その後の，定期的外来受診時は，血算と一般生化学検査を中心に行います．

全身状態の把握には，体重を用います．外来治療で管理可能な体重をあらかじめ決めておき，それを下回った場合には身体的な危機状況として入院栄養療法を導入します．体重に関しては，身長・年齢において期待される標準体重に対して何%であるかを評価します．下限体重に関しては，病前体重の個体差も大きいため一概に決定することは困難ですが，標準体重の65%を下回れば入院栄養療法が推奨され，55%を下回れば身体管理も含めて強く入院栄養療法が推奨されます[160]．また，体温や着席・起立動作時の様子も全身状態の把握に有効です[288]．

### 3 合併症の管理

AN患者では，さまざまな身体・検査の異常所見が認められ，重篤で致命的な内科的合併症を呈することがあります．

#### a. 電解質

摂食障害で認められる代表的な電解質異常には，低カリウム血症，低マグネシウム血症，低カルシウム血症，低リン血症があります．低カリウム血症は，心筋の再分極に影響を与え，致死的不整脈の原因となります．低カリウム血症が存在する場合は，心電図の確認が

必要になり，QT延長やU波の出現など心電図上の変化を認めた場合は，カリウムの補正を行います．低マグネシウムは不整脈などの心疾患の原因となります．また，低マグネシウム血症自体が低カリウム血症，低カルシウム血症など他の電解質異常の原因となりえます．そのため，低マグネシウム血症が存在する場合はその補正も同時に行うことが必要です．

### b. 内分泌系

AN患者では，体脂肪量の減少に伴う二次性無月経をはじめとした内分泌系の異常所見がしばしば認められます．貧血や低栄養状態の悪化を防ぐために，低体重時には原則として女性ホルモン療法は行いません．甲状腺機能に関しては，AN患者においてユーサイロイドシック症候群（euthyroid sick syndrome; ESS）が認められます．典型的なlow $T_3$症候群のパターン以外では，念のために甲状腺疾患の鑑別を行います．ESSであることが確認された場合は，低栄養状態に対する適応的身体反応ですので，甲状腺製剤などは投与せず，経過観察に留め栄養状態の改善に努めます．

### c. 血液系

AN患者においては，白血球の減少や貧血（多くは正球性正色素性）が認められます[184]．検査上，一見正常値を示していても脱水による濃縮によることが多く，脱水の改善とともに貧血が明らかになることがあります．時に血小板減少を認めることもあり，著しい飢餓状態では骨髄低形成を認めると報告されています[115]．栄養状態の改善に伴い，血液系の合併症も改善してくるため，骨髄穿刺などは行わず，まずは再栄養を行い，経過を追います．

### d. 消化管系

神経性無食欲症患者においてよく認められる検査異常所見として，肝トランスアミナーゼの上昇があります．外来患者の約1割に肝トランスアミナーゼの上昇が認められたとの報告もあります[184]．肝トランスアミナーゼ上昇の機序は不明ですが，臨床上は低栄養状態，脱水の強い症例で多く認められます．また，再栄養時に，一時的に肝トランスアミナーゼの上昇を認めることも多いです．AN患者における肝トランスアミナーゼ異常では，特別な治療が必要となるケースは稀で，栄養状態，脱水の改善に伴って，肝トランスアミナーゼ値も正常化します．

### e. 骨代謝系

AN患者では骨密度が低下するため，骨折の危険性が上昇します．骨密度の低下に関しては，低体重の程度と期間に依存しているため，低栄養状態からの回復そのものが予防や治療となります[110]．薬物療法（カルシウム製剤とビタミンD）のAN患者の骨密度低下に対する有効性は完全には確認されていませんが[359]，カルシウムやビタミンD不足時に補充することは，骨密度を上昇させ骨折のリスクを減らすため[315]，投与を考慮してもよい

#### f. 循環器系

　AN 患者においては，低栄養と脱水，電解質異常を基盤としてさまざまな循環器系の合併症が認められます．本症の死亡率は数％といわれており，その意味でも，循環器系の合併症は重要です．徐脈，低血圧，心嚢液貯留，などがよく認められます．基本的に，栄養状態の改善に伴い回復するため経過観察します．突然死との関連で，不整脈の合併の有無を判断することが必要です．特に，頻拍性の心室性不整脈は重篤であり，関連して QT 延長などの心電図上の異常所見に注意を要します[126]．AN 患者では，QT 間隔の延長が有意に多く認められるとの報告もあるため[351]，栄養状態が悪化した場合，排出行動の頻度が増加した場合など，適宜十二誘導心電図検査を行い，不整脈や QT 間隔延長が認められた際には循環器内科へコンサルトすることがすすめられます．

## c 栄養状態の改善

　栄養状態を改善させるためには，栄養指導を中心とした食事療法と，場合によっては栄養療法が必要となります．

### 1 食事療法

［所要時間］約 15 分　［担当者］医師

　外来においては，セルフモニタリングを用いた食事療法が行われますが，BN 患者に対しては，認知行動療法の一環としてセルフモニタリングが有効に機能することが多く，標準的治療としてすすめられます[51]．AN 患者においては，セルフモニタリングは必ずしもルーチンには行われません[102]．セルフモニタリングが行われない場合においても，早期からの栄養指導は有効であるため，栄養指導を行うことがすすめられます．

### 2 栄養指導

［所要時間］約 30 分　［担当者］栄養士

　栄養指導の際は，食事へのこだわりの原因，パーソナリティ，環境などの患者個人の背景を理解し，患者の個々の状況に応じた指導が必要です．そのためには，摂食障害の病態などに関する一連の知識を有していることが必要となります[101]．教育的な面だけでなく，患者の話を傾聴・受容するようなカウンセリング的な態度で，患者と取り組む姿勢が必要です．栄養指導の内容としては，food plan template[385]（これにより炭水化物，蛋白質，脂質をバランスよく摂取可能な食事計画が作成可能）を使用することもあります．

### 3 栄養療法

　外来での栄養療法においては，初期の段階で，必要摂取カロリーを計算します．必要摂取カロリーを確定するために，その時点での基礎代謝量を把握します．呼気ガス検査を使

用した間接カロメトリー法によって，基礎代謝量を算出するのが簡便かつ正確ですが[44]，実施が困難なときは予測計算式から算出します．

一般的に最も多く使用される基礎代謝量の予測算出式は Harris-Benedict の予測式です．

Harris-Benedict の式
　男性：BMR ＝ 66.5 ＋体重× 13.8 ＋身長× 5.0 －年齢× 6.8
　女性：BMR ＝ 655 ＋体重× 9.6 ＋身長× 1.8 －年齢× 4.7

しかしながら，AN 患者では通常よりも基礎代謝量が低下している[45]ため，低体重の場合において，Harris-Benedict の式は，基礎代謝量を過剰に算出してしまいます[170]．そのため，補正式を用いる必要があります．代表的な物として Schebendach の補正式[297]や Scalfi[296]らの方法を用います．

Schebendach の補正式：1.84 × Harris-Benedict BMR － 1,435

上記補正式は，青年期の AN 患者では正確ですが，若年女性の AN 患者では補正が不正確になってしまうため[170]注意が必要です．


栄養療法における栄養管理目標は以下の通りです．

初期段階では基礎代謝量程度のエネルギーか，基礎代謝量から計算される必要エネルギー量程度より若干少ないカロリーを目標とします．これは再栄養症候群(refeeding syndrome)を予防するためです．初期段階を過ぎれば，エネルギー摂取量を上げていきますが，設定した目標体重から算出される必要エネルギー量を投与する方法，一定期間後の目標体重増加量から逆算して必要エネルギー量に上乗せする方法，のいずれかを選択します．摂食障害は体重増加に敏感であるため，体重増加速度をコントロールしやすい後者の方法が良いと思われます．

体重増加量に関しては，患者の個々の病態や外来か入院かによっても異なりますが，基本的に急激な増加は望ましくありません．入院では 1 週間当たり 0.5〜1.0 kg の体重増加が推奨されていますが，外来では 0.5 kg を超える体重増加は推奨されていません．外来で，1 週間に 0.3 kg 以上増加している場合には，定期的に電解質をモニターすることが求められています[288]．筆者らの施設では，入院は毎週 0.5 kg，外来は 2〜4 週間で 0.5 kg の増加を目標とすることが多いです．1 kg を増加させるためには必要エネルギー量プラス約 7,000 kcal のエネルギー摂取が必要です．

経口による摂取が不良で，低栄養状態が著しい場合には，経腸栄養剤を使用した経管栄養や中心静脈栄養を併用します．腸管機能の温存と合併症のリスクを軽減するため，基本的には経管栄養を使用しますが[266, 288]，効果が不十分な場合は中心静脈栄養を使用する場合もあります[46]．

経管栄養は，状態に合わせて 300〜600 kcal/日程度から開始し，再栄養症候群による低リン血症や下痢などの合併症に注意しながら徐々に必要エネルギー量＋αまで投与量を増やしていきます．経管栄養の投与回数は，経口摂取と同様 1 日 3 回が望ましいです．投与

速度は，200〜500 mL/時とし，下痢が出現した際には速度を半分に落とします．また，長期の絶食期間があった際には 300 mL を 1 日 3 回にわけ，投与速度を 50 mL/時として投与します．経管栄養や中心静脈栄養は経口摂取と併用し，経口摂取が進むにつれ徐々に投与量を減らしていきます．使用する経鼻チューブは咽頭不快感やびらんを予防するために，シリコン製またはポリウレタン製の細い径(8 Fr 以下)のものを使用します．

## 4 再栄養症候群

　極度の低栄養状態からの再栄養時には，再栄養症候群が認められるため注意が必要です．再栄養症候群では，低リン血症を主体とした電解質異常，浮腫・胸水などの水分貯留，肝酵素上昇など，が認められます．中でも，リン酸は ATP 代謝において重要な役割を担っているため，低リン血症は身体管理上最も問題になります．復食による急激な炭水化物摂取によって糖代謝は促進され，大量のリン酸が必要となります．その結果，細胞内のリン酸が欠乏し，それを補うため細胞外リン酸が細胞内へ移動します．これによって生じた，低リン酸血症のために，全身の細胞で ATP が不足し，同時に赤血球の 2,3-diphospho-glycerate (2, 3-DPG) が減少します．その結果として，酸素運搬能力が低下し，全身の細胞への酸素供給が低下します．これにより心不全，呼吸不全，中枢神経症状，横紋筋融解症などが引き起こされます．血清リン濃度が 2.0 mg/dL を下回らないように，再栄養開始時から 1 週間は定期的(必要に応じて毎日)測定し，補正を行います．極度の低栄養患者の再栄養時には，経腸栄養剤に含まれるリンの量は十分でないため，最初から経口によるリンの追加も検討します[288]．

　リン補正は，経口もしくは点滴にて行います．

- リン酸二ナトリウム 7.7 g ＋ リン酸一カリウム 1.4 g ＋ デンプン　によってリン 2.0 g を内包(1 日リン 3 g までとする)
- リン酸二カリウム 20 mEq (20 mL) ＋ 500 mL の維持輸液に混ぜて 3 時間以上かけて点滴(20 mEq/時以下の速度にて点滴)

　補正によってもコントロールが困難な場合は，一時投与カロリー量を減らすことも考慮します．

（瀧本禎之，吉内一浩）

## 7-4 感想文を用いた記述式自己表出法

### A 治療概要

#### 1 治療技法「感想文」成立の経緯

　　　　　1980年，深町は「行動制限療法」[64,65]で治療したAN患者が退院する際に感想文を書かせたところ，寡黙だった患者が文章中に雄弁に理路整然と自己表出したことに驚き，1984年から補助技法として感想文を導入しました[64,66,67]．導入後，逸脱行動が減少したばかりか，文中には行動制限療法中の身体機能，身体感覚の回復や，感情・思考の蘇り，自己洞察などが表出されました[64~67]．さらに深町は後述する治療的キーワード"悪い自分"を用いて患者自身に思考や行動を表現させることで，治療操作の効率化に成功しました[64~67]．その後，「行動制限療法」における感想文や治療的キーワードの有用性は追認されましたが[65,260,389]，本技法を外来治療の主技法に用いるのが「感想文を用いた記述式自己表出法」[259]です．

#### 2 治療対象

　　　　　本技法は，排出行為の有無は問わず，もともと頑張り屋で負けず嫌いな古典的AN患者に適した治療手技ですが，BN患者でも有効な例は多い印象です．しかし，未熟で衝動性が目立つBNでは感想文が書けないことが多く，鑑別ができるほどです．

#### 3 技法の導入と治療構造，目標設定

　　　　　当院では本技法を保険医療の枠内の外来治療として以下の要領で導入・運用しています．
　　　　　初診時，問診，診察，検査の後，家族とともに疾患や治療に関する説明を行います．説明には十分時間をかけ，パンフレット[257]や患者向けの概説成書[324]なども手渡して，治療の動機づけをしっかり行います．そのうえで，市販のレポート用紙やルーズリーフなどに原則1日1枚「感想文」を書いてくるよう指示します[259]．「感想文」は日々の思考・行動を治療者に報告するもので，内容を秘したいことも記述する「日記」ではないと断っておきます[64~66,259]．修復対象となるAN特有の歪んだ思考，行動パターンは，パンフレットにあらかじめ記載して患者に予告しています（表7-3）．ANでは内容がほぼ自分に当てはまると驚くので，"その考え方や行動はAN患者に共通するものであり，決して個性ではない"と自責を和らげつつ，修復対象を確認させます．このとき，痩せ願望を基盤に異常行動を繰り返させる思考体系を"悪い自分"，普通に戻したい自分を"良い自分"と呼ばせ，実際にこれらの治療的キーワードを使用して感想文を記述するようにすすめています．
　　　　　食事には母親らに協力を求め，初めは母親の半分量から漸増するなど，本人の受諾のも

**表 7-3　患者向けパンフレットに示した悪い自分の思考・行動パターン例（抜粋）**

- 悪い自分はカロリー計算をしたがり，カロリーの高い食品は避けたがる．
- 悪い自分は体重にこだわり，頻回に体重計に乗せる．
- 悪い自分は体重がいくら減っても安心しているが，100ｇでも増えると不安になる．
- 悪い自分は"いったん食べ癖がつくと止めどなく太るぞ"と脅してくる．
- 悪い自分は体型にこだわり，常に"自分は太っている"と言ってくる．
- 悪い自分は肌がかさかさになったり，毛深くなったりする変化には比較的無関心である．
- 悪い自分は痩せた子がいるとライバル意識をもち，他人の食べる量に注目する．
- 悪い自分が許可した以上に食べると，食中，食後に不快感，嘔気，腹痛などが起きる．
- 悪い自分は食品売り場が苦手だが，見ると欲しくなって試食コーナーで試食したがる．
- 悪い自分はちょっと食べ過ぎると運動して消費しようとする．
- 悪い自分はちょっと食べ過ぎると次の食事を減らそうとする．
- 悪い自分はさんざんダイエットさせておいて，突然，過食や嘔吐を勧めてくる．
- 悪い自分は"後で吐くなら好きなだけ食べろ"と命令する．
- 悪い自分は吐けなくなると，少しも食べられなくなる．
- 悪い自分は節食できずに過食嘔吐すると，"ダメなやつ"と後で責めあげてくる．
- 悪い自分がいなくなると自分がなくなるような気分にさせられる．
- 悪い自分は料理を作っても，作ったものは母親やきょうだいに食べさせようとする．
- 悪い自分は友だちの前では出てこず，独りぼっちになると近寄ってくる．
- 悪い自分は内弁慶の外面良しである．
- 悪い自分は他人に厳しく自分に甘く，人の間違いは容赦なく糾弾する．
- 悪い自分は地道な努力を嫌い，すぐに結果を得たがる．
- 悪い自分は我慢したあげく，"もうどうでもよい"と投げやりになる．
- 悪い自分は"誰もわかってくれない"と嘆くが，誰のこともわかろうとしない．

とに具体的に決めて正確に実行してもらいます．内容は栄養素のバランスを考慮した通常食を優先させ，甘いものなどばかり摂取しないよう指導し，体重の回復後に過食衝動が遷延せず満腹感が復活するよう指導します．摂取エネルギーの増加や嫌悪食品への挑戦は，患者の治療動機を高めながら慎重に進めていきます．

1回の面接には，1週間分の感想文を読むため30～90分ほどかけています．初期は週1回の通院とし，治療効果をみて2週ごとへと通院間隔を延ばします．月1回の通院になると週ごとのまとめを書いてもらうこともあります．

体重目標は代謝障害を回避でき，月経が再開できるBMI値を参考に，患者個人の健康時の体重も考慮して決定します．

## B 感想文を用いた面接治療の進め方

### 1 技法運用における治療者の条件

「感想文を用いた記述式自己表出法」は，ANの複雑な病態の随所にアプローチできる治療技法です．治療者は医師である必要はありませんが，技法を使いこなすにはある程度の習熟が必要です．限られた面接時間の中で，文中に取り上げるべき内容を見つけ，適切なコメントを返す必要があるからです．そのためAN特有の思考様式や食行動異常を支える種々の悪循環構図（図7-1）[257,258]を知悉しておき，ほどよく間合いを取って患者に変化を促す面接技量や忍耐力が求められます．

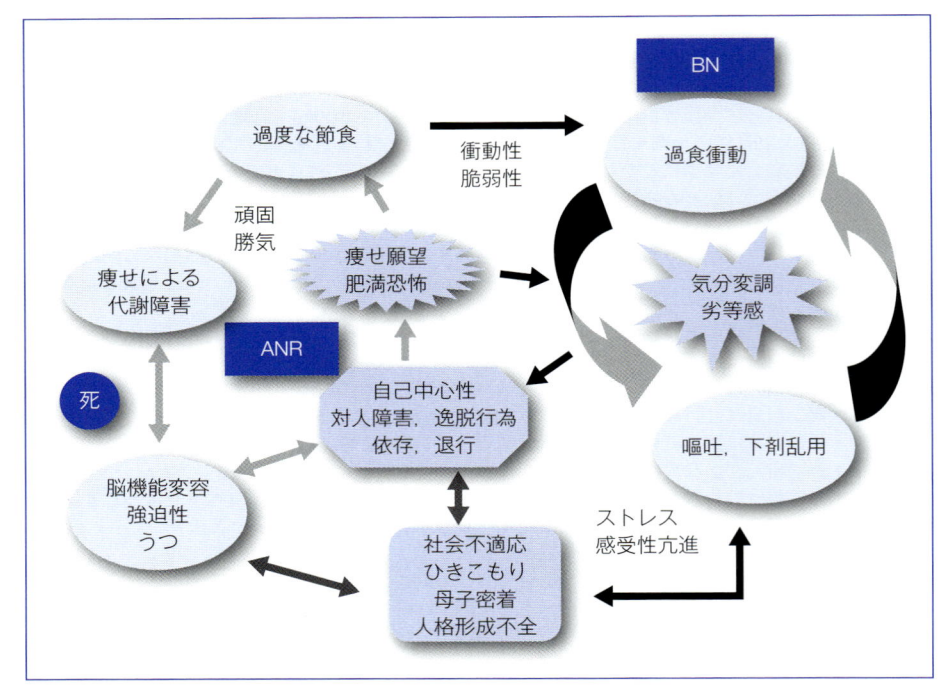

**図 7-1 摂食障害の悪循環進展様式**
（大隈和喜: 摂食障害の病態進展と治療: 最近の話題. Pharma Medica 24: 55-58, 2006 より引用）

## 2 感想文による面接時の工夫

　　　　　初めは寡黙な患者も感想文には内容を吟味して自己表出してきます．感想文には，重要な箇所にアンダーラインを引いたり，丸をつけたり，コメントを書き込んだりできます．よくできたときは賞賛のコメントを記入し，持ち帰って読み返してもらうのも効果的です．家族が面接に同席できる場合では，感想文の内容や治療者のコメントを聞いてもらうことで家族にも疾患の理解が深まり，治療に参加してもらうことが可能になります．

## 3 典型的な治療経過

　　　　　治療経過中の感想文内容の変化と，病期によって何を取り上げてどう変化を促すかについての一般論を以下に概説します．

### a．治療初期の対応

　　　　　最初は感想文を読み，コメントすることで患者との対話を進め，相互理解に基づいた信頼関係を結びます．初期の感想文には，治療者が導入部で教唆することもあり，AN に特有な食や運動にまつわる強迫的思考，行動パターンが延々と記されます[259]．治療者はそれらを指摘して修復を迫っていきますが，治療的キーワード"悪い自分"はこの操作に極めて有用です．"悪い自分"と戦う"良い自分"を治療者が支持する治療態勢をつくるのです．良い自分が勝ったときには賞賛を加え，負けてしまったときは患者とともに対策を考えま

す．筆者は，治療初期には医学的な身体機能回復の視点で患者の行動修復を進めたほうがよいと考えています．たとえば，痩せによりどれほど身体や脳に悪影響があるのか，なぜ拒食や排出行為によって過食衝動が用意されるのか，わかりやすく説明します．「野生動物が飢餓状態から抜け出すときに過食を嫌がるだろうか？」などのたとえ話は患者に理解されやすいため，日頃からストックしておくと便利です．

### b. 最も難しい患者の内的枠の除去作業

本症では，痩せを維持するため人知れず自分だけの決まりごとをつくって実践し，時間軸に沿って自己の行動を束縛しています[260]．多くの場合，ある低体重以上に増量しないように調節しています．この内的枠を壊すことに患者はこのうえない不快，不安，恐怖を感じます[260]．低体重を維持し，過食衝動を抑えるためにどれだけ無駄なエネルギーを浪費しているか，そのエネルギーを思春期，青年期の大切な成長課題に用いればどんなに素晴らしいか，気長に語りかけながら内的枠の束縛を解いていきます．一方，本症では上腸間膜動脈症候群ではなくても，自己暗示による不快感，嘔気，腹痛などで食べられない例も多く，"気分が悪いのだから仕方ない"と拒食を正当化してきます．そんなときには「キャンプ場で美味しく食べている最中に，"そのカレー，さっきゴキブリが飛び込んだんだよ！"なんて告げられたら，誰でも急に嘔気がするよね．毒だ，嫌だと思うとヒトの感覚は変わるよ」などの寓話を挿入して暗示を解くと改善したりします．

### c. 感想文に表れる精神症状や薬物効果

患者には病前から強迫性障害や社会不安障害，気分変調性障害などの素因をもった者もおり，一方，病態の進展とともに不眠，強迫症状，うつ状態なども併発してきます．薬物治療は積極的に併用すべきと考えますが，詳細は他章に譲ります．感想文には精神症候や薬物療法の効果も活き活きと記されます[259]．

### d. 不適応ストレスによる悪循環を断つ

重症のANでは結果的に孤立してひきこもってしまう例が多く，外部に目標を見失うと痩せが唯一の取り柄のように感じてさらに減量しようとします．社会とつながっている例でも，内では異常行動に没頭して劣等感に苛まれ，外では他者評価を気にして過剰適応し，この二面性が人格の成長を妨げます．昼間の対人緊張によるストレスは夜の過食嘔吐に拍車をかけます．これらの不適応と食行動異常の悪循環を断つことも治療の大切なプロセスです．

経過中，感想文には患者周囲の出来事と食行動の関係が幾度も表出されます．他者評価への過敏さ，完璧主義の反面の投げやりな態度などに陰性感情が介在して食行動異常を誘発します．具体的な例を取り上げて思考・感情・行動様式の変容を促していく必要があります．患者への安易な同情・妥協は本症では禁物で，患者を信じてその視点を高め，視野を広げるような指導が理想だと思います．

### e. 社会復帰を目指す時期

　体重が増やせて体力が回復し，他者と共食できる頃になると，感想文から食関連の記事が減り，日常の出来事が過半数を占めるようになります．食事がオートマチックな制御に復し，関心の対象が外界に移ったことを示します．他者交流の楽しさが綴られ，これまでの自己像に対する気づきや，将来への希望などが記述されることもあります．患者が自ら決めて再社会化への挑戦を始めれば，治療者は共感的・支持的に接するだけでよいことになります．その頃には，ほとんどの患者が直接対話で自己表出可能になっています．

### f. 治療終了の目安

　感想文に上記のような好ましい変化が捕捉され，社会復帰の見通しが立ち，月経再開を確認できれば治療を終了します．ただし，挫折体験の葛藤などで症状が再燃しやすい病気なので，「そんなときには恰好悪いと思わず，早めに来院してください」と申しそえておきます．

## C おわりに

　「感想文を用いた記述式自己表出法」の効果や特徴としては，以下があげられます．
①寡黙な AN 患者でも治療初期から自己表出できる
②外来通院下では見えにくい患者の日常生活が把握しやすい
③行動異常や特殊な思考パターン，行動異常につながる出来事や情動変動などが表出される
④感想文を用いた交流により治療者-患者の信頼関係が早期に築かれる
⑤治療的キーワードを利用した記載法で行動修復をはかったり，治療者がアドバイスや賞賛のコメントを書き込めたり，治療操作が容易になる
⑥身体機能の回復，望ましい思考や行動の獲得，対人交流の復活，陽性感情の表出など種々の治癒のサインを患者自身が紙面上に表現する
⑦ともに感想文を聞いてもらい，コメントを書いてもらい，家族も治療に参加できて病態への理解も進みやすい
⑧食行動異常の修復とともに対人関係の問題へ移行したりなど，そのとき，患者が抱えている課題が紙面上に表出されていく
⑨治療過程での気づきの記載によって自己洞察も進む
⑩患者によっては症状の改善に従って字体や字の大きさ，書き方の変化が認められる
⑪スタッフの足りない医療過疎地でも治療者一人で対応できる

　逆に本技法の問題点としては，以下の点が考えられます．
①やや煩雑で時間がかかる
②感想文が書けない者(パーソナリティ障害圏など)，感想文を導入する必要のない者も存在する

③感想文の内容と現実が食い違うことがある(自分で別に日記をつけている者も多く,対策としては親と一緒の面接が効果的)
④現時点では手間に見合った診療報酬が得られない

本技法の実践に際しては,特に深町の著作[64,65]にまず目を通されることをおすすめします.筆者が外来通院療法で実際に本技法を用いた症例提示は文献259)に,本技法と入院下「行動制限療法」を併用した当院の治療成績は文献260)に,それぞれ報告しています.

〈大隈和喜〉

# 7-5 個人に対する認知行動療法

## A はじめに

認知行動療法(cognitive behavior therapy; CBT)は,人間の気分や行動が認知(ものごとに対する考え方や受け取り方)により影響を受けるという仮説に基づいて,認知のあり方を修正し,行動に変化をもたらし,気分の状態を改善させることを目的とした,期間が限定された精神療法です.困りごとの維持にかかわる不適応な思考や信念と,感情,行動,生理機能,環境因子に生じる問題の相互作用を分析し,治療にとりかかる前に治療者,患者の共同作業でケースの見立て,すなわち事例定式化(フォーミュレーション)を行い,患者自身が,問題の変化に取り組むことを目的とします.

適応可能な対象疾患は,BN[50]やうつ病,不安障害などの疾患に広がっています.

治療がスタートする前に,詳細なアセスメントと認知行動モデルに基づいたフォーミュレーションを行います.患者の今困っていることに焦点を当て,セッション内で取り上げて話し合う項目リストを治療者と患者の共同作業で設定(アジェンダ)し,治療者と患者の対話形式で,患者自身の創造的な発想や誘導による発見を促すようなソクラテスの対話法を用いた認知療法,新たな学習の機会に焦点を当てた行動実験の技法,ホームワークを用いて,治療者,患者の共同作業で治療をすすめます.

## B 治療の担当者は誰か

心理療法の基本となる受容的,共感的な態度と,認知行動療法の基本となる理論,技法の知識および技術を習得した臨床家が,スーパービジョンを受けて実践することが望まれます.職種は,精神科医,臨床心理士以外にも,看護師,精神保健福祉士,栄養士など,患者のニーズに応じてさまざまな臨床場面で応用可能です.医療以外の場面でも,学校や

職場のメンタルヘルスなど，多くの場面で活用することが可能です．

## C 保険診療か自由診療か

わが国では，2010年4月の診療報酬改定で，気分障害に限定して，認知療法・認知行動療法が保険点数化されました．入院中の患者以外のうつ病などの気分障害の患者に対して，認知療法・認知行動療法に習熟した医師が一連の計画を作成し，患者に説明を行ったうえで，計画に沿って30分以上認知療法・認知行動療法を行った場合に，一連の治療について16回に限り算定します．1日につき420点を算定することが可能です．

摂食障害の患者に対しては，わが国の医療現場の現状では，自由診療で行われる場合，保険診療で行われる場合とさまざまです．保険診療で行う場合は，通常の通院精神療法30分以上を算定して行われることが多いです．現状では，診療報酬など経済的な資源が不十分なことや，認知行動療法の知識や技術を十分に習得した臨床家の不足など，さまざまな課題があります．こうした課題の解決のために，認知行動療法の研修コースが国内各地域でも行われていて，今後の精神医療の推進力となることが期待されます．

## D 摂食障害に対する認知行動療法の有効性

精神医療に関するイギリスの治療ガイドライン，NICE (National Institute for Clinical Excellence)のガイドラインでは，段階的な治療的介入が推奨されています．

治療のエビデンスは臨床研究の実証に基づき3段階（段階Aから段階C）にランク付けされており，成人のBNに対しては，メンタルヘルスの専門家は，スタンダードなCBTが最も推奨され(A)，プライマリケアでは，エビデンスに基づくCBTセルフヘルプのプログラムが推奨されています(B)．成人のBNに対してCBTに反応しない場合，あるいは患者が望まない場合，対人関係療法などの他の心理的介入を考慮します(B)．

スタンダードなCBTの効果に関して，半数から2/3が治療後良好な結果を得ていて，さらに12か月間効果は維持されました．長期的な転帰に関する研究（追跡期間が平均5.8±2.0年）によると，2/3(63%)に摂食障害が認められずに良好な経過が得られました(A)[53]．近年，成人を対象としたスタンダードなCBTからさらに発展し修正された短縮版CBT，低強度CBT[5,301]の有効性が報告されています．CBTと対人関係療法，行動療法を比較した結果，治療終了時の完全寛解率は，CBTに最も優れた効果が得られましたが，治療終了後12か月後のフォローアップでは，良好な転帰についての基準を満たした患者の割合は，CBT，対人関係療法でほぼ同等でした[51]．CBTは，対人関係療法に比較して，治療を始めて4～6週間以内に，最終的な治療効果の多くを達成することが知られています[5]．最近では，青年期のBNを対象とした低強度CBT[302]などの効果も明らかにされています．

BN以外の摂食障害に対しては，1980年代前半より，ANへの有効性に関しては検証されてきましたが，大規模な臨床研究は少なく，ドロップアウトが多いために，今後大規模

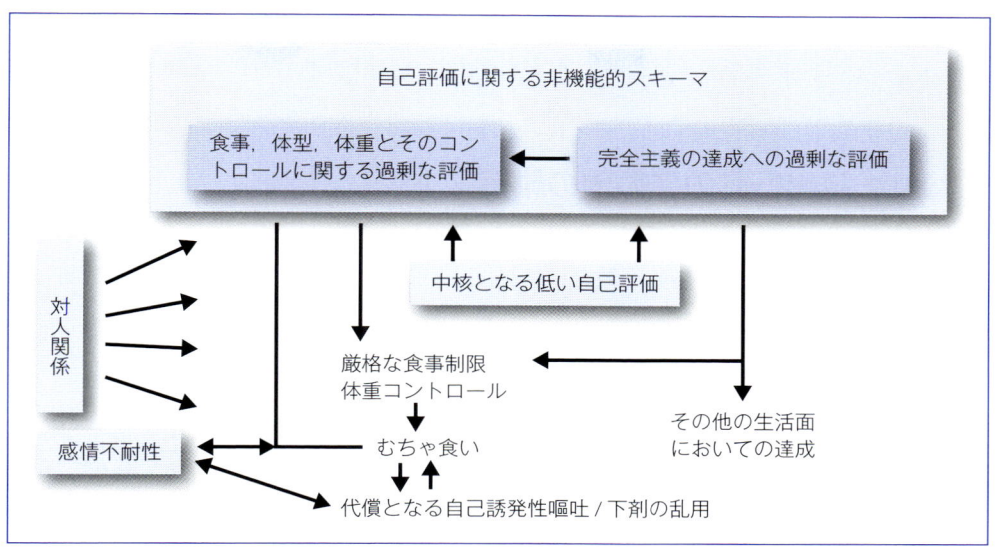

**図 7-2　摂食障害の超診断的認知行動理論**
(Fairburn CG, Cooper Z, Shafran R: Cognitive behaviour therapy for eating disorders: a "transdiagnostic" theory and treatment. Behav Res Ther 41: 509-528, 2003より引用)

な無作為割付比較試験や多施設研究が期待されます．ANに対しては，修正されたCBTの適応が新たに検討されています[306]．また，BEDや肥満症への有効性も明らかにされています．

## E 摂食障害に対する認知行動モデル

　摂食障害は，体型や体重，食事のコントロールに自己価値の主な領域が占められることを中核的な精神病理とします．摂食障害患者に対するCBTは，食行動の問題が維持される過程を，症状維持に関与する非適応的な考え方，感情，行動，生理機能と環境因子の相互作用を分析し，フォーミュレーションし，体型や体重に関する特有の考え方，行動を，より良い方向に変化を促すことを目的とします．1981年に，BNの治療として最初にCBTを用いた報告がされました[50]．以下にスタンダードな認知行動モデルに基づく，BNの症状形成と維持されるメカニズムを記します（**図 7-2**）[36]（BNを維持する認知的理解）．

　摂食障害患者は，体型や体重への特有の関心があり，その結果食事摂取を厳しく制限し，食事制限に対するさまざまな規則を自らに課しています．たとえば，いつ食べるべきか，何を食べるべきではないか，食べるべき食事の総カロリー量はいくらか，などです．こうした厳しい食事制限は患者の完全主義と全か無か的な思考により，よりいっそう強化されます．患者は食べたいという持続的な生理的プレッシャーを受けていて，いったん厳しい食事制限に対する小さな規則破りをし（例：おやつにケーキを一切れ食べた），その行為を規則違反と見なすと，食事制限の試みを放棄し，過食が生じます．

　食事制限の失敗や過食は，否定的感情がきっかけになることが多いです．過食は否定的感情を早急に緩和する傾向があります．過食をしはじめたときの解放感，大量の炭水化物

を摂取することによる緊張の緩和など短期的な効果が得られますが，効果は長くは持続せず，自責感，肥満恐怖，不安感が生じ，食事制限，過食の悪循環が形成されます．

## F 過食-排出行動の悪循環の維持

患者は嘔吐や下剤の使用などの排出行動が，大食を代償するのに有効であると誤って見なしており，排出行動をコントロールできないことで否定的感情を助長し，過食，排出行動の悪循環が維持されます．さらに人と一緒に食事することを避ける，社会生活を回避するようになり，低い自己評価の代償としての体重，体型を確認する，食事をコントロールする安全行動，規則に縛られた食行動にますます没頭します．

Fairburn は認知行動モデルから，18～20 セッションにわたるマニュアルに基づくスタンダードな CBT を提唱しました．治療は，1 セッション 50 分間からなる個人心理療法です．過食症に対するスタンダードな CBT の概要は，以下の 3 段階よりなります．

第 1 段階：CBT モデルによる心理教育と規則正しい食行動の確立（週 2 回，8 セッション，4 週間）
第 2 段階：過食に対する対処行動と認知の修正（8 セッション）
第 3 段階：規則正しい食行動の維持と再発防止（3 セッション）

## G 症状維持に関与する要因と超診断的認知行動理論

Fairburn は，摂食障害を維持するメカニズムを加えた摂食障害の超診断的認知行動理論を提唱しました[55]（図 7-2）．このモデルでは，摂食障害の症状を維持する 4 つの要因として，完全主義，低い自己評価，対人関係の困難さ，感情不耐性があげられ，症状の維持に関与している要因を軽減することが食行動異常の改善に役立つとされました．

Fairburn の理論に基づくと，BN の認知行動理論は，AN，EDNOS の臨床像を維持させている過程をうまく説明することができます．こうした仮説に基づき，摂食障害に対する認知行動療法改良版（CBT-E）[57]の治療の概要を以下に示します．

CBT-E は，患者の食行動の問題を維持している過程を説明する仮説（定式化）を治療者，患者の共同作業で図式化し，症状を維持する要因を変化させることを目的とし，著しく低体重ではない患者（Body Mass Index; BMI, 17.5 以上）に対しては，1 回 50 分，計 20 回のセッションを基本とします．

## H 治療の概要

### 1 治療導入時の注意事項

どのような精神療法においても，患者の評価のための重要な最初の一歩は，評価面接です．評価面接では，主に外来で行われる CBT に対して，継続した外来診療を，脱落する

危険性が少なく，安全に施行できるかどうかを評価します．

　摂食障害の患者の場合，著しい低体重の患者に対しては用いられず，基本的にはBMIが15以上の患者に対して用いられます．診察前には，身長，体重，バイタルサインを測定します．

## ② 初回面接の目標

　初回面接は，2つの目標があります．1つは，患者を安心させ，治療関係を築く第1歩を踏み出すことです．摂食障害の患者は，治療に対して両価的であり，これまでに，治療がうまくいかなかった経験があることも少なくありません．初回面接では，患者が自ら受診したことをねぎらい，受容的，共感的な態度でリラックスした雰囲気を提供するように心掛けます．2つ目は，患者の食行動の問題の特徴，重症度を明らかにし，症状が維持されている要因を探り，治療の見立てを行うことです．初回面接は，患者を消耗させるような長時間の面接を避け，なるべく90分程度で面接を終えます．1回の診察で十分ではない場合，評価面接には，2回の診察に分けて行うこともすすめられます．

## ③ 初回面接の聴取事項

　初回面接では，以下の情報を聴取します．
①患者の主訴
②受診への経緯
③生活史
④家族歴
⑤既往歴
⑥飲酒，薬物乱用，服薬について
⑦現在の食行動の問題，食行動の障害（食事制限，過食，排出行動）の重症度
⑧体重や体型のコントロール法，体重や体型についての捉え方
⑨食行動の問題から生じた困りごと，心理社会的問題，身体の症状
⑩これまでの食行動の問題の発生と経過．これまでの最大体重，最低体重，体重や体型のコントロールの様式の推移
⑪過去に受けた治療の内容，薬物療法や心理療法に対する効果
⑫これまでに食行動の問題が最も大きかった時期，最も少なかった時期．これまでにうまく機能した対処方法について
⑬併発精神障害
⑭自殺や自傷行為の危険性
⑮食行動の問題への取り組みに支援してくれる家族や友人．食行動の問題について，知らせたくない人（職場の上司や家族，友人）
⑯気分や考え方，身体症状についての気づき，言葉で伝える能力の評価
⑰認知行動療法への理解と継続的な受診が可能であるか，治療への気構えと動機づけ
　さらに，今後の具体的な治療の目標について，短期，中期，長期的な目標を設定します．

### 4 自己記入式質問票

最初の診察前に，診察待ち時間を利用して自己記入式質問票を完成させることを患者にすすめます．筆者らが用いている質問票は，EDE-Q[52]，BITE[100]などです．EDE-Qは，Eating Disorders Examination (EDE) の自己記入版で，診察時の摂食障害の臨床像を評価し，過食症状調査票 (Bulimic Investigatory Test, Edinburgh; BITE) は，過食症の症状評価，重症度評価のスクリーニングに用いられ，重症度尺度が5点以上で摂食障害の可能性が高く，症状尺度15点以上で，摂食障害の基準に当てはまる思考パターン，態度によって生活に支障をきたしていると考えられます．

### 5 CBTの不適合

入院適応に該当するような低体重の患者や，身体合併症，重症のうつ病，薬物乱用，自傷行為や自殺企図の危険性を伴う患者，治療への動機づけが不十分な患者に対しては，現在の段階ではCBTの不適合と考え，こうした問題が改善してから改めてCBTの適合性を検討します．

## I ケースフォーミュレーション（事例定式化）

ケースフォーミュレーションは，事例概念化，定式化と呼ばれており，治療に取りかかる前に治療者，患者の共同作業で行うケースに関する見立てです．治療者は，目の前の患者に摂食障害に関する特有の問題が生じ，維持されている背景について，3つの"P"，すなわち，発症の準備因子 (predisposing factors)，誘発因子 (precipitation factors)，持続因子 (perpetuating factors) に着目し，それぞれの要因の関連づけを行い，問題が維持されていることに関する検証可能な仮説を導き出します．そして，患者の抱えている問題全体の見取り図を描き，困りごとの重み付けを行い，患者が変化したいことは何か，に着目し，有効で具体的な治療的介入を計画します（図7-3）．はじめに，「いまここで」の問題に焦点を当て，契機となる状況，患者の行動（過食や拒食），媒介信念（例：痩せていなければ，他者に嫌われる），中核信念（例：体型や体重をコントロールできなければ，自分に価値はない），感情（寂しさ，不安），生理機能に着目します．

患者にとって，何が症状維持に関与しているかを見極め，中核信念が形成された契機と，前提となる仮説とルール，発症の契機となる出来事と中核信念が活性化された背景に関する仮説を立てます．フォーミュレーションは，治療の経過でも，時に修正を加えていきます．

## J 過食症に対するCBTの概要

### 1 治療の導入（第1段階）

初回のアセスメントを行い，CBTの適応と判断された患者に対して，治療者が治療の導入のセッションを行います．治療の担当者は，アセスメント担当者とは別の人であるこ

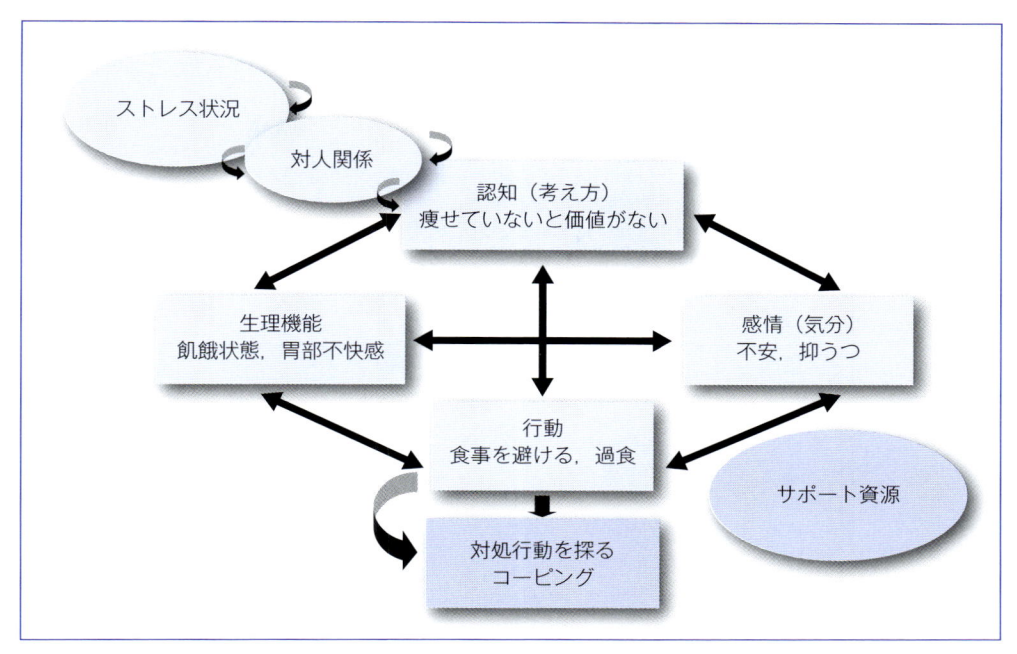

**図7-3 CBTモデルを用いたフォーミュレーション**

とが往々にしてあり，治療導入時には，治療者が患者の問題について直接話を聴くことになります．初回セッションでは，以下のテーマをペース配分に留意しながら，順に行います．

①治療への取り組みと変化の見込み
②現在の食行動の問題の重症度の評価
③食行動問題を持続させている過程の定式化を共同作業で行う
④治療の内容を説明
⑤CBTモデルに基づく心理教育，過食のメカニズムを説明
⑥過食や自己誘発性嘔吐，下剤の乱用の身体に及ぼす影響についての心理教育
⑦食事を3食規則正しく食べ，ゆっくりとよく味わって食べることを目標とし，食事記録表の記載の仕方を説明
⑧宿題の確認

食事記録を用いて，自己モニター記録を開始することが，初期段階の宿題となります（表7-4）．過食・自己誘発性嘔吐をしても自分を責めないこと，食事記録を題材に，2回目以降のセッションでは，過食に対する代替となる行動戦略を計画し，行動実験することを促します．最後に，セッションのまとめ，次回面接の予約を取得します．

治療導入時には，患者の治療目標について取り上げ，具体的，現実的な目標設定を共同で吟味します．

治療についての説明として，セッションの回数，期間，頻度を伝える．週1回，初回面接を除いて，1回50分，BMIが17.5以上の場合は，約20週にわたり，20回のセッショ

**表7-4 食事日誌の記載の仕方**

・毎日の食生活を記載することで，あなたの食行動と，それに対する受け止め方（認知）や気持ちを知り，治療に役立てていきます．

・食べたり，飲んだりした時間，内容やおおよその量を記入してください．
・食べたり，飲んだりした場所や，誰と一緒に食べたかを記入してください．
・嘔吐したときや下剤を使用したときには，記入してください．
・あなたが過食のきっかけになったと思う出来事があれば，記入してください．
・食事中や過食した後，嘔吐した後の自分の気持ちについても記入してください．
・日記は診察時に毎回もってきてください．

（記入例）

| 時間 | 食べた内容 | 過食 | 嘔吐・下剤 | 引き金・結果 |
|---|---|---|---|---|
| 8時 | トースト1枚 | | | A：昨日から空腹．<br>C：今日は過食しないようにしよう． |
| 12時 | りんご1個 | | | A：空腹<br>C：これ以上食べないようにしよう |
| 7時 | カレー2皿<br>アイスクリーム2個 | ++ | ++ | A：友達から電話．約束を断られた．自分は嫌われてしまった．淋しい．<br>C：自分を責める気持ち．そのままベッドで横になった．<br>歯をみがいて寝た． |

ンが原則です．BMIが15〜17.5の場合，20セッションの治療では不十分で，治療内容は修正され，期間は延期されます．患者がセッションをキャンセルする場合は，事前に連絡を入れるように伝えます．治療には中断することなく参加することを促し，治療がうまく運ばなくてセッションに来たくないときは，そのことについて治療の場面で話し合うことが，変化のために役立つことを伝えます．セッションの行い方の概要を，以下の順に説明します．

①前の週に起こったことから話し合いたいテーマ（アジェンダ）を吟味し話し合うこと
②自己モニター記録は治療の中心であり，変化を助けることに役立つ手がかりとなるので，毎回持参すること
③食行動の問題を持続させている問題について理解，修正しつつ治療をすすめること
④次回のセッションへの宿題を設定すること
⑤毎回まとめと体重測定，血圧，脈拍の測定などを行うこと

体重測定については，家では測らないこと，セッションの前または後に測定することをあらかじめ伝えます．患者に対しては，体重計の数値は脈拍のように，1日の間で変動し，頻回に測定すればするほど，数値に捉われてしまうこと，治療目標の1つは，規則正しい食生活を確立し，摂食のコントロールを得ることであることを伝えます．治療が終了近くになり食事のリズムが安定してから，治療導入時に設定した目標を達成するために，維持できそうな目標体重の目安を設定します．

食事記録表は，ABCアプローチ法に基づいて記載する（**表7-4**）．ABCアプローチ法は，A（antecedents；引き金），B（behaviour；行動），C（consequence；結果）の順に従って行動の流れを再構成し，過食や自己誘発性嘔吐などの食行動の問題が生じた契機，行動の結果，

表 7-5　過食嘔吐をする日，しない日の特徴を比較する

| 過食嘔吐をしない日 | 過食嘔吐をする日 |
| --- | --- |
| ・朝食でご飯をしっかり食べる<br>・過食衝動が起きたときに誰かと一緒にいる<br>・過食衝動が起きたら，野菜を食べるようにして罪悪感を減らす<br>・買い物や美容室に行く<br>・家族と一緒に食べるときは過食しない | ・朝食がパンだとお腹がすき，過食してしまう<br>・1日予定がない日<br>・朝から痩せ願望が強い<br>・仕事に戻ってからの不安が頭から離れないとき<br>・食べようと思っていなかったものを口にした後罪悪感が強くなって過食が止まらなくなる |

どのようなプラスの結果，マイナスの結果に結びつくかを検討することに役立ちます．

　患者は，過食や自己誘発性嘔吐の契機となる出来事や思考，感情を記載した食事記録表を診察に持参し，対話によって相手の考え方に疑問を投げかけるソクラテス対話法を用いて誘導による発見が導かれます．治療者は患者が食事記録表を記載したことを誉め，励ましながら，記載できないことや，過食，嘔吐があっても共感的な態度で，患者が自分自身で変化していく方向に導くガイド役を務めます（表 7-5）．

　第 1 段階の終わりの数回のセッションでは，治療者は患者が家族やパートナーと同席での面接を配慮し，患者が抱えている問題を家族と共有し，治療への支援を促します．家族に食行動の問題を隠していることが，症状の維持の要因となることもあり，症状維持の要因に第 1 段階で介入を行うことはその後の治療の展開にも影響します．

## 2 第 2 段階

　第 2 段階では，治療の進展を共に吟味し，変化の妨げとなる要因を突き止めることを目標とします．変化に対する障害で，一般的なものとして，変化に対する両価的態度，頑なさ，対人的困難さや重大な生活上の出来事，仕事や家族の要求，うつ病，低い自尊感情，飲酒の問題や薬物の乱用などがあげられます．これらの要因を注意深く吟味し，変化のバランスシートを用いて，変化の良い点，悪い点について探り，検討します．治療者が変化を急ぎすぎるのではなく，時には数セッション時間をかけて同じテーマをアジェンダとして取り扱います．治療者は，患者が変化することの不安に理解を示し，共感的態度で十分話し合い，変化の意味を吟味します．

　問題解決法が症状維持の問題を解決することに役立つこともあります．第 2 段階の治療でも，食事記録表のホームワークを継続することを患者に促し，患者の問題解決技能を高めます．認知の再構成法では，食事日誌を用いて，患者は過食や排出行動のきっかけとなる思考を同定し，その思考を支持するような根拠を書き出します．たとえば，「私は太ったと感じる」という思考に対して，「太ったと感じるとは，具体的にどの段階で感じることですか」「特定の体型や体重とイコールであるのですか」と問いかけ，問題としている思考の本当に意味するところを同定します．また，他の一般の人であれば，その状況をどのように考えるかを，患者に考えてもらいます．一般の人は，体重がわずかに増えることを，「自分は太っている」と結論づけるか，1 つの厳格な基準を自分自身に当てはめ，他の人に対しては緩やかな基準を用いていないか，また，主観的な印象を，客観的な現実と混同して

表 7-6 「普通の食事を食べると体重が増え続ける」という認知を修正

| 信念(%) | 行動実験 | 予測 | 別の予測 | 結果 | 認知を再検証する | 計画 |
|---|---|---|---|---|---|---|
| 普通の食事を食べると体重が急激に増える(99%) | 信念を検証するためには何をするか | その結果私はどのように考え，何に気づくか | 他に何が予測されるか | 実際に何が起こるか<br>最初の予測は正しかったか | 実験の結果，私の考え方は | 将来，信念を検証するには何ができるか |
| | 3週間，毎日三食食べて，体重がどうなるか観察する | 体重は週5 kg増えてしまうだろう(95%) | 私の体重は維持され，せいぜい週に1 kg程度増える(0%) | 体重は0.2 kg増えた．私の予測は誤っていた． | 最初の考え方(70%)<br>別の考え方(20%) | 行動実験を続けて，どの考え方が正しいか検証する |

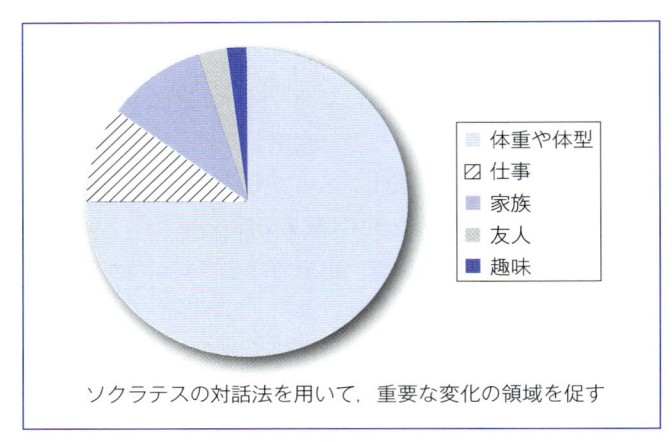

ソクラテスの対話法を用いて，重要な変化の領域を促す

図 7-4　自分にとって重要な領域（初回面接時）

いないかをチェックしてみます．体重が増える要因には，食べ過ぎることや体脂肪が増加することではなく，水分摂取の影響など，生理的な現象の影響もあること，全か無か的な思考など，考え方の論理的な誤りであることも検証します．

その思考の反証となるその思考に過食や排出行動の代替戦略の行動実験とその効果，考え方に与える影響に関して，面接でソクラテス対話法を用いて話し合い，認知の修正が導かれます．行動実験の例を，表 7-6 に示します．「普通の食事を食べると，体重が増え続ける」という認知を修正するために，「3週間の間，毎日三食食べると，体重が週5 kg 増えてしまうだろう」という予測が正しいかどうかを検証するための行動実験をします．

## 3 第3段階

第3段階では，摂食障害独特の中核の精神病理，体型や体重へのこだわりに対する戦略と手順について話し合います．体型や体重に関する過大評価と価値観について同定し，自己評価において他の領域の重要性を強化します．セッションで，パイチャート（円グラフ）を描いて，自分を評価するという意味で重要である生活領域ごとに分割してもらいます（図7-4）．治療者は，「たとえば，夫との関係が自分の価値を左右すると訴える人もいれば，仕事や学業で達成できたこと，趣味を重視する人もいます」と説明し，円グラフを描く手助けをします．患者が，体型や体重，食事をコントロールする領域を，他の生活領域に置

き換えていくことの重要性を話し合います．この段階の目標として，①パイチャートの他の領域の割合や種類を増やす，②体重や体型とそのコントロールに関連した事柄の重要性を減らしていく，ことがあげられます．

## K 治療の最終段階と再発防止

治療の最終段階で，重要な課題として，次のことがあります．

①治療により達成された進歩が，維持されること．
②再発のリスクを最小限にすること．

解決すべき問題として，①体型や体重へのこだわり，②食事制限，③過食，排出行動に対して，対処の計画を終了が近づく3セッション程度で，共同作業で作成します．例として，①鏡を慎重に使う：無益な体型確認を止めて，そうしたことがあれば，体をマッサージしたりする，②不安の少ない食べ物を選択し，少しずつさまざまな食べ物を食べることを実践：体重測定は，決まった時間に週1回までとし，長期的な目標から，体重回復の良い点，悪い点を検討する，③ABCアプローチを続ける，などがあります．うまくいった対処法を振り返り，実践します．再発の危険性を高める環境因子について話し合い，ぶり返しに対する対処計画を準備し，再発へのきっかけを特定し，長期的な目標を再確認し，包括的な長期維持計画を検討します．

患者に対して，共同作業で治療を最後まで終えることができたことをねぎらいます．セッションが終わってからも，患者自身の力で，治療で学んだことを生かして，食行動の問題に対処できること，これまでに達成した変化を維持し，さらに前進するように努めることの重要性を伝えます．

〔中里道子〕

# 7-6 集団療法

## A 摂食障害に対する集団療法の必要性

集団療法とは集団精神療法と言い換えることができますが，本項では集団療法と呼びます．摂食障害の中で，集団療法の適応になるのは，主にBNと，それ以外のサブタイプの中でも過食と排出行為をもっている者で，BNPと呼べるタイプです．BNPは，摂食障害が発症してから長い時間が経過していて，慢性化しているケースが多いのですが，痩せ願望と過食欲求が釣り合って仮の均衡を保っている状態で身体的問題は重篤なことは少ない

タイプです．一方言語表出が盛んで，仲間を求めていて対人関係は多く，過食も排出行為も習慣化していて，嗜癖的(アディクション)になっている特徴があります．アルコール依存などのアディクションの病気の治療は集団療法が中心と考えられており，BNP も集団療法の適応となります．

　集団療法は摂食障害の家族(主に母親)に対しても必要です．BNP の子どもをもつ母親は混乱していることが多く，子どもの示す過食，嘔吐，下剤乱用，自傷行為，情緒不安定，などで疲れ果てていることが多いのです．母親が子どもの病気を客観的に捉え，苦しいのは自分だけでないと理解し，病気の子どもとの付き合い方を学習して，母親自身が健康的になることも必要なのです．

## B 集団療法の種類と方法

　摂食障害本人に対する集団療法は，入院治療の中にも組み込めるし，外来治療にも組み込めます．摂食障害という共通項で，3 人以上の人数が集められると集団療法は成立します．週に 1〜2 回設定することも可能で，時間は 30〜60 分で，医師，心理士が行い，10〜12 回を 1 クールとします．集団療法は保険診療でコストが認められています．集団療法には，集団心理教育，集団認知行動療法，ミーティングなどがあります．集団心理教育とミーティングは始めと終わりがないので，オープンにやれ，いつからでも参加できるかたちです．そこで話し合われたプライバシーに関することは他の場面では話さない，という最低のルールの確認は必要です．集団認知行動療法は，数人でスタートをそろえなければならないので，クローズのかたちをとる必要があります．

　集団心理教育は，摂食障害という病気の疾患教育で，摂食障害の症状と，心理と，回復について専門家が話す形をとります．ミーティングは，主に体験発表をします．集団認知行動療法は，止められないと思い込んでいる過食や嘔吐，あるいは信念と感じている痩せ願望について，症状が出てくる前後関係を捉え，認知を変え，発想の柔軟さを取り戻すことで，症状への固着を減らしていく治療です．通常は認知行動療法のテキストを用いて，それをグループでやり，相互確認の議論をしながら進みます．家族に対する集団療法は，入院・外来の区別なしに参加を募り，疾患教育と，体験発表を組み合わせます．

## C 集団療法の有効性

　海外の文献では，費用対効果で推奨されるべき治療という報告があり[92,187,272]，筆者らは入院場面での集団療法の報告を行いました[321]．集団療法の有効性は，①病気についての正しい理解が進む，②病気をもつ患者同士が話し合うことで，自分だけの苦しみという考えが崩れ，病気という現実を受け入れられるようになる，③病気が回復する道筋が理解でき，自分が変わる責任も理解できるようになる，④集団相互関係で，患者同士の関係もよくなり，治療場面における特別扱い要求や勝手な行動が減少する，などです．家族に対する集団療法では，治療場面における家族への病気の説明の時間が省略されるというメ

**表7-7 心理教育（勉強会）のテーマ**

```
拒食症とは
過食症とは
嘔吐と下剤乱用の有害性について
合併しやすいアディクション（嗜癖行動）
合併しやすい精神疾患
合併しやすい身体症状
摂食障害の心理
親との関係，親からの自立
摂食障害のリハビリテーション
回復とそのプロセス
```

リットがあります．家族が病気を理解して態度が変わることで，本人の中に回復への希望が生まれ，本人が治療に熱心になる，という変化もあります．スタッフも参加して集団療法を行うと，患者のさまざまな意見が聞けて，スタッフの疾患理解と患者理解が深まり，治療チームのまとまりが良くなることも大事です．

## D 集団療法の限界と禁忌

集団療法についての無作為割付比較試験（RCT）は行われていません．アルコール依存症の治療では集団療法が中心ですが，摂食障害に対する集団療法は，個人療法に対する補助的な役割にとどまっています．集団療法の適応にならないのは，ANRで他人と一緒にいられない患者と，情緒不安定で対人関係の悪い患者などです．

## E 集団心理教育の実際

摂食障害を抱えた患者同士が一緒に集まって，摂食障害に関する専門家の講義を聞いて正しい知識を習得することを目的とするプログラムであることを事前に告知し，同意を得られた患者が参加します．毎月1回約40〜60分で専門家が講義形式で12回を1クールとしていますが，病状で継続的参加が困難になるケースが少なくありません．そのため内容は1回完結型で行います．一度来られなくなっても途中からでも再度参加できるかたちです．

表7-7に示しましたが，総論から始まって，さまざまな病状や身体面，精神面への影響，各種併存症について，さらには家族関係や心理構造などのテーマで，幅広く，しかし具体的に行います．講義はホワイトボードに板書し，講義担当者と患者の間でディスカッションも随時加えながら進めていきます．なお，講義資料の配布は行わず，患者各自がノートと筆記用具を持参して講義に参加させます．ディスカッションは患者が内容を復習して，より具体的に理解するために設けるので，比較的長い時間をとったほうがよいようです．この流れの中で，参加者全員が疾患全体についての共通理解をもつことになり，自分と他人の違いや，それぞれの存在を認め合うことにも発展します．それは同じ疾患を抱えた患者同士が集う小さな集団の中の短い時間の体験ですが，社会性や協調性を培う経験にもつ

**表7-8 集団認知行動療法のテーマ（痩せ願望編）**

| 回 | テーマ |
|---|---|
| 第1回 | 認知行動療法とは　自分の食行動の問題について理解しよう |
| 第2回 | あなたの体重や体型へのとらわれを振り返ろう |
| 第3回 | あなたの妥協ラインを探していこう |
| 第4回 | あなたの考え方の偏りに気づこう |
| 第5回 | 容姿や外見に振り回されないために |
| 第6回 | 容姿や外見にこだわる理由を考えよう |
| 第7回 | あなたが太りたくない（痩せたままでいたい）本当の理由に向かい合おう |
| 第8回 | もし，体重や体型に捉われない生活ができるとしたら |

ながっていくと思われます．

## F 集団認知行動療法の実際

　認知行動療法とは，現在，わが国だけでなく世界各国の数多くの疾患に対して行われています．本症患者にも体重，体型，さらには対人関係における特有の歪んだ認識や思考パターンがあって，それがさまざまな異常食行動や不適切な行動を引き起こすという観点から，すでにこの技法は個人精神療法だけでなく，集団療法としても行われています[272]．

　集団で実施する場合は，1クール10回で，心理教育とは異なりメンバーは固定し，ステップ方式，クローズドミーティングで行います．事前に内容に関する課題を宿題として渡し，当日はその課題を専門家司会のもとで参加者全員が発表しながら進めます（**表7-8**）．週1回～隔週1回で約60～75分で，心理教育より時間的にも余裕をもたせています．

　低栄養や抑うつ状態ではない限り，なぜこのような症状を引き起こすのか，そのメカニズムについて患者の大半は先の心理教育で知識としては学ぶことができます．しかしいざ活用となるとできないか，あるいは一過性で終わって続きません．過剰適応に長けているので，治療者の前ではいかにも理解しているかのようなオーバーアクションを見せますし，豊かな言語性能力を駆使していかに気づいたかを，しっかりと延々と表現するのでわからないのですが，彼女らには抽象的概念的思考力や記銘力などの低下と，認知機能の歪みや自己中心性があります．また体重や体型が変わるという直接的な問題だけではなく，行動や意識の変容に対してもかなり強い不安を抱えてもいます．特に症状の長引いた慢性例の場合，その結果として外界との交流が途絶えており，さらには近年注目されている自閉症スペクトラムの問題もあって，コーピングスキルもソーシャルスキルもいずれも十分に獲得されていないという問題があります．つまり総合的理解力の乏しさゆえ，病型やそのときの自分の病状に該当する具体的な内容しか理解できず，歪んだ認知と自己中心性ゆえ，患者にとって受け入れられるような，ある種，都合の良い内容以外は，意識的に，あるいは無意識に排除されてしまいます．そしてスキルの乏しさと不安の強さゆえ，どれほど不快であっても今まで続けてきた問題行動に固執せざるをえず，症状の変化をもたらすため

の行動には至らないと考えられるのです．

　集団認知行動療法のテキストは，患者に直結する3種類のテーマ，①痩せへのこだわり（表7-8），②異常食行動，③社会不適応や対人関係障害で，それぞれ1クール10回で行います．具体的に問題を焦点づけると，共通課題という意識をもつことができます．同じ問題を抱えている他患の話を聞くと，自身との共通点や相違点を見出すという客観性が生まれます．さらに他患の行動を聞かせることで，患者自身の視野が広がり，欠けているスキルの獲得につなげることができます．

　この集団認知行動療法の開始当初は，その成果が患者の症状改善に結びついてくれることが目的でした．しかし多くの患者がこの3コースを続けて受けるので，最低でも半年，長ければ1年～1年半にわたって課題に取り組むことになります．従って，継続するという経験を失っていた患者には，プログラムを終えられたことによる，大きな達成感と充実感をもたらすという副産物を生み出しています．さらには，固定された集団で行うということがもう1つの副産物をもたらしています．回復のためとはいえ，自己愛の強い本症患者に半ば強制的に与えられたこの環境は，患者間でも強い抵抗があります．しかしそんなメンバーでも，毎回顔を合わせ，抱えている問題や体験を共有し合い続けることで，他人をライバルとしか思えない彼女らに仲間意識と思いやりの心をほんの少し育んでいるようです．個人療法として行うときより患者へのリスク処理も含めて治療者の負担は若干増えますが，集団力動をうまく利用できると，回復の促進につなげることが可能な手法といえるでしょう．

〈鈴木健二，武田　綾〉

# 7-7　対人関係療法

## A　IPTの治療概要

### 1　IPTの概要

　摂食障害に対する対人関係療法（interpersonal psychotherapy；IPT）[193, 380, 381]は，一義的には，エビデンスがあり国際的ガイドラインにも位置づけられているBNとBEDに対して行われます．

　わが国においても，2008～2009年に行われたパイロット研究（厚生労働科学研究）で，BNに対するIPTの短期治療（16回）による寛解率が国際水準とほぼ同じであること，併存する気分障害や不安障害に対しても良好な影響を与えることが示されています[196]．パイロット研究における治療への満足度は高く，脱落者はいませんでした．

**表 7-9　BN 用 IPT の概要（セッションは 50〜60 分間）**

| インテイク面接 |
| --- |
| • IPT への適合性の判断 |
| • IPT についての説明 |
| 初期　3〜4 セッション　毎週のセッション |
| • 治療の基礎を作る |
| 中期　9〜12 セッション　第 12 セッション以降は隔週 |
| • 問題領域に取り組む |
| 終結期　2〜3 セッション |
| • 治療の地固め |

**表 7-10　初期の課題**

- 病歴を聴取し，診断し，病気と治療法について患者に説明する．
- 患者に「病者の役割」を与える．
- 問題領域の決定のために：
  - 今までの人生を振り返り，食の問題，大きな出来事，対人関係の特徴などを関連づける（ライフ・チャート）．
  - 対人関係質問項目を実施する．
  - 過食のきっかけとなる出来事が見つけられれば，見つける．
- 病気と問題領域の関連づけをする（対人関係フォーミュレーション）．
- 対人関係フォーミュレーションに基づき，問題領域と治療目標に対する患者の合意を得て，治療契約を結ぶ．→中期へ
- 治療関係についての課題：
  - 信頼できる治療関係を築くよう努力する．
  - 治療関係についての説明をする．
  - 患者が積極的にかかわるように伝える．

　治療はマニュアル化されており[194]，無作為割付比較試験（RCT）において国際的に用いられてきた Fairburn らのマニュアル[54]を修正したものです．本項は，原則として，日本版マニュアルに基づきます．

　IPT は Klerman らによってうつ病の治療法として開発された期間限定精神療法ですが，摂食障害や不安障害に対しても適用が広がっています．精神科的障害は，その原因がどれほど多元的であっても，通常は対人関係的な文脈の中で起こるものです．発症や症状の経過は患者と「重要な他者（significant others）」（家族，恋人，親友など）との間の対人関係から影響を受けます．また，症状が対人関係に影響を与えます．このような根拠に基づき，IPT は特に重要な他者との現在の関係に焦点を当て，症状と対人関係問題との関係を学び，対人関係問題に対処する方法を学ぶことによって，結果として症状に対処できるようになることを目指します．

　具体的には，「悲哀」（重要な他者の死に対する異常な悲哀），「対人関係上の役割をめぐる不和」（重要な他者との間の役割期待のずれ），「役割の変化」（重要な他者との関係性の変化を伴うような生活上の変化にうまく適応できていない場合），「対人関係の欠如」（親しい関係をつくったり維持したりすることができない場合）の 4 つの問題領域のうち 1 つか 2 つを選んで，戦略性の高い治療を進めます．治療の初めから常に終結に焦点が当てられ，限定された期間で変化を起こすことが中心的な課題になるので，退行や依存は通常問

#### 表 7-11 中期の課題

- 決められた問題領域に取り組む．
- 話し合われている出来事と治療関係に関連した感情をモニターする（こういう話をしていて，どう感じていましたか？ 今，どんなふうに感じていますか？）．
- 面接室の外で患者が行うことを練習する．対人関係スキルを向上させるための技法を用いる．

#### 表 7-12 終結期の課題

- 終結は治療期間を通して，明らかに話し合われる．
- 終結は悲哀のときとなる可能性を認める．
- 症状と対人関係問題領域における変化を振り返る．
- 症状を改善し対人関係問題を解決する役に立つ，患者が得たスキルを具体的に振り返る．
- 近い将来に問題が起こりそうな領域と，患者が再発を予防するために用いることのできそうなスキルについて話し合う．

題となりません．

治療全体の構造を表 7-9 に，また，初期・中期・終結期それぞれの課題を表 7-10〜12 に示します．

## 2 治療の導入

インテイク面接では，診断を下し，BN に対して長期的なエビデンスがある IPT と認知行動療法（cognitive behavior therapy；CBT）について説明します．IPT は CBT とは異なり食症状に焦点を当てないこと（過食はストレスマーカーと認識し，コントロールの対象としないこと），IPT の短期治療では過食がなくなることを目指さないこと，などを説明します．患者教育用の本[192]を読んだうえで治療を受けたければ連絡するように，と伝えます．このような手順を踏むことによって，心理教育が進み，治療の焦点化が容易になります．

## 3 医学モデル

IPT は「医学モデル」をとることが大きな特徴の 1 つです．「医学モデル」とは，患者は治療可能な「病気」にかかっている，という考え方です．患者には「病者の役割」（Parsons）が与えられ，病気であるために免除されることがあると同時に，病気から治るための義務が生じる，と考えます．「病気」という概念を用いることによって，患者の不要な罪悪感を減じるとともに，患者にできること・できないこと，すべきこと・すべきでないことが明確になり，患者と身近な他者との役割期待のずれも解消される効果があります．過食が病気の症状である以上，「過食を我慢すること」は「病者の役割」に含まれないということを明確にします．

## 4 焦点とする問題領域

うつ病に対する IPT では発症のきっかけになった対人関係問題が重視されるのに対し，BN の場合は，その慢性性に焦点を当て，症状を維持している対人関係問題が重視されます．患者の非適応的な対人関係パターンを変えることに焦点が置かれ，治療は「変化の機会」

として患者に説明します．

　女性は痩せているほうが美しいという価値観が蔓延している日本では，若い女性にとってダイエットは日常茶飯事となっており，その延長として，過食や自己誘発性嘔吐でさえ珍しくなくなっています．しかし，それらが多くの女性にみられるとはいっても，彼女たちの全てが摂食障害になるわけではありません．摂食障害になるときには，ダイエットや過食嘔吐という習慣に「はまりこむ」要因，つまり「維持因子」が働きます．

　維持因子としてよくみられるのは，4つの問題領域のうち，「対人関係上の役割をめぐる不和」と「対人関係の欠如」です．「対人関係上の役割をめぐる不和」では，重要な他者との役割期待のずれが慢性化し，無力感や絶望感が蓄積されています．そこから生み出される負の感情が，日々の過食のエネルギーを供給します．過食は，それらの負の感情から束の間逃れるために自分を麻痺させる手段として用いられている，と理解します．「不和」の治療においては，不和を「役割期待のずれ」として認識し，コミュニケーション分析などを通して実際に何がやりとりされているのかをよく調べ，期待とコミュニケーションの両方のレベルに取り組みます．

　「対人関係の欠如」は，うつ病のIPTではほとんど治療焦点となることがありませんが，摂食障害の場合には特有のかたちでよく用いられます．対人関係の数や範囲は適切であっても表面的であり，一見人気があったり仕事で成功していたりするけれども，慢性的な自尊心の低さを抱えており，人との関係でも満足を見出すことはできず，安定した関係を維持することが困難だというタイプです．このようなタイプでは，自己主張ができないため，常に自分が我慢を抱え込み，過食で自らの苦しさを麻痺させる，というパターンをとります．

## 5 症状とストレスの関連づけ

　症状は対人関係のストレスマーカーとして位置づけられます．ここで言う「ストレス」とは，対人関係における怒り・罪悪感・不安であることが実際には多いものですが，内的気づきが低いため「モヤモヤした気持ち」として感じられていることが多いのです．その「モヤモヤした気持ち」が，整理され解決されることなく過食へと向かっていることが一般的です．「前回お会いしてからいかがですか？」と尋ねたときに，「今週は過食がひどくて……」という答えであれば，焦点を当てている問題領域に合わせて，「なぜ過食がひどくなったのかを考えてみることが大切ですね．お母さんとの間に何かあったのでしょうか？」と聞きます．反対に，「今週は母とひどいけんかをして……」と答えた場合は，「そういうときは，過食のエネルギーは増えていましたか？」と聞き，症状とストレスを関連づけていきます．なお，治療の初めのうちは「針が振り切れている」状態であることが多いため，症状そのものと結びつけるよりも，「いらいら」などネガティブな気持ちと関連づけていったほうが認識されやすいものです．

　IPTでは認知そのものに体系的な焦点を当てることはせず，対人関係上のやりとりや出来事と，感情との関係に直接焦点を当て，認知ではなく対人関係パターンの変化を目指していきます．

## B 治療の形式

　厚生労働科学研究で用いられたマニュアルでは1回60分（正味57分間程度）の面接を16回行います．面接頻度は12回までは毎週で，その後隔週で16回まで行います．後半の頻度を下げるのは，治療の勢いを維持しつつ，終結に向けて，実生活での熟達感を高めるためで，期間限定で治療を終えるための前提となるものです．

　治療は，トレーニングを受けた精神療法家であれば，医師・非医師の区別なく行うことができます．現時点ではIPTは保険適用になっていないため，保険診療の外来精神療法の枠内で工夫して行うか，より定型的に行うのであれば自由診療でなければ難しい状況です．保険診療において工夫して行う場合には，面接の時間などの形式にとらわれるのではなく，治療戦略をきちんと立て，治療焦点を維持することに集中することがより必要となります．

## C 治療目標

　IPTは食症状に焦点を当てないため，治療目標は，治療焦点として選ばれた問題領域における前進や解決，ということになります．患者に説明する際には，「16回の治療が終わるときに，過食症状がなくなっているという保証はできませんし，あまり意味がありません．16回の治療の目標は，どのようにすれば過食症を治していくことができるのかがよくわかり，そのやり方にある程度自信をもてる，というところを目指していきます」と伝えます．

　限定された期間で治療が終結できるように，患者が自分自身で「できる」という感覚を養えるような治療姿勢を維持します．治療の初期には心理教育に重きを置いて治療者が治療をリードする場面も多くありますが，中期からは，話題の選択をはじめ，より患者主体の治療に切り替えていきます．

## D 治療導入時の注意事項

　くれぐれも，IPTについて「対人関係に問題がある人のための治療」という言い方をしないでください．患者の多くは，むしろ対人関係に問題を起こさないようにして，自らに負担をかけて生きてきた人たちです．説明の仕方としては，「これは嫌だな，と思ったときに，それを相手に伝えて変えてもらう，というようなことが苦手だと思いますが，その結果として，自分だけに負担を抱え込んできたのだと思います．この治療では，自分だけがストレスを抱え込まないように，かつ，相手も嫌な気分にさせないように，という方法を一緒に工夫していきたいと思います」という具合に，心理教育的な要素も盛り込みながら患者の味方としての姿勢を明確にします．

## E 治療経過中の評価事項と注意事項

表7-11に記しましたが,話し合われている出来事と治療関係に関連した感情をモニターしつづけます.IPTは対人関係のやりとりや出来事と感情との関連に焦点を当てる治療であり,治療は感情に根づいている必要があります.「こういう話をしていて,どう感じていましたか?」「今,どんなふうに感じていますか?」などと折に触れて尋ねることによって,治療の内容が患者の現実を離れていないことを確認し軌道修正するとともに,治療関係の悪化が効果不良や脱落につながることを予防します.治療者は,対人関係問題領域に焦点を当てるという点では積極的ですが,全体として,患者の味方としての立場を明確にし,評価をくださない,無条件の肯定的関心を維持します.

変化を起こそうとするのはあくまでも患者の実生活であり,治療現場ではない,ということも重要です.治療の場は,患者が実生活で変化を起こすための戦略基地であり実験室という位置づけになります.

## F 併用可能あるいは併用したほうがよい治療法

「医学モデル」を採用しているIPTは,薬物療法との併用が容易です.気分障害や不安障害を併存している例では,特に積極的に薬物療法の併用を検討してもよいでしょう.しかし,中にはトラウマ関連の患者もいるため,治療者が一方的に薬物療法を強要するような場面は避けるべきです.

食症状に焦点を当てるCBTとの併用は構造的に難しいですし,CBT脱落例にIPTを行う場合にも,CBTが無効であったことを明確に確認したうえで,治療の考え方の違いを共有しないと,IPTへの導入が難しいということが臨床現場で観察されています.

## G 経過と転機,治療終了後の注意事項

BNに対する無作為割付比較試験(RCT)からは,食行動に焦点を当てないIPTは短期治療中の寛解率こそCBTに及ばないものの,治療終結1年後にはその寛解率の有意差がなくなり[5],6年後まで追跡した研究では,CBTを凌ぐほどに寛解率が上がり続けるという結果が示されています[53].

BEDに対しては,グループIPT(interpersonal psychotherapy for group; IPT-G)[383]とグループCBTを比較し,治療終結時,1年後のフォローアップ時ともに同様の寛解率が得られたことが明らかになっています[384].

患者に対しては,治療で学んだことを繰り返し実践していくことによってさらに効果が延びることを説明します.また,治療で全く想定していなかったような事態に直面したときには治療者に助けを求めることも対人関係スキルの1つであるという位置づけをし,連絡手段を明確にしておきます.

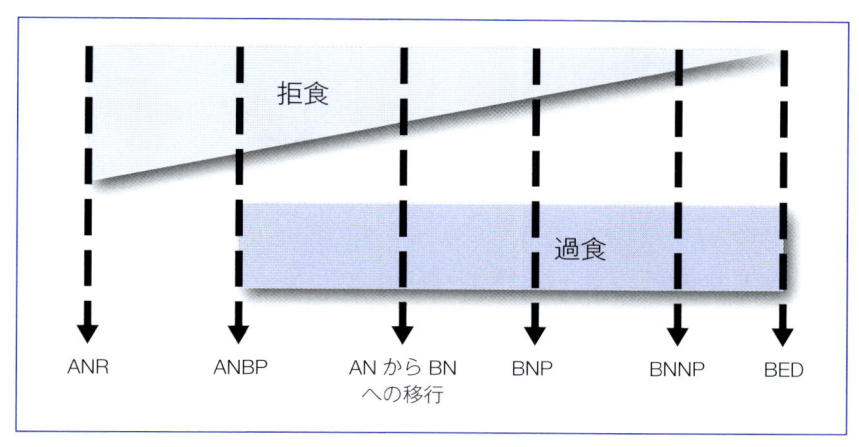

**図 7-5 摂食障害の各タイプ**
AN: 神経性無食欲症，BN: 神経性大食症，BED: むちゃ食い障害，ANR: AN 制限型，ANBP: AN 過食排出型，BNP: BN 排出型，BNNP: BN 非排出型
（水島広子：摂食障害の不安に向き合う―対人関係療法によるアプローチ．p.26, 岩崎学術出版社，2010 より許可を得て引用のうえ一部表記改変）

## H AN について

BN とは異なり，AN については，いかなる治療法についても大規模な RCT において効果が示されておらず，それは IPT についても同様です．しかし，AN の発症プロセスは「役割の変化」としてフォーミュレーションできる場合が多く，たとえば思春期発症の最も典型的な例は，それまでの「自分一人で努力すればなんとかなる」というルールが通用しなくなる場面です．そんな中，安心を求めて低体重にしがみつく，という症例が一般的です．

また，発症後には，治療によるトラウマもみられるほど，さらなる「役割の変化」に曝されます．それがさらに病理を悪循環に陥らせる例はとても多いものです．このような，不安の結果としての症状の性質を考えれば，症状そのものをコントロールするのではなく，安心を提供し，「役割の変化」を乗り越え，新たな役割における熟達感を養うことが本質的な解決になる，という考え方で治療を進めていくことができます．大規模な臨床研究の結果はありませんが，症例レベルでは体重も回復し寛解に至るケースが多く経験されています[195]．なお，AN の中でも，「過食」の要素(**図 7-5**)[195]に対しては，過食と対人関係の関連づけをしながら BN 同様に治療を進めていくことができます．

（水島広子）

## 7-8 力動的精神療法

### A はじめに

　　力動的精神療法[70]とは，精神分析(週4回以上，1回45～50分，寝椅子を用いた構造化された設定)の理論に基づいた理解と手法を用いつつも，精神分析よりも頻度が少なかったり，対面での空間設定だったり，助言，暗示，保証などの支持的介入を混在させたりした枠組みで行うものをいいます．面接では，治療者-患者間の相互作用や関係性に焦点を当てながら，患者の症状や態度のあり方を生物，心理，社会的な立場から総合的にみていき，そこに生じている無意識的な葛藤を扱います．

　　摂食障害という病態は行動の病ですが，その中核病理[175]は，患者のパーソナリティにあります．そのパーソナリティにおいては，苦痛な感情や思考，不安を自分自身の内に留め置けずに行動で排出したり，倒錯的快感で消そうとしたりしていますが，力動的精神療法では，苦痛や不安にもちこたえ，症状ではなくその人なりの受けとめ方や解決策を自ら見出していくことが可能となるように目的を定めています．それは，症状の根本的消失にも寄与します．それゆえ，この見地からの理解や視点によって治療を組み立てることは有益となります．

### B 治療概要

#### 1 精神分析からの理解[176]

　　摂食障害という病態は，理想化された痩せた身体を維持することによって，万能的優越感を保つための手段です．この背景には，自信のなさや心細さ，孤独感，喪失に耐えられないとの思い，虚しさ，壊れそうな不安，自己存在への絶望感といった情緒があります．これら内面の痛みを自分一人では抱えられず，周囲にも抱えてもらえないために，葛藤として悩むことができず，その拠り所を食べ物や自身の身体に求めようとします．

　　こうした病理をもつに至るには，乳幼児期からの体験の積み重ねによって，主観的には，両親との情緒的交流がなされず，自己を抱えて[24]もらえなかったと感じているために，自己を肯定的に捉えられないことや，完璧に理想的な関係でなければ無とみることによって，対象からの愛情を感じとれずにいることが関与しています．そこへ，思春期の性衝動の高まりや母親との必然的な分離が始まることで，情緒的な危機がもたらされます．このとき乳幼児期に起源をもつ抑うつ不安[155]が賦活され，幼児的な母親との依存関係に即座に戻ろうとの動きが生じます．また，安心感のなさゆえに，他者からの評価を絶対のものとして，周囲に合わせる生き方を選択してきていますから，アイデンティティを形成することが困難になります．そこで自分の身体を禁欲的にコントロールすることによって，卓越し

て優れた存在になるとの信念をつくりあげ邁進することで,内面の安定を得ようとします.ところが,そうしたありようは対象との心理的距離を生みますし,自信のなさゆえの周囲への羨望も加わって,孤立を深める結果となっていき,さらに身体をコントロールする行動に拍車がかかることになります.

　摂食障害者には,健康になろうとする自己と病的で痩せを維持しようとする自己がスプリットして存在しています.治療において,このスプリットされた2つの自己があることを認識しておくと,治療者が混乱せずに済みますし,患者との話し合いにおいても意義があります.健康な自己とどう治療関係を築くかが鍵となりますが,病的な自己に巻き込まれ,偽りの万能的保証に安心して病的状態に留まろうとするあり方を明確化・直面化していく作業が必要です.このとき,病的な自己を形成せざるをえなかった心的痛みに触れ続けることも忘れてはならないことです.

　病的なパーソナリティの性質としては,1つには自己愛性があります.それは,痩せていることによって自己の万能感や誇大性を維持しようとするあり方に見出されますが,対象を軽蔑し支配して,その自己を護ろうとします.また,痩せを維持するための方策によって,その場限りの身体の快感と苦痛な情緒の排除という倒錯性,そこに耽溺する嗜癖性という病理的性質のパーソナリティがあります.そして,痩せを維持するために嘘をつき,万引きをするといった反社会的なパーソナリティが認められます.

　摂食障害が慢性化するに従って,パーソナリティの自己愛的で倒錯的な病的状態は増大していき,その人の内面を支配して,健康部分を凌駕するようになります.こうして病的な平衡状態が形成されて,そこにかりそめの安堵がもたらされます.こうなっていくと,治療者とともに心理的な痛みに触れ,自らの感情を体験していくことは妨げられます.

　この病的なパーソナリティのもとでは,自身の真実を知ろうとしない,あるいは真実を隠そうとする,偽るといったコミュニケーションがなされます.しかし一方,患者の内面には,スプリットされてはいますが,病的状態を憂慮し治ろうとしている健康な自己もいます.治療はこの健康な自己との協働作業です.面接では,いまどちらの自己がコミュニケートしているのかを把握することが必要となります.

## 2 治療の構築

### a. 治療目標

　力動的な精神療法における治療の目標は,単に身体の健康を回復することではありませんし,発病前の状態に戻ることでもありません.病的な状態をもたらすあり方をみていくプロセスにおいて,普通にある自分を認め受け入れること,痩せを求める行為を放棄し,理想的ではない自分であるという現実に直面して,悲哀に基づいた抑うつ不安にもちこたえていくことにあります.その結果として,健康な身体の回復がなされます.すなわち,健康な情緒の回復を目標とします.それは,悲しみを悲しみとして感じる能力の回復であり,心的な事実をみて,自ら考え,感じ,葛藤し,苦痛な情緒にもちこたえていくことです.真の不安や葛藤に触れ,病的パーソナリティによる偽りの安定に留まらずにいられる

ようになることは，能動的に等身大の自分を生きることへとつながります．

**b．治療の枠組み**

　治療のセッティングは，その病的行動の程度や生命危機の有無によって異なります．病的行動が激しく，自傷や情緒的な不安定さが目立つ場合には，マネージメント[131]が優先されます．また，特に治療初期には，マネージメントが的確になされることが重要となります．

　1）マネージメント[328]

　身体を危機に陥らせる病態である以上，身体管理を含め，治療全体を見通したマネージメントは必須です．マネージメントとは，治療構造や枠組み，治療環境の保全などを管理し，治療展開を予測して対処していくことですが，激しい情緒的な混乱に対処するためにも，この役割は医師が担当することが望ましいでしょう．

　その患者にどんな摂食の問題があり，どんなパーソナリティがあるのかを見立てることから始まります．そして，家族を含めて患者とともにこの病態の本質は何かを話し合っていき，治療構造や病的行動への対処についての枠組みをつくり，治療スタッフを役割分担し，連携できるようにします．このとき，治ることの意味を話し合うことや治療展開の予測を伝えることも必要です．

　治療には，マネージメント担当の管理医，ケアにかかわる看護師，精神療法を担当する医師か心理士でチームを組むことが必要でしょう．治療全体を把握するオリエンテーションがなされることは，その後の経過にかかわってきます．非医療施設で心理士が一人で請け負うには，摂食障害の本質を考えると無理があり，秘かになされる病的なあり方に加担する結果を生む可能性が高くなります．

　そして，「病的行動を止める，食事の量や内容，時間，場所を他の家族と同じパターンに維持するようにする」など行動に対する枠組みを提示し，実行するようにしていきます．心理的な問題（本来抱えている葛藤や不安）への力動的精神療法の設定は，この一環したマネージメントの中で行います．

　治療者が積極的な治療構造を決めることから，摂食障害の治療は始まります．

　2）構造化された力動的精神療法導入時の工夫

　医師によるマネージメントがなされ，構造化された力動的精神療法が導入されるのですが，医師が担当することも心理士が担当することもあります．管理医と精神療法担当者とを分けて[136]行ってもよいですし，一人の医師がその両方を兼ねることもあります．

　精神療法は，心理的な治療目標をあらためて話し合うことやここでなされる治療の意味を共有することから始まります．

　確保された空間と約束された時間に面接場面を設定するという，一貫性，恒常性，明示性があることは，力動的精神療法一般にいえることです．面接時間は，30～50分間に設定することが多く，面接回数は，週1～2回が一般的です．しかし，摂食障害者の病的行動や真の治療的触れ合いを回避する病理性を考慮して，週3回は面接することが望ましいとの見解もあります．面接の開始時刻や時間，回数の設定は，十分な話し合いのもとに決

定し，決めた後は安易に変更しないことを前提とします．治療者側からの頻回な変更は，信用のなさや治療者に従わされているとの思いを強くさせてしまい，治療抵抗を生み出しやすいからです．

面接形態は，寝椅子を用いるよりも90°対面で行うほうが，被害感や恐怖感からの治療中断を防げます．また，心理的な問題を話す面接であっても，行動の病であるゆえに外的な事柄や身体状況も同時に扱う必要性がありますから，対面のほうが適しています．

その診療を保険でまかなうのか自由診療にするのかは，治療を行う環境によって異なるでしょうし，頻回の面接を保険ではカバーできないという事情もあります．いずれにしても，患者にどういった支払いを求めるかは，あらかじめ決定しておく必要があるでしょうし，治療に対する責任を患者本人にももってもらう意味でも，話し合いをする意義のあることです．

### 3）面接の構造化に伴う問題点

キャンセルや面接途中で退室するといった行動化は，内的痛みに触れることを避け，病的状態に留まろうとする患者の病理性から生じることが多いものです．また，都合よく治療者を利用しようとする自己愛的心性の現れでもあるでしょう．この行動化の意味を患者とともに話し合うことは必要です．あまりにそれが頻回のときは，管理医と対処を検討します．

予定外の面接を求めてくることもあります．その面接が必要かどうか，今生じている事態が予定されている面接の中で扱えないものかを十分に検討をしたうえで，応じるか否かを決定します．今なぜその面接を求めてきているのかを考えることです．安易に予定外の面接を引き受けることは，患者の都合に合わせて面接を利用しようとするあり方に加担してしまうことになりますが，頑なに予定外の面接を拒否することも，緊急事態に対応しない役に立たない治療者として，過去の安心できない対象を転移してきます．それが話し合えれば意味がありますが，傷つきを深くして，その後の交流や理解が深まらなくなる危険もあります．患者の全体を捉えた柔軟でありながらも堅固であり，堅固でありながらも必要なときには柔軟な治療姿勢が問われることになります．

家族との面接を要求してくることもあります．問題を外在化させ，自身の問題から目を逸らす意図がそこに含まれている可能性を考慮する必要があります．マネージメントをする医師が，定期的に家族と会い，患者を支える環境としての家族を援助する必要性はありますが，面接を担当する治療者は，基本的には家族との面接をもつ必要はありません．患者本人の内的問題を大切に考え，面接で話された内容は面接者だけに保持されることが前提であることを，患者本人にも伝えることで，かえって安心した関係を築くことができます．

他のスタッフとの協働の中で，情報の共有が問題となります．基本的には，面接内容は面接者だけに保持されるべきことですが，他治療スタッフとの協働では，情報交換が不可欠です．他スタッフによって，患者の内的傷つきに配慮しない介入がなされる結果を招かないためにも，他スタッフの理解度や秘密保持能力を考慮したうえで，面接内容そのものは伝えずとも，力動的理解を踏まえた生命の危険性，面接でのテーマ，情緒の性質や安定

## ③ 治療のステージ[2,79)]

### a．初期

治療者への査定と治療への抵抗が生じます．患者は，人を信用できませんし自分すら信用できずにいますから，治療者を信用すれば裏切られ傷つけられるとの不安を抱いています．そして，防衛策である摂食をめぐる障害を剝ぎ取ろうとする治療に抵抗を示します．人に頼ることは敗北とも感じているものです．その痛みや弱さに触れるべく介入をし，自分の感覚に無頓着になっていることに気づけるようにしていきます．

この時期には，面接での話題は，食べ物や体型に対するこだわりに終始することが多いのですが，その話題の背景にある疾病否認やみせかけの満足に隠された心理的問題を取り扱い，治療のモチベーションを探し出すようにします．

### b．中期

摂食障害が，心的問題を反映しているとの理解を深めていきます．この時期には治療抵抗が生じ，もとの病的なあり方に戻ろうとすることが生じます．変化することへの恐れや，治ることによって何を恐れているのかについて話し合っていくようにします．健康になろうとする自己とのつながりを保ちつつ，障害に留まろうとする自己は，みせかけだけの偽りの安心を与えていることを明確にしていきます．そして，そのあり方にしがみつこうとすることの奥にある情緒を丁寧に拾ってみていきます．

治療者は，逆転移を通して，患者の怒りや痛みを知るようにしていくことが必要になります．

### c．後期

食べ物や体重にこだわることがなくなっていき，面接での話題が，実存的で情緒的なものへと変化していきます．

生きることをめぐる困難さや，抑うつ感，喪失感について丁寧に繰り返し介入していきます．治ることに伴う罪悪感があることもまた話し合われるべきことでしょう．そして，両親を含めた周囲の人との関係性のあり方について，新たな見地からみることができるように援助します．

「今・ここで」の転移の扱いによって，情緒的な洞察が進んでいきます．

終結を前にすると，再び対象喪失の問題や罪悪感など，これまで扱ってきた問題が再び浮上してきますが，それは，面接者との別れに伴ったものなので，転移の文脈で解釈していくことにより，速やかに収まっていきます．

## ④ 力動的精神療法における介入ポイント

患者の話に真摯に耳を傾けることはいうまでもないことですが，摂食障害は，行為，行

動に自身の痛みが表されているため，以下のことに気をつけながら介入をすることが大切になります．

### a. 内的な事実と外的な事実を両眼視すること

知ろうとしない，あるいは偽るという病的なコミュニケーションをとりますから，語られている内容だけではなく，外的な事実――痩せ続けていることや吐きだこ，顔色，手先の色，吐物臭など――にも目を向けておく必要があります．こうした外的な状態，態度やふるまいには，内的状態が表れているものです．話の内容との矛盾についても話し合っていけることが大切です．

### b. コミュニケートしている自己の性質を把握すること

話される内容に耳を傾け共感的に接するとしても，話をしている自己が健康なそれなのか，病的なそれなのかを見極めないといけません．病的な自己がコミュニケートしているときは，知ろうとしないあり方やその場限りの偽りで面接を埋め尽くそうとします．このときは，声の調子が明るく表面的で軽快であったり，洞察めいた発言であったりします．健康な自己がコミュニケートしているときは，不安や抑うつに圧倒され，心細さに彩られていることが多いものです．

### c. 患者本人の考えや感覚，情緒はどこにあるのかを取り上げること

自分自身も欺いて，他者の考えや感覚を自分のものであるかのように話し，面接者に合わせた話題を提供することがあります．話が流暢に流れ過ぎるときや，知性的であるとき，逆転移として面接者が眠くなるとき，逆に心地良いときは，患者自身が自分を偽っているときです．話題の文字面にとらわれず，その人自身のあり方や，背景にある情緒に目を向け，扱っていくことが必要です．

### d. 陰性転移を扱うこと

面接をしていると，蒼古的対象関係すなわち人生ごく早期の対象関係が面接場面にもち込まれます．これは自身の内面につくりあげられた無意識的な空想に基づいた対象関係です．陽性の転移状況も展開されますが，あたかもハネムーンのような偽りの陽性転移や，迫害的な対象として拒絶されるという陰性転移が生じてきます．そのときには，転移対象に同一化してしまうことなく，中立性を保ちながら，この転移状況を扱う必要があります．

### e. 転移を見極めること

いま，どんな転移が生じているのかを見極めるには，その人の内的な世界に彩られた対象関係がどのようなものであったのかについて，面接場面における情緒交流の中で見出していくことです．「今・ここで」の感情を取り上げていくことで，生の情緒が浮かび上がってきます．面接室に漂う雰囲気にも目を向けておきます．そして，その人の中に生じている情緒として解釈する工夫が必要です．

#### f．再構成の解釈は慎重であること

　乳幼児期の両親との関係性が，患者の内的世界を形成しているとの理解は，患者の感情や空想を知るには大切です．ただ，それは治療者の理解として留めておくほうがよいと思います．なぜなら，安易に解釈することによって他罰的となり，親のせいにして，自分の問題として考えなくなってしまう傾向を示すからです．

#### g．逆転移をモニタリングしておくこと

　面接をしていると，面接者の中にも種々の感情が生じてきます．摂食障害の人との面接では，気持ちが触れ合えない感じであったり，無力であったり，惨めさや憎しみ，怒りであったりが生じやすいようです．それらの感情は，面接者自身の個人的なものであることもありますが，患者からの投影の結果惹起された可能性もあります．面接者は，自身に生じる苦痛な感情を排除せず，それがどのような性質のものなのかについて熟考することが必要です．そのうえで，その場での患者との交流として患者に返していきます．

### 5 併用治療について

　治療は，他の医療スタッフとの協働で行うことが必要となります．他のスタッフによって身体状況を把握し，身体的なケアを行うことは必須のことですし，マネージメントをする医師によって，定期的な家族との面接をすることも，環境を整えるうえで必要なことです．また，情動の不安定さや不眠などの改善のために一時的に薬物療法を併用することもあります．

　自分の感覚に気づいていく意味で芸術療法や作業療法，身体を感じるためのリラクゼーション，精神分析的グループ療法はなされてよいと思います．ただ，他の治療法を併用するときには，その治療によって生起してくる情緒について面接で取り扱われる必要があります．また，力動的な精神療法の経過中に，治療者も患者も他の治療法を選択したくなる場合には，治療者側では逆転移感情に耐えられなくなった可能性，患者側では治療抵抗が生じている可能性があります．両者で十分に検討したうえで決定がなされるべきでしょう．

### 6 治療終了後の注意事項

　面接を終了するときには，症状レベルでの改善に留まっていないかや残された課題について話し合っておくことが大事です．もしそうであるなら，これから先の人生において，その課題に直面したときに，摂食障害あるいは抑うつ状態に再び陥る可能性があるとの予測を伝え，そのときのその人なりの対処の方法をあらかじめ話題にすることは，面接終了時になされるべきことです．

　マネージメントを担当する医師は，その可能性について承知したうえで治療を終了し，再発時にはその後の治療設定をしなければなりません．

　しかし，面接においてその人の情緒的な問題を取り扱い，その人なりの理解ができているならば，再発せずにその後の人生を送っていけるものと思われます．人生における危機が訪れたとき，苦悩し葛藤することはあるでしょうが，それを周囲の人とともに分かち合

い，葛藤を葛藤として悩みながらも情緒的な危機を乗り越えていくという普通の対処ができるようになります．

## C おわりに

摂食障害を治療しているときには，問題行動は当然起こってきますし，裏切られたという絶望感が治療者側に生じます．それは患者自身の思いが投影されたものでもあるでしょう．患者は良くなることへの恐れから，反復強迫を繰り返します．こうしたことを留意しつつ，柔軟でありながらも真正面から患者自身と対峙する姿勢で治療に当たることが，治療者に求められます．

力動的な精神療法は，情緒的な葛藤を摂食障害という症状ではなく，悩みつつ悲しみつつもその人なりに解決していくことを援助する治療法です．その摂食障害の力動的精神療法について，パーソナリティ理解とともに面接展開とその実践的な要点を述べました．

（鈴木智美）

# 7-9 薬物療法

## A 治療目標と治療経過中の評価と注意

### 1 治療目標と薬物療法の位置づけ

摂食障害患者の治療目標は決して肥満させることではなく，日常生活に支障をきたすことのない体力を得るための健康維持という観点に主眼をおくことが重要となります．

その際，薬物療法単独で治療目標を達成するには限界があり，他の治療法の組み合わせのもとに症例に見合った治療が選択されることが合理的です．

精神療法のうち認知行動療法（cognitive behavior therapy; CBT）はBNに対する治療としてのエビデンスが示されています．

今日においては薬物療法の位置づけとしては，他の治療法を容易にしたり，またはその効果を高めることで摂食障害からの回復に役立つ手段となりうる補助療法と考えられています．

### 2 治療経過中の評価と注意

治療経過中も患者の有する心理的問題については共感と理解をもち，かつ患者の言動が両価的であることも十分心得ておく必要があります．従って治療を急ぐことなく治療経過

表7-13 摂食障害にみられる併存症

| 気分障害 | うつ病, 気分変調性障害, 双極Ⅱ型障害 |
|---|---|
| 不安障害 | 強迫性障害, パニック障害, 社交不安障害, 全般性不安障害 |
| パーソナリティ障害 | 境界性障害, 演技性障害, 回避性障害, 依存性障害, 強迫性障害 |
| 物質関連障害 | 薬物依存・乱用, アルコール依存・乱用 |

中も身体的側面, 摂食行動および精神的側面を評価し, 心身の安定や健康行動に近づいた際は本人の努力を称賛し, コメディカルや外部資源(家族や養護教員など)の協力・支援のもとに治療者は焦らず辛抱強く接する姿勢が重要です. その際 A–T スプリット方式(身体管理医と心理療法士が役割を分担して行うチーム医療)が治療的接近や包括的医療として役立つこともあります.

児童思春期の AN 患者では家族へのアプローチも有効で, 家族に介入することが患者の問題解決につながることがあります. 経過途中でも検査で生命的危機が迫ると判断された場合には当然入院の適応となり身体管理が優先されます.

また精神科的な入院適応として自傷行為, 自殺企図, 問題行動, 重篤な精神合併症や薬物・アルコール依存が知られています.

心理的問題の解決にはコメディカルを加えた体制での継続したバックアップが望まれます.

ところで BN をはじめとする摂食障害患者では注意するとうつ病や強迫性障害, パニック障害, 社交不安障害などの不安障害をはじめ表7-13に示す併存症(comorbidity)が認められることが少なくありません. これら併存症の存在にも十分注意し, 必要に応じた適切な薬物療法を行うことも摂食障害患者への薬物療法への一助となることを認識する必要があります.

## B 治療終了後の注意事項と転帰

治療により体重が回復し食習慣の再学習がなされ, 体重が一定に維持された時点で治療の終結となりますが, 摂食障害ではその後に再発例も多く, 中には死亡例もみられ経過も慢性であり, 長期間のフォローアップで再発を防ぐ態勢を構築するためには今後摂食障害専門の医療施設が国家レベルで新設されることが望まれ, さらに専門医の養成と症例に見合う専門施設の充実が必要です.

ドイツでの AN 入院例を 12 年間追跡した結果, 社会機能やパートナーシップの向上, 体重や月経など身体の回復の可能性が示唆されるとともに, 一方では高い致命率, 再発率の多さと, 高率な併存症など慢性的経過が示されています[62]. すなわち死亡例は AN ($n = 103$) で 7 例, BN ($n = 196$) で 4 例. 再発例は AN で 43%, BN で 30% でした. 併存症は気分障害が AN で 21%, BN で 17%. 不安障害が AN で 29%, BN で 22% でした. また BN の約 70% が比較的良好な経過を示しますが, 併存症がみられると予後不良でした[61].

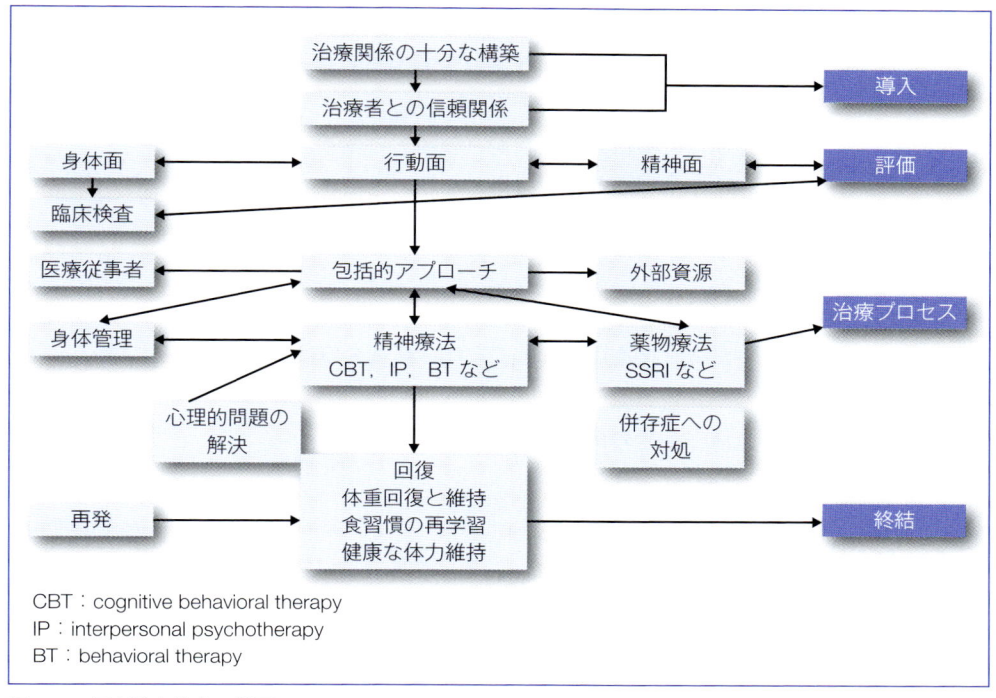

図7-6 摂食障害治療の概要

　わが国での経緯に関する調査[220]では回復率53％，部分回復16％，摂食障害持続24％，死亡7％であり併存症や行動異常，長期間の罹病，過度の低体重および初発年齢の高さが転機不良と関係するとされています．

　これまで記述してきた治療概要の要点をまとめて図7-6に示します．

## c 薬物療法

　摂食障害ではANとBNの相互移行やEDNOSもみられ，臨床上排出行為を認めないBEDを扱う機会も少なくないため，AN，BN，およびBEDの薬物療法について記述します．

### 1 薬物療法の目標

#### a．ANの薬物療法
　ANの薬物療法の目標としてあげられるものは以下のごとくです．
1）体重の回復を促進するとともに，その後の体重を維持する効果
2）急性期（痩せの時期）での忍容性と安全性
3）長期使用での忍容性と安全性
4）併存する精神病理に由来する病状の治療

### b．BN の薬物療法

BN の薬物療法の目標としてあげられるものは以下のごとくです．
1）むちゃ食いと排出の消失
2）急性期治療完結後の症状からの消失と体重維持
3）併存する精神病理に由来する症状の治療
4）長期使用での忍容性と安全性

### c．BED の薬物療法

BED の薬物療法の目標としてあげられるものは以下のごとくです．
1）むちゃ食いの消失
2）体重減少とその後の体重維持
3）忍容性と安全性

## 2 AN に対する薬物療法（狭義）

AN に対し摂食行動を正常化して体重を正常範囲内に回復させる薬物は実証されていません．また再発の予防効果に関して評価は一定ではありませんが選択的セロトニン再取り込み阻害薬（selective serotonin reuptake inhibitor; SSRI）での検討が散見されます[139, 374]．

一方身体像や体重に関し妄想的思考や認知の歪みが著しい場合には第 2 世代抗精神病薬であるオランザピンやクエチアピンなどの少量投与の効果が検討されていますが[27, 181, 197]，いずれも前述した AN の薬物療法の目標に届くものではなく，今後大規模で長期間にわたる詳細な検討が必要ですし，これら薬剤はわが国においては保険適用外となります．

これら薬剤は重大な副作用として糖尿病（重症）が知られ，その予知には血糖の測定が必要となり，その他過剰投与にも注意が必要です．

なお，AN の薬物療法の目標の 1 つである併存症に対する治療は，必要に応じてなされることが重要です．

## 3 広義の薬物療法としての対症療法

AN では低体重に起因する身体合併症がみられることが少なくありません．

身体合併症としては徐脈，低体温，低血圧，骨塩量減少，骨粗鬆症，貧血，低ナトリウム・カリウム血症，肝逸脱酵素上昇，低血糖，運動障害，意識障害などが知られています．

低体重に比例して身体的合併症は増加し，重篤な合併症〔低血糖性昏睡，腎不全，マロリー・ワイス（Mallory-Weiss）症候群，低カリウム血症など〕では内科的緊急入院が必要となります．

本項では外来治療で行う対症療法としての薬物療法に関して AN にみられやすい身体症状を主体に記述します．

### a．栄養療法の補助的側面

AN では長期間の低栄養に由来する消化機能の低下が消化器症状（胃部のもたれ，不快

表 7-14　外来で行う広義の薬物療法の処方例

| | |
|---|---|
| 1. 胃部不快感に対して<br>モサプリドクエン酸塩水和物(5 mg)　3錠　1日3回　毎食前<br>　あるいは<br>ドンペリドン(60 mg)　坐薬　1日2回限度<br>2. 便秘に対して<br>酸化マグネシウム　1.5～3.0 g　1日3回服用<br>　あるいは<br>センナエキス　40～120 mg　1回　就寝前<br>3. 浮腫に対して<br>フロセミド(20 mg)　1～2錠　朝1回<br>　あるいは<br>スピロノラクトン(25 mg)　1～2錠　1日1～2回 | 4. 不眠に対して<br>ブロチゾラム(0.25 mg)　1～2錠　就寝前<br>　あるいは<br>フルニトラゼパム(2 mg)　1/2～1錠　就寝前<br>　あるいは<br>レボメプロマジン(5 mg)　1～3錠　就寝前<br>5. 不安・緊張に対して<br>ブロマゼパム(2 mg)　3錠1日分<br>　あるいは<br>ロフラゼプ酸エチル(2 mg)　1錠　夕方～夜1回 |

感，腹痛，便秘など)として出現し，これら不快な症状が改善されると心理面でのゆとりが生じて治療意欲が促進されることがあります．

消化器症状の改善に使用されるものにモサプリドクエン酸塩水和物，ドンペリドン，テプレノンや漢方薬として六君子湯などがあげられます．

緩下薬は酸化マグネシウム，センナエキスなどが用いられます．下剤乱用は要注意です．

### b. 身体的合併症の薬物療法

自己誘発性嘔吐に伴う逆流性食道炎に対してヒスタミン $H_2$ 受容体拮抗薬やプロトンポンプ阻害薬を使用しますが，必ず嘔吐後の内服を指導します．

浮腫に関しては少量のループ利尿薬とカリウム保持性利尿薬を併用しますが，内服での効果が乏しい際は注射液を使用し，外来での治療では限界となります．利尿薬乱用は要注意です．

### c. その他の症状への対処

不眠を認める際は，ベンゾジアゼピン系睡眠薬ないしフェノチアジン系抗精神病薬を用い，長期間の投与は避け，効果の発現をみながら漸減・中止に向けていく姿勢が望まれます．

不安，緊張感，肥満恐怖に対してベンゾジアゼピン系抗不安薬を使用することもあり，これら広義の対症療法としての処方例を一括して表 7-14 に列記します．

## 4　BN，BED に対する薬物療法(狭義)

近年 BN 患者に対する過食や嘔吐の改善に向けた SSRI による無作為割付比較試験(RCT)-二重盲検試験(DBT)でのエビデンスが集積されつつありますが，わが国においてその効果が証明された承認薬はありません．

ちなみに FDA が BN 患者治療薬として承認したものにフルオキセチンが知られていますが，わが国では使用できません．BN に対する長期投与としてフルオキセチン 60 mg/日(F 群)を 16 週間投与したプラセボ対照試験(P 群)[88]では，嘔吐回数でみた反応率は F

**表 7-15 併存症が認められた場合の薬物療法（SSRI）**

1. うつ病・うつ状態，強迫性障害，社交不安障害などを併存している場合
   ・フルボキサミン…初回夕食後 25 mg を 1 回投与し，その後 1 週間に 25 mg ずつ増量し至適量を決める．150 mg まで増量可，朝・夕食後の 2 回分割投与する
2. うつ病・うつ状態，パニック障害などを併存している場合
   ・セルトラリン…初回夕食後 25 mg を 1 回投与し，その後 1 週間に 25 mg ずつ漸増し至適量を決める．100 mg まで増量可
3. うつ病・うつ状態，強迫性障害，パニック障害などを併存している場合
   ・パロキセチン…初回夕食後 5〜10 mg を 1 回投与し，その後 1 週間に 10 mg ずつ漸増し至適量を決める．40 mg まで増量可

群 53.1％，P 群 35.0％，むちゃ食い回数でみた反応率は F 群 51.4％，P 群 36.0％で，他の研究でも本剤は BN 患者の過食と嘔吐の改善に役立ち[63]，また抑うつの有無に関係なく効果を認めます[89]．

SSRI のうちフルボキサミン[116, 183]やセルトラリン[179, 182, 264]の BN ないし BED に対する RCT-DBT が施行され，過食や嘔吐への有効性が公表されていますが，その多くは治療期間が 8 週間以内[18]で長期間の追跡がなされていません．

メタ解析について急性期治療でみると，BN[18]においてむちゃ食いの減少 57.0％，寛解率は 20％以下で忍容性が低く，脱落率は 40％に達しています．BED[280]については寛解率は 48.7％（プラセボで 28.5％）に認められています．

これらの対象の多くは成人であり，児童思春期での有効性については今後の課題です[364]．

併存症に対する治療は BN においても AN と同様に重要で，SSRI が使用され（**表 7-15**）同時に過食・嘔吐の改善にも役立つことがあり，わが国で使用されている SSRI はフルボキサミン，セルトラリンおよびパロキセチンで，いずれも少量からスタートし，副作用として賦活症候群，セロトニン症候群，意識障害，痙攣が出現した際は薬物を中止し，投与初期に生じやすい消化器症状にも留意します．

薬物を服用する時間帯は嘔吐する患者には嘔吐しない時間帯を選び，嘔吐しない患者には夕食後投与します．

また BN 患者では既往に自殺念慮や自殺企図がみられることがあり，24 歳以下の患者でのリスクとベネフィットを考慮する配慮も必要となります．

いずれにせよ BN ならびに BED 患者への SSRI による過食防止効果は短期間に限定されたものであり，他の治療法との組み合わせのもと実践されることが現実的であります．

## 5 薬物療法と精神療法の併用[4, 87, 93, 231, 307]

今日では摂食障害は慢性疾患であること，また再発しやすいことを特徴とし，薬物療法での効果は短期での検証がほとんどであることから，薬物療法に加え他の精神療法も当然必要となります．

薬物では BN で短期の改善に役立つものの，治療は不十分で，精神療法と薬物療法の併用がなされる場合が多いものです．

精神療法と薬物療法の併用が薬物療法単独よりも寛解率が高いとし，また薬物療法，CBTおよび両者の併用で3群比較した研究では，BNにおいてCBTが薬物療法より有効性が高く，CBTと薬物の併用はそれぞれ単独の治療法より有効であるとされています．

CBTをはじめとするさまざまな精神療法は薬物療法の導入としての初期治療のもとにお互いに相乗的に作用してその効果が統合されていくことが期待されます．

（筒井末春）

# 7-10 芸術療法

## A 芸術療法とは

### 1 目的

芸術療法とは，絵画，フィンガーペインティング，造形，写真，陶芸，箱庭，コラージュなど，芸術活動を通じて心身の健康を回復する心理療法です．

その特徴は，単なる言語表現では示すことのできない，心の内奥の心的現実を捉えることができるというところにあります[128]．そして，言葉と，言葉以外の媒体（絵画など）で表現されたものが相補的に作用して治療が進展すると考えられています．患者はふつう意識下にさまざまな不安や葛藤を抑圧しているので，時には本人が気づかなかったような内容が思いがけず表現されることもあります．また，表現行為そのものがカタルシス効果をもつという点も芸術療法の特徴の1つとなっています．

### 2 導入に際しての留意点

摂食障害の患者は，心身の危機状態にあることが多く，芸術療法の導入に際しては，身体的危機状態を脱していること，主治医の許可を得ることが必要です．

### 3 適応と禁忌

感情表現が抑制されている場合や，人とうまく交流ができないと感じている患者が，導入の対象になるでしょう．時間や場所，使用する画材の種類，表現法（自由に表現させるのか，下絵を用意するなどある程度の規定を設けるのか，など）において枠（制限）をしっかり設定できるときは，感情や衝動の統制が難しい患者にも有用です．

禁忌は，感情や衝動が統制困難なほど表出される，あるいはそれが予想される患者です．自傷行為などの激しい行動化や過食嘔吐の増悪，感情統制が困難，高い不安や精神症状の増悪，極端な退行状態を誘発する場合なども導入を控えます．

## 4 治療過程における芸術療法の位置づけ

媒体を用いた芸術療法の流れは，以下に示す心身医学的治療の5段階[3]に沿ったプロセスをたどります[15]．

#### 第一段階：治療的な人間関係の確立と治療への動機づけ
ありのままの感情が出せるような保護された場を提供し，感情の表出，発散を促す．

#### 第二段階：ストレス状態からの解放，安定と症状消失の体験
さらなる感情の表出，発散，カタルシスを促し，患者のイメージの広がりを援助する．

#### 第三段階：心身相関の理解，適応様式の再検討
感情や情動の表出により症状が緩和する体験を提供する．表出のプロセスと結果としての作品から患者の内面や問題点を確認し，適応様式の改善点を見出す．過度の感情や衝動の表出は症状の増悪をもたらすことがある．衝動がコントロールできない場合には，薬物でのコントロールが必要である．

#### 第四段階：より適切な適応様式の習得
患者の試行錯誤やモデリング，失敗体験とその修復などが，芸術療法のもつ安全な枠の中で進展するように援助し，より適切な適応様式を習得する．

#### 第五段階：治療関係の解消
治療者は患者とともに内面の変化を確認し，変化を定着できる試みを行う．治療者への依存から自立に向けて，必要な場合は移行対象（治療過程や治療者との連携を象徴的に表現するもの）を作成する．

芸術療法を実施する際には，治療のどの過程においても，主治医や他の治療者との連携が欠かせません．特に芸術療法は，患者の無意識な側面を受容的・母性的に扱っていきますから，時には厳しい治療を強いざるをえない父性的な対応が必要になる主治医との情報交換は不可欠です．患者が不要な対立的視点をもたないよう，あるいは患者の対立的視点に巻き込まれないよう，治療者間の連携は非常に重要です．

## B 芸術療法の導入例

### 1 当科での芸術療法の目的

国立国際医療研究センター国府台病院心療内科での導入例を一例として紹介します．当科では，入院患者に対して集団による芸術療法を行っています．

摂食障害の患者は，自己評価が低い，常に人の顔色をうかがっている，自己表現が苦手

である，良好な対人関係が得られにくい，といった傾向が共通してあるといわれています．そこで，他者との対人交流を行うきっかけづくりを提供することを目的に，集団による芸術療法を治療に導入しています．

われわれは集団芸術療法の治療的要因を，次のように考えています．
- 非言語的表現手段を用いるために，言語表現が難しく人との交流が困難な人々も，自分を表現しつつ，他者とかかわりながら参加することができる．
- 作品を通し，お互いの気持ちやイメージをシェアリングすることができ，グループからの共感や支持を得る体験をすることができる．
- 他メンバーの作品からの取り入れなど，相互作用が活性化する．
- 他メンバーの作品，コメントを通じて，自己への気づき，他者理解につながる手段となる．

## 2 集団芸術療法の実際

当科で行っている芸術療法は，ウィンドウカラーとコラージュの制作です．

それぞれ週1回，15時～17時までの2時間，病棟内で実施しています．指導は，心理療法士が担当しています．導入にあたっては，身体的危機がないこと，主治医の許可を得ることを条件にしています．

### a．ウィンドウカラー

ウィンドウカラーとは，透明なスライドに下絵を写し取り，色を着けてステンドグラスを作成する課題です．目標は，①他の人と場を共有しながら行う個人作業を通して，他者とかかわることができるようになること，②1つの作品を最後まで作り上げ達成感を得ること，です．

この課題は，単純で，決められた手順を踏めば，誰でもある程度上手に仕上げることができ，自己の表現をあまり必要としないものです．従って，個人の内面に働きかけることは困難ですが，対人緊張が強い摂食障害患者にとっては，課題の自由度の低さが安定感や安心感をもたらし，課題自体を支えにして，集団という不安な場に参加できるようになっていくと考えられます(図7-7)．

### b．コラージュ

コラージュは，雑誌やカタログから，写真・絵・文字などを切り抜き，画用紙に糊で貼っていきます．目標は，①自由な自己表現ができること，②作品を媒体とした，対人交流を行うこと，です．

コラージュは，雑誌の切り抜きを台紙に貼って作品を作ることで，各人のオリジナリティーを発揮できます．そのできあがった作品を通して，自己への気づきが促されるとともに，一緒に作業をしている他者への理解や対人交流も促進されていきます(図7-8)．

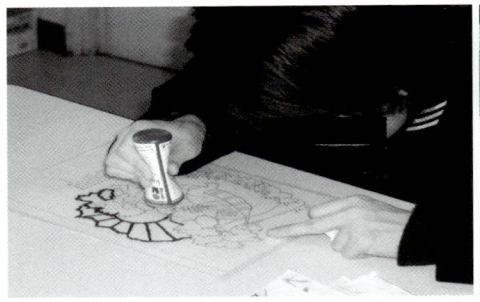

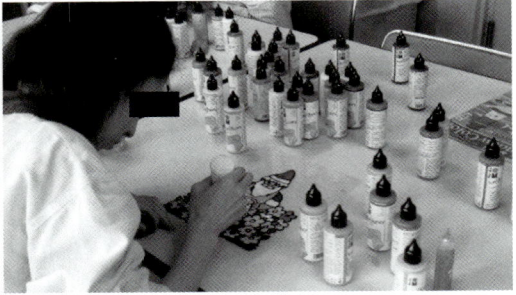

- 「作業療法に参加するようになって，今まで苦手だった〈他人との会話〉が少し楽な気持ちでできるようになったし，会話の中にも入っていけるようになった．皆も頑張っているって思うと，自分も頑張れた」
- 「話しながら作業ができるようになったので，これを仕事にも生かしたい」
- 「理想と現実にできることのギャップが大きくて苦しむことが多いけれど，この作業を通して，それを調整できるようになりたい」
- 「今日は作業をやりすぎず，ほどよくできた」
- 「手作業に楽しみを見出した」

**図 7-7　ウィンドウカラー制作の様子と参加後の感想**

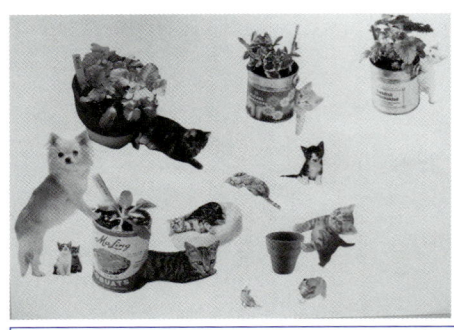

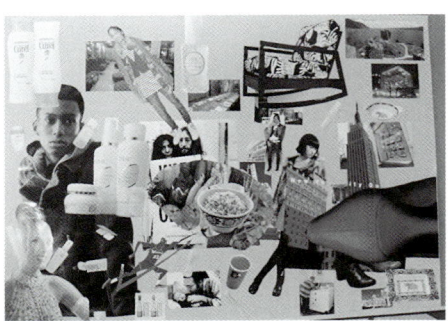

- 「皆，個性的でびっくりしました．もっと自由でいいんですね」
- 「○○ちゃんが，△△の切り抜きを見つけてくれて嬉しかった」
- 「自分のやりたいことが具体的になってきて，自分の本当のキモチわかるような気がしました」
- 「いっぱい好きな写真貼れてよかった．すっきりした気分」
- 「手を動かしているうちに，イメージがわいてきて楽しかった」

**図 7-8　コラージュ作品と参加後の感想**

### c．治療効果について

　当科では，他者との対人交流を行うきっかけづくりを提供することを目的に，集団による芸術療法を実施しています．ここでは，自己表現をあまり必要としない単純な個人作業を通して参加者とかかわるため，対人緊張が高い摂食障害患者であってもその集団の場に継続して参加することが可能です．

　当初は個人の作品を作成するためだけに参加していた患者が，次第に集団の場であることを意識し始め，少しずつ人と交流できるようになり，人とかかわることの不安が減った，集団に対する苦手意識が弱くなった，とおっしゃるようになりました．

　集団による芸術療法の導入が，摂食障害患者の特徴といわれている，対人緊張が高い，

表現の自由度が高い作業活動（コラージュなど）
・工程，テーマ，表現，素材などの枠が緩やか
・作り手が判断し，決定する要素が多い
・本人の固有な解決パターンを用いないと完成できない
・自由度の高さによって，無意識下の情動や葛藤の解放を促す
・感情や衝動が統制困難な患者は，混乱を招くこともある

表現の自由度が低い作業活動（ウィンドウカラーなど）
・工程，使用する道具，作成するものが決まっている
・技術の差はあっても，同じ工程で行えば同じ結果になる
・課題で個人の内面を扱うことはできないが，枠がしっかりしており安心感がもてる

図7-9　コラージュとウィンドウカラーの特徴

良好な対人関係が得られにくいという傾向を改善する1つのきっかけになっていると考えています．

## c おわりに

　摂食障害では，感情や衝動の統制が難しい患者も少なくありません．従って，芸術療法における枠の自由度をどの程度に設定し，どのような効果を期待するのかを考慮することは大変重要です（図7-9）．

　表現の自由度が高い作業を導入するのか，表現の自由度が低い作業を導入するのか，芸術療法を行う目的や参加者の状態に合わせた適切な枠を選択する必要があります．

　また，実施できる場所の確保，スタッフ間のコミュニケーションの度合いなど，治療者側にきめ細かな配慮が求められます．

　治療を進めるうえで大切なことは，参加者に安全な場を提供すること，導入の目的を明確にすること，治療チームの連携を円滑にとること，などです．

（若林邦江，石川俊男）

## 7-11 再養育療法

### A はじめに

　再養育療法は，摂食障害を対象に主に当科外来で行っている治療法です．再養育療法（reparenting therapy）という用語は，スイスの精神分析療法家Schwingが統合失調症の小児を自分の家に引き取って育てたことに端を発しています[305]．しかし，当科で行っている再養育療法は患者の実の親に育て直しをしてもらうことを意味しており，Schwingらの再養育療法とは異なる概念です．

　"母親が一生懸命に，まるで赤ちゃんを育てるように大事にしているケースほど治りが早く，かつ，きれいに治っている"という臨床場面における観察をその出発点とし，何が患者にとって本当に役に立っているのかを考え，理論を構築してきた治療法です．

　再養育療法を開発した当初は，ANの治療法として発展させてきましたが，BNにもANと同じように適応できます．また，主治医は，身体面の治療も行いながら，情緒・心理面への対応として再養育療法を行っています．

### B 情緒応答性について

　近年，乳幼児に関するさまざまな研究が進歩してきています．母親と乳幼児に関する研究が特に心理学領域で進んでいます．情緒応答性（emotional availability）という概念の重要性は，摂食障害が治癒へ向かうメカニズムを探求する過程で筆者らが再認識したものです．すなわち，情緒応答性とは「母親と乳幼児の間にはパターン化された情緒の信号システムが存在しており，乳幼児が発する情緒信号を的確に読み取り，適切に応答すること」を意味しています．これに対し，身体的応答性とは，おむつを替える，食べ物を与える，などの物理的に応答することですが，最近は，乳幼児の心的発達にとっては，乳幼児の情緒信号に十分に反応する情緒応答性の役割のほうが，身体的応答性よりも重要であることが認識されるようになりました．

　筆者らは，母親の情緒応答性の機能不全の状況が患者の乳幼児期にあることが，思春期に摂食障害を発症する必要条件ではないかと考えています．具体的には，母親が病気（重症で慢性の身体疾患や精神疾患，たとえば癌やうつ病など）であった場合，母親が発達障害傾向にある場合，あるいは，父親が不在（母親が父親の代役をせざるをえなかった場合），家族の病気（患者の父親・兄弟や祖父母などが病気で，母親がその看護・介護に専念せざるをえなかった場合），育児より仕事優先（母親の頭の中は，仕事のことで一杯で，育児は，形だけの身体的応答性に終始していた場合）などがあげられます．

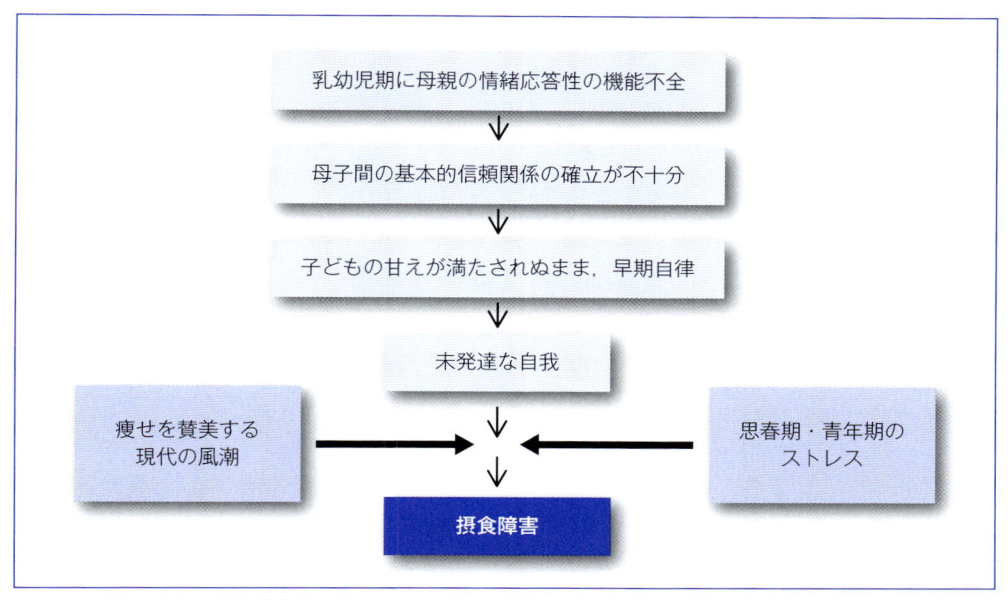

図 7-10　摂食障害の発症機序（仮説）

## C 摂食障害の病理

　摂食障害の患者は，痩せを異常にまで追求する病的心性をもっており，自己のボディイメージについての認知の歪みが認められます．強い痩せ願望や認知の歪みといった特有の精神病理を基底にもつ疾患であるため，病気の背景にある心理的問題を理解することが治療上極めて重要です．

　患者の生育歴を母親に尋ねると，ほとんどの場合「手のかからない良い子でした」と述懐されます．成績も良く，親の言うことをよく聞くまじめな子どもが多く，反抗期らしい反抗期もなかった子どもたちです．子どもは本来，本能的欲求のコントロールがうまくできず，手がかかるべき存在のはずです．すなわち，「手のかからない良い子」とは，自己の欲求を抑圧し，周囲の欲求を読み取って順応した行動をとる，早期に自律した子どもと考えることができます．

　早期に自律した子どもは，常に周囲の意向を気にして行動するため，内面的には自我が未発達なままであり，ストレスに弱い精神構造となっています．一般的に，不安定な思春期・青年期にあって，学業の成績不振や受験の失敗，対人関係の問題など，自信を喪失するような場面に遭遇すると，痩せを賛美する現代の風潮の中，気軽なダイエットから理想化した自己（痩せた体など）にしがみつくことで自己愛を回復し，防衛的に内界の安定を得ようとして摂食障害が発症するものと考えられます（図 7-10）．

## D ストレスと摂食障害

　摂食障害がストレスの大きな関与を受ける段階は 3 つあると考えています．

1. 患者の乳幼児期に母親が情緒応答性の機能不全の状況にあると，本来ならば十分に得られるはずのものが与えられないことは，乳幼児にとって大きなストレスと作用したはずです．そのため，早期自律(年齢よりはるかに大人びた子どもを演じること)が促され，内面的には自我が未発達なままであり，ストレスに弱い精神構造となっています．
2. 一般的に，不安定な思春期・青年期にあって，学業の成績不振や受験の失敗，対人関係の問題などの現実のストレスが，ストレスに弱い精神構造となっている状況下においては，極めて強力に作用するものと考えられます．
3. 日常生活の中における些細なストレスが，ANにおいては，食欲を落とし，また，BNにおいては，過食を誘発することが知られています．

まとめますと，摂食障害の発症の仮説として，「乳幼児期に母親の情緒応答性の機能不全があり，思春期・青年期のさまざまストレスが加わり，痩せを賛美する現代の風潮の中で(つまり，いくつもの要因が重なり)，摂食障害が発症する」と推測されます．

## E 再養育療法の基本的な考え方

摂食障害は退行しやすく，認知スタイルの歪みがあり，食という日常の営みの大きな部分が阻害される疾患です．治療を行っていくには，第一に，母親や治療者がある程度の退行を受け容れ，患者が主体的に問題にかかわることができるような自我を育てることが必要です．そのため，発達促進的に働くような「対象(特に再養育療法では"母親")との満足のいく心地よい関係」が得られることが重要です[171]．これは「人間の情緒的な発達は，喜びや心地よさといった陽性の感情によってもたらされ，また，行動の最大のモチベーションになる」という乳幼児精神医学の知見とも一致するものです[49]．

### 1 再養育療法の具体的な方法

次に具体的な方法を表7-16に示します．

最も大切なものは，1の「患者が今ここで何を考え，何を欲しているのか」を母親に読み取って対応してもらうことです(情緒応答性)．具体的には，「患者に対して症状に伴う歪んだ認知や行動の説得を試みるのではなく，患者の言葉を否定せず，受け容れること」を母親に依頼します．すなわち，患者自身が母親との関係の中で，十分な安心感を体験することにより，葛藤外の健全な自我が起動するよう働きかけるのです．

次に，2は身体接触について述べたものです．20代，30代の患者へのスキンシップの勧めに対し，最初は抵抗感を示すケースもありますが，退行に伴う対応という受身的な意味以外に，統合が失われていた身体を自己化し，再び取り入れていく営みの1つとしても重要なものと考えています．患者が男性でも，母親の判断でスキンシップ(握手する，頭を撫でてあげるなど)も可能と思われます．

再養育療法は単純に患者の言動を受け容れ続けるのではなく，患者の発達段階に応じて適切な援助を行うものです．

表 7-16　再養育療法の具体的な方法

1. **情緒応答性**
  - 「患者が今ここで何を考え，何を欲しているのか」を母親に一生懸命読み取って対応してもらう
2. **身体接触**（患者が男性でも可能な場合もある）
  - 母親と患者は，同室で手をつなぎ，あるいは抱き合って寝る
  - 母親と患者は一緒に入浴する．母親が患者の体を洗ってやる
  - なるべく，患者に母親の体や衣類の一部に触れさせる（歩くとき，座っているときも）

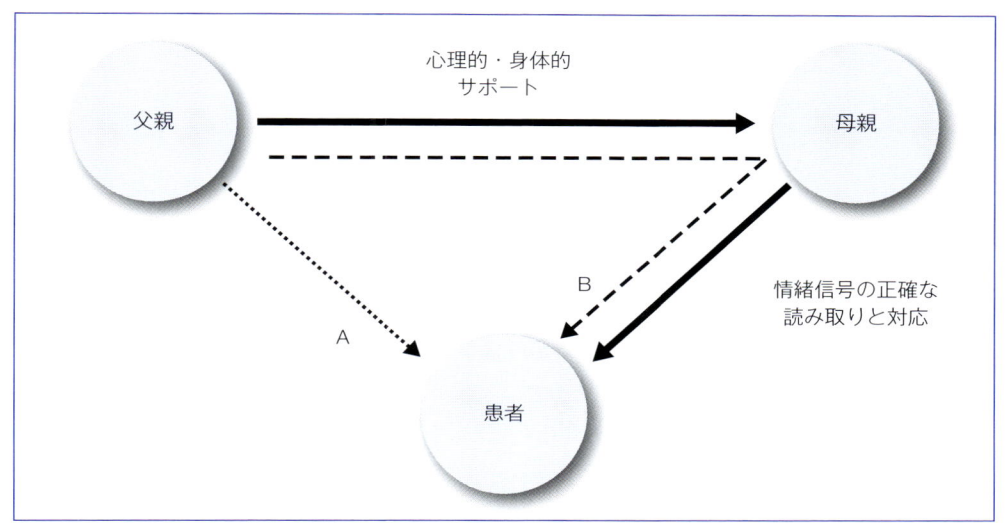

図 7-11　再養育療法の治療構造

## 2 治療構造

### a. 面接場面における外的治療構造

　必要に応じて入院治療も行っていますが，基本的には母子による外来通院にて治療を行っています．

　心理士がかかわる場合の面接の治療構造は，患者・母親別々に個人面接を行い，その後，主治医による母子同席面接を行い，心理士と主治医とで構造を変化させています．これは，家族システムが硬直しているときには同席では治療が展開しないことがあったり，また一方で同席にて母子相互作用を観察することが必要な場合もあるためです．

　面接時間・回数はケースによって異なるが，患者約30分，母親約20分の個別面接および約20分の主治医による同席面接を2〜4週間隔で行う場合が多いです．

### b. 家庭における治療構造

　再養育療法では，家庭での母子の情緒交流そのものが治療的意味をもっていると考えております（図7-11）．しかし，患者は特に母親に対して支配・依存的であり，かつ，物理的に母親を守る構造化が十分でない家庭内で治療が行われるため，家族メンバーがいかに

**表 7-17 再養育療法の適応のためのアセスメント**
導入が困難となりうる下記の要因について検討する

> A. 環境(家族)要因
>   ①実の母親の不在
>   ②母親をサポートする父親の不在
>   ③両親のパーソナリティ上の問題
>   ④両親の身体的あるいは精神的疾患
>   ⑤その他(母親が治療に専念できない状況)
> B. 個人(患者)要因
>   ①衝動コントロールが極めて悪い
>   ②非常に強迫的で,不安が強い
>   ③他罰的傾向が強く,内省が困難
>   ④思い込みが強い

母親を支えられるかが成否を分ける1つのポイントになります.特に父親に対しては,「父親が直接的に患者に強くアプローチする(図7-11 点線A)よりは,母親の愚痴の聞き役になり母親との二人三脚をより強固なものにして母親を精神的かつ身体的にサポートしてもらうように頼みます.父親が母親をサポートすれば,母親が少しずつ余裕をもって子どもに対応できるようになります.父親の子ども(患者)に対する気持ち(子どもの回復を願う気持ち)は結局,母親経由で子どもに伝わります(図7-11 点線B)」と説明します.母親と患者の二者間ではコミュニケーションが直線的になり,強迫的な関係に陥りやすいため,父親を含めた三者間関係化を形成するよう,治療者は意識して治療構造をコントロールする必要があります.

### 3 再養育療法の適応

再養育療法の導入が困難となりうる要因について表7-17にまとめました.必ずしも,これらの要因があると,導入が不可能というわけではありませんが,患者自身の病態レベルとそれを受け容れる環境としての家族のマッチングが特に重要となると考えています.当科では,これらの点を検討したうえで,患者の年齢,性別にかかわることなく導入しています.

この適応に関するアセスメントは,再養育療法を行ううえで,特に重要であり,治療経過の中で必要に応じて繰り返し検討することが必要です.

### 4 退行の問題について

Balintは退行を,良性の退行と悪性の退行の2つに分類しています[20].対象関係のもち方が,不信感,恐れに基づくような悪性の退行が生じる場合は,母親との現実的な結びつきの強化がかえってマイナスにつながるため,適度な距離をとりながら治療を行うほうが望ましいことになります.しかし,悪性の退行を示す患者には常に再養育療法の導入が不可能というわけではありません.これらの患者も依存対象との安定した関係を築き,安心感が得られることを強く欲していますが,それらをまた失うのではないかとの不安から破壊的なかたちで対象とかかわり,心から強く欲しているにもかかわらず,得られないとい

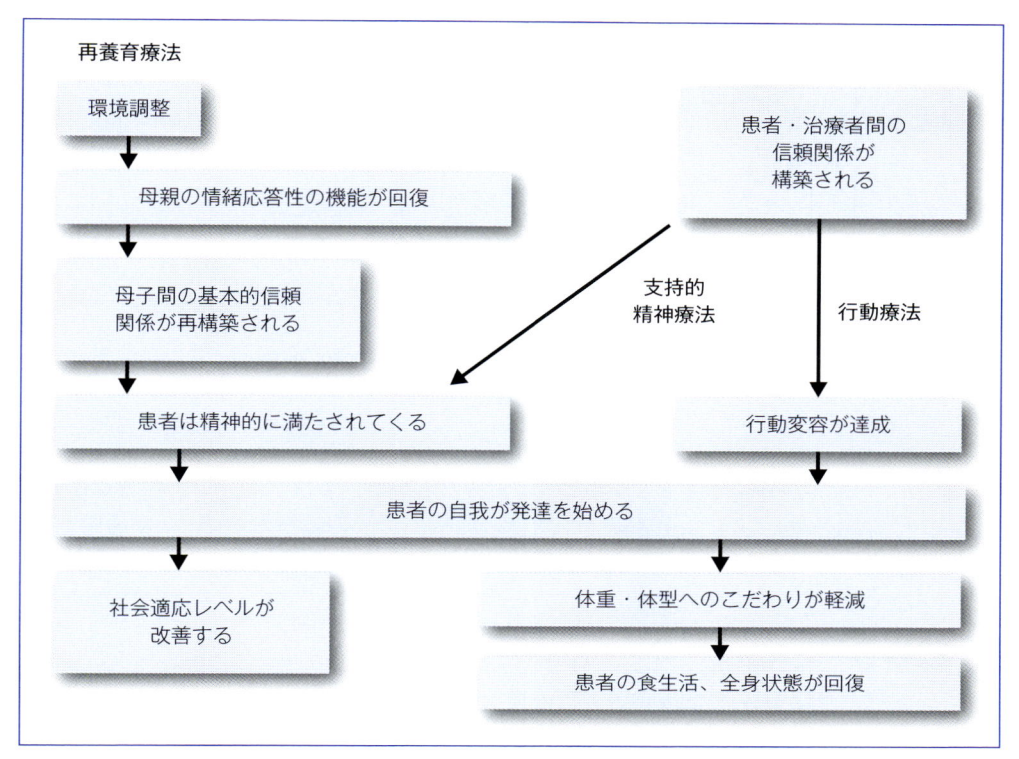

```
再養育療法
環境調整 ──→ 母親の情緒応答性の機能が回復 ──→ 母子間の基本的信頼関係が再構築される
                                                    ↓
患者・治療者間の信頼関係が構築される
        │ 支持的精神療法       │ 行動療法
        ↓                     ↓
患者は精神的に満たされてくる   行動変容が達成
        ↓                     
患者の自我が発達を始める
    ↓                         ↓
社会適応レベルが改善する      体重・体型へのこだわりが軽減
                              ↓
                              患者の食生活、全身状態が回復
```

図7-12 治療機序（仮説）

う切ない苦しさを体験していると思われます．心の病態レベルが重く，悪循環とも思えるような退行を示す患者でも，その苦しさを理解し受け止めようとする依存対象の存在によって，少しずつ対象関係のあり方が変化してくるケースも認められます．その意味でも，患者自身の病態・退行のレベルとそれを受け入れる環境(家族機能の改善の見込み)とのマッチングを検討するためのアセスメントが重要となります．

## F 摂食障害に対する治療的アプローチの選択について

　治療機序(図7-12)に示すように，再養育療法も，行動療法も目標は同じはずです．家族機能の改善が見込まれる場合は，患者本人の治療意欲の有無にかかわらず，再養育療法の導入の適応はあります．

　しかし，家族機能の改善が全く見込みのない状況にあっては，患者の治療意欲があるのであれば，行動療法が選択されるべきです．また，筆者らの経験上，家族機能が十分機能している場合，パーソナリティ障害傾向の症例では再養育療法を，発達障害傾向の強い症例では行動療法を選択したほうが効果が出やすいと考えています．

　再養育療法の適応の決定には，患者自身の病態レベルとそれを受け容れる環境としての家族機能のマッチングを検討することが，特に重要です．家族機能の改善が見込めれば，患者自身の治療意欲の有無にかかわらず，仮に，患者本人が受診できない状況においても

**図7-18 再養育療法を導入した摂食障害患者の長期予後（10年間経過観察）**

| 結果分類 | n | % |
|---|---|---|
| 完全寛解 | 11 | 44 |
| 部分寛解 | 7 | 28 |
| 不変 | 6 | 24 |
| 　（ANR） | (1) | (4) |
| 　（ANBP） | (5) | (20) |
| 死亡 | 1 | 4 |
| 合計 | 25 | 100 |

(Kato, N, Yamaoka M, Ichijo T, et al: The long-term outcome of eating disorders treated with Reparenting Therapy: ten-year follow-up study.)(第11回アジア心身医学会, 2004年沖縄にて発表)

導入は可能な場合もあり，この点は，行動療法をはじめとする他の摂食障害の治療法と大きく異なるところです．

## G おわりに

　わが国の摂食障害患者数の推計値は，10万人当たり1980年は1.8人でしたが，1998年には18.5人と18年間で約10倍と急増しています．摂食障害は，先進諸国の社会現象の病理が反映された現代病の代表といえるのではないでしょうか．

　筆者らは，再養育療法〔母親の情緒応答性を高め，母子間の基本的信頼関係が再構築されるように治療構造を整え，母親に子ども（患者）を再養育させることにより，患者とその家族の病理を修正していくことを目的とした治療法〕を考案し実践していますが，本療法は摂食障害に対する根本的な治療法と考えております．

　また，筆者らは再養育療法を導入した摂食障害患者の長期予後（25例を10年間経過観察した結果）について調査したところ，治癒11名（44％），部分寛解7名（28％），不変6名（24％），死亡1名（4％）でした．72％の患者が部分寛解以上に改善しており，再養育療法の有効性が示唆されました（**表7-18**）[138]．

　摂食障害は，糖尿病や癌などと同様に，罹患しやすい遺伝子をもった個体が，発症しやすい環境の中で育てられ，いくつもの引き金があるとその結果，遺伝子が活性化されて，発症に至るのではないかと，われわれは推測しております．痩せを賛美する風潮に歯止めをかけること，ならびに，再養育療法的発想と再養育療法的かかわり（母親の情緒応答性の機能を高める工夫）は，摂食障害予備軍と考えられる思春期の子どもたちに対し，摂食障害の発症予防にもつながるものではないかと思われます．健全な次世代の育成を目指すために，母親の情緒応答性の機能が十分発揮されるように環境を整備することは，私たちの最重要課題です．

（一條智康，山岡昌之）

## C. 治療導入から終結まで

# 8 入院治療

## 8-1 一般内科病棟での入院治療

### A 摂食障害の入院治療

摂食障害患者に行動制限療法や認知行動療法を用いた入院治療を行える施設は限られています．本項では，一般内科病棟での神経性食欲不振症(AN)の入院治療について述べます．神経性大食症(BN)には痩せはありませんが，自己嘔吐や下剤乱用に伴う合併症に対して入院治療が必要になる場合があります．

### B 内科的入院の適応と目的

#### 1 緊急入院

ANの死亡率は6～20％と高く，救命のために緊急入院が必要な場合があります(表8-1)[113]．ただし，標準体重の55％以下でも数年継続している場合は緊急性が低く，反対に，著しい痩せはないものの1か月に5kg以上の体重減少と消耗があり，絶食に近い場合は入院がすすめられます．入院期間を検査値が改善するまでと限定すると患者の了解を得やすくなります．

内科的治療が必要な低体重患者ほど飢餓による精神症状が重症で，内科の診療システムでは対応できないというジレンマも抱えます．入院を了解しない場合や，著明な抑うつや不安などの精神症状，希死念慮や自傷行為，パーソナリティ障害(境界性など)がある場合は精神科に入院を依頼し，内科が往診で治療することもあります．

表8-1 緊急の内科的入院の適応指針

1. 全身衰弱(起立，階段昇降が困難)
2. 重篤な合併症(低血糖性昏睡，感染症，腎不全，不整脈，心不全，電解質異常)
3. 標準体重の55％以下の痩せ

注釈：重篤な身体合併症である意識障害・運動障害の発生頻度は入院時の体重が標準体重の55％以下では40％と増加し，痩せの程度は意識障害・運動障害の合併を予測する主要な因子である．
(厚生労働省研究班: 神経性食欲不振症のプライマリケアのためのガイドライン, 2007 より)

**表 8-2 摂食障害患者の入院目的**

1) 体重増加：有効な精神療法のためある程度の体重増加は迅速に行う必要がある．患者が希望している通学，体育，課外活動への参加や検査値の改善に必要な体重を目標にする．
2) 嘔吐や下剤乱用などの改善：飢餓の反動としての過食のコントロールは困難であるが，これらの弊害について教育する．制約のある入院環境では過食・嘔吐は減少することが多く，便秘や一過性の浮腫を恐れて自ら下剤量を減らせない患者では，入院中に段階的に減量を図る．身体的飢餓を解消するとむちゃ食いの衝動が軽減することを経験させる．
3) 食事時間を含めた生活習慣の改善
4) 教育：規則正しく栄養バランスの良い食事を学習し（写真を撮らせる），決められたエネルギーを摂取した場合の体重の変化は患者の予想より少ないこと，体調の改善を経験する 1～2 週間の教育入院．
5) 家庭・学校・職場の環境調整の機会

## 2 計画的入院

緊急以外の AN と BN の入院目的を表 8-2 に示します．患者は治りたいけれど体重増加は受け入れられない，過食嘔吐は止めたいが止められない，という矛盾を抱えているため，入院中にトラブルが起こりえます．その予防のために，①患者が主体的に明確な入院目標を決めるように指導して，最短期間のオーダーメイド入院にすること，②目標体重，入院期間，栄養法の種類，食事箋，行動範囲（運動と外出），所持金，過食嘔吐の場所，入院を継続できる限界設定について入院前に具体的に決めておくこと，がすすめられます．家族の干渉から逃れ，食べる恐怖に共感してもらえ，既知のカロリーの食事や点滴治療を受けられることが入院のメリットです．休学や留年を避けるため，休暇を利用しながら複数回の入院で段階的に体重を増加させることもあります．

## C 栄養療法の実際

AN の基礎代謝量は減少していますが，食後の体熱産生は健康女性と同等で，不必要な運動が多いため 1 日のエネルギー消費量は健康女性と差がなく，標準体重 70% の AN 患者では，体重 1 kg 当たりの 1 日の必要エネルギーは 49 kcal との報告もあります[33]．さらに，1 kg の体重増加に必要なエネルギーは 7,000～8,000 kcal で，AN 患者の体重増加は簡単ではありません．食事だけで体重減少を食い止められない，あるいは，迅速な体重増加を得たい場合は食事に加えて経腸栄養法や経静脈性栄養法を追加します．転倒のリスク，過活動の程度を考慮して安静度を決めます．

## 1 食事療法

体重増加の恐怖が強い，あるいは，消化器症状が著しい場合は，入院当初は本人が楽に食べられる食品を許可します．それ以外では 1,000 kcal 程度の食事を，標準食の半分の盛り付け，主食のみ減量，揚げ物や肉料理は代替メニューに変更，食べやすい胃潰瘍食や脂肪分が少ない肝臓病食などを利用するなどの工夫をして始めます．本人の嗜好に可能な範囲で配慮しますが，頻回の変更を予防するために許容できる範囲を最初に説明します．

**表 8-3　AN 患者の経静脈性高カロリー栄養法の留意点**

1) 脱水のためカテーテル挿入が困難なことがあり，十分な末梢点滴を行う．
2) 鎖骨下静脈アプローチでは気胸の合併が多いので，頸静脈アプローチがすすめられる．
3) 超音波で内頸静脈内腔の拡張と位置を確認して挿入する．
4) 腎の希釈能が低下しているので，水分量は 1,000 mL 程度から，インスリン分泌能は低下しているので，エネルギー量は 500 kcal/日程度から開始して，3〜5 日おきに 200〜250 kcal 増量する．
5) 摂食量が 1,000 kcal 程度なら，経静脈性高カロリー栄養は 1,000〜1,500 kcal で維持し，総カロリーは 2,500 kcal 以下．総合ビタミン製剤は必ず投与し，必須脂肪酸欠乏を予防するため脂肪製剤は週 2 回以上使用し，欠乏に応じて微量元素を補う．
6) 体重増加は 1 週間に 1 kg，1 か月で 4 kg 以下が適切．
7) 中止時には，総カロリーは 1 日ごとに 2/3，1/2，1/3 に漸減し，増加した体重を維持できるエネルギーを食事で摂取でき，試験外泊でも体重が減らないこと確認して，カテーテルを抜去する．
8) 重要な合併症は高血糖，肝機能障害，カテーテル感染，再栄養症候群（refeeding syndrome）．
9) 夜間頻尿に対しては夕方〜夜間の注入量を減量．再栄養時に出現する全身浮腫には少量のループ利尿薬と K 保持性利尿薬を併用．過剰栄養による肝機能障害には投与エネルギーを一時的に減量．血糖，肝機能，K，P，Mg などの電解質，Zn などの微量元素のモニタリングを行い再栄養症候群による血清 P 値の低下傾向が認められたら P 製剤を補充する．

## 2 経腸栄養法

　　AN 制限型（ANR），小児，経静脈性栄養法を拒否する場合が適応です．もたれを強く訴える場合，経腸栄養剤を希釈しても下痢が改善しない患者には不適切です．材質はシリコンで 7.5 Fr の極細経管チューブを用います．経腸栄養剤は消化態や半消態も使用でき，微量元素を含有するものがすすめられ，下痢しやすい場合は線維含有や高浸透圧の製剤は避けます．患者自身に挿入・抜去や洗浄方法を教育すると在宅でも継続して行えます．

## 3 経静脈性高カロリー栄養法

　　血管炎の危険があり，末梢血管からは 600 kcal/日程度しか投与できません．胃腸機能が低下して胃腸症状を強く訴える場合，AN 大食・排出型（ANBP）などは経静脈性高カロリー栄養法の適応です．特に本症での留意点を**表 8-3** に示しました[114]．

## 4 栄養療法における心理サポート

　　食べることや体重の変化に困難や不安を抱えている疾患であることを認識すべきです．
　　病院食や点滴のエネルギーは本人に明示します．本人の食事態度を否定せずに良い点を支持しながら，冷えや歩行速度の改善，体温や脈拍数の増加などの自他覚症状や検査値の変化をフィードバックして良い食行動を強化します．
　　栄養療法導入時の急激な体重増加は水分によること，栄養状態の改善に伴う症状（体温の上昇，発汗の増加，食後の動悸，皮膚の落屑，急激な脱毛），自己嘔吐の停止に伴う変化（唾液腺炎，浮腫，便秘の悪化）をあらかじめ情報提供しておきます．
　　本症は心身症であること，健康体重に戻すことだけが治療の最終目標ではないこと，ただし，心理療法が奏効するためにある程度の体重の回復は必要であることを明確に伝えます．著しい低体重では支持的精神療法に尽きますが，体重増加によって心理的に回復して発病にかかわる心理的課題に気づき，社会復帰の不安を強く感じる場合は精神科医や心理

療法士による治療を本格的に始めます．本症を思春期・青年期の課題へのコーピングの失敗と捉え，過去の原因より，今現在，患者が困っている問題の解決に取り組み，認知行動療法的指導を行います．

## D 医療スタッフの対応面での留意点

低体重による記憶や認知能力の低下があるので伝達事項は紙面にする．本症では痩せていても太く見えるというボディイメージの障害があるので体重や体型について押し問答はしない．矛盾した行動や過活動などの本症特有の症状は説得で改善するものではないので格闘しない．体重増加の恐怖は現実問題から回避できなくなる恐怖であることを理解して，体重が増加したときは誉めてもよいが手放しで喜ばない．問題行動（指示や決まりを守らない，虚偽の摂食量の申告，食事や点滴内容の廃棄，過食嘔吐の隠蔽，盗食や万引き）は現場で声かけをして事実を確認して，その行動に至った心理を尋ねて予防や次の治療に生かす，などがすすめられます．また，患者の痩せ願望への捉われの苦しさや摂食の恐怖を受容・共感する一方で，医療スタッフを操作して無理な要求をする言動には譲らない強さが必要です．この対応によって信頼関係がもてたという回復した患者の感想が聞かれます．

## E 治療終了時の注意事項

可能なら試験外泊を行い，食を含めた生活面の問題を検討し，自宅での調理者，食事エネルギー，弁当のエネルギーなどをあらかじめ栄養士を含めて相談しておきます[326]．家庭が安心して療養できる場になること，当面の大きな心理ストレスがないことが早期回復の条件です．患者への対応に苦慮している家族には心理療法士などによるエンパワーメントが必要です．家族を対象にした心理教育用のDVDがあります（http://www3.grips.ac.jp/~eatfamily/）．患者は就学・就労する場合は，養護教諭や職場の上司と連絡をとり，体重に合わせた活動度を調整します．

表8-4 東京女子医科大学高血圧・内分泌内科での2000～2004年の摂食障害の入院の実態

| 入院目的 | 患者数（名） | 平均在院日数（日） |
|---|---|---|
| 緊急入院（低血糖など） | 16 | 23.1 |
| 計画入院 | 162 | |
| ・体重増加 | 118 | 35.9 |
| ・下剤の減量 | 8 | 26.4 |
| ・嘔吐の減少 | 6 | 28.8 |
| ・教育入院 | 8 | 10.1 |
| ・症状の精査 | 14 | 17.4 |
| ・休養 | 8 | 19.2 |

| | 栄養方法 | | | |
|---|---|---|---|---|
| | 摂食のみ | 末梢点滴 | IVH | 経管栄養 |
| 患者数（名） | 55 | 69 | 52 | 2 |
| 入院BMI（kg/m²） | 14.93 | 12 | 11.14 | 8.19 |
| 退院BMI（kg/m²） | 15.51 | 12.63 | 13.11 | 8.58 |
| 入院体重（kg） | 36.8 | 29.6 | 27.1 | 20.2 |
| 退院体重（kg） | 38.2 | 31.2 | 32 | 21.3 |
| 在院日数（日） | 22.1 | 25.2 | 47.8 | 14.5 |

## F 経過と転帰

東京女子医科大学高血圧・内分泌内科での 2000〜2004 年の摂食障害の入院患者はのべ 178 名〔ANR 126 名, ANBP 52 名, 13〜51.7 歳(平均 25), 入院時 BMI は 7.4〜26.4 kg/m$^2$(12.6)〕でした. 入院目的, 栄養療法の方法, 在院日数を**表 8-4** に示しました. 3 回以上の複数入院を必要としたのは 14 名でした.

〔鈴木(堀田)眞理〕

# 8-2 行動制限を用いた入院治療

## A 「行動制限を用いた認知行動療法」とは

九州大学病院心療内科では, AN の入院治療として,「行動制限を用いた認知行動療法」[6, 341, 344, 346] を行っています. この治療は, しっかり食べ体重を増やさなければ何も始まらないという行動療法的枠組みをベースとしていますが, 患者の治療動機, 内面の気づき・心の成長を重視し, 集団療法や家族への対応も含む, 統合的治療です.

心療内科は, 閉鎖病棟や保護室といった, 患者の行動を物理的にコントロールする治療枠をもちません. 患者・家族との間に結んだ「契約・約束」が, 治療の枠組みとなります. その契約・約束のうち最大のものが, 「行動制限」です. 行動制限は後述するように, 治療開始時に「行動範囲」「外部との通信」「娯楽」などの自由を大幅に制限し, 体重が増えるに従って徐々に制限を解除していく, オペラント的な枠組みです.「行動制限」は食行動や栄養状態の改善および体重の増加に有効なのはもちろん, 「全般的, 徹底的回避」(後述) を遮断することにより, 患者が自分自身の心理的な問題に向き合うための有力な枠組みとなります.

なお,「行動制限を用いた認知行動療法」の「認知行動療法」とは, 認知と行動は深く関連しており, 患者の認知と行動の両面を有機的に取り扱うことにより治療を行うという, 広い意味での認知行動療法をさしています[341]. 認知行動療法というと, BN の認知行動療法 (Fairburn) などマニュアル化された治療法をイメージされる読者もおられると思いますが, それらとは別物と考えていただければ幸いです.

## B 摂食障害の交通整理的な分類

摂食障害 (ED) はかつては比較的均質な疾患でしたが, その頻度を増して若い女性の一般的な疾患となるに従って病像が多様化し, 病態や治療について一律に述べられなくなっ

てきました．主として交通整理的な意味から，筆者は摂食障害を以下の3つに分類することを提唱してきました[344, 346]．

### 1 「軽症摂食障害」

元来の精神病理は比較的軽いのですが，痩せ礼賛の社会的風潮に影響されてダイエットを始めたところがエスカレートし止まらなくなったり，不食が過食になり持続したものです．

### 2 「境界性パーソナリティ障害（BPD）的な摂食障害」

問題の中心は摂食障害そのものというより，むしろ心理面・行動面の著しい不安定性・衝動性（BPD 的側面）で，BPD 的側面の一部分症状として摂食障害の症状があるともいえます．

### 3 「中核的な摂食障害」

痩せ願望が強く，強迫的に AN であり続けようとします．摂食障害であることが生き方（＝現実回避）そのものとなっており，それから離れることに対し強く抵抗します．治療への抵抗が強く，経過は遷延し，再入院を繰り返す傾向があります．摂食障害として重症な患者です．

## C 本治療の最も良い適用となる患者

「軽症摂食障害」の場合は，病態が比較的軽いことや家族の協力も得やすいため，ある程度経験のある治療者であれば，より簡単な枠組みの入院や，場合によっては外来治療によっても改善可能な場合も少なくないと思われます[252]．

一方，「BPD 的な摂食障害」の場合は，摂食障害の症状があるといっても病態の本質は異なっており，その本質に即した治療が行われるべきで，摂食障害に特化した治療である「行動制限を用いた認知行動療法」を用いるのは適当ではないと考えます．そもそも BPDの患者の場合，外的な枠組みを容認することが非常に困難で，本治療が前提とする「約束・契約」というものが非常に成り立ちにくいのです．

本治療の最も良い適用となるのは，「中核的な摂食障害」の AN 重症例です．

## D 摂食障害の本質：全般的・徹底的回避

野添[253]は，行動論の立場から，摂食障害の成立機序を現実場面からの回避反応と説明し，直面する問題を回避するのではなく，適応的に処理することを再学習させることを，治療の重要なポイントとしました．

当科においても，摂食障害の病態を「回避」と捉え，「回避の遮断」を対応の基本としてきました．そして，野添の考えを押し進め，摂食障害患者の「回避」が，ただ食べることや，

体重が増えることからだけでなく，自分自身，現実世界，将来など全てのことからの徹底的な回避に及ぶことがしばしばである点に着目し，「全般的，徹底的回避」[341, 344, 346]と名づけました．軽症例は「回避」の範囲が食事，体重などに比較的限定されているのに対し，重症例ほどその範囲，程度が「全般的，徹底的」になるともいえます．

では，なぜ彼女たちはそんなにまでして現実を徹底的に回避しなければならなかったのでしょうか．摂食障害になる前の彼女たちに共通していえることは，（本人がどれだけ意識しているかは別にして）心理的に非常に苦しい状態にあったということです．そして，個人的な資質や環境の厳しさなどのために，彼女たちはその困難を通常の方法で乗り越えることができず，不適応的な行動や身体の状態を通して元来の心の問題を回避するしかなかったのです．そのような彼女たちが自らの心に向きあうことが乏しく，その言葉も実質の伴わない空虚なものに終始してしまうのも，当然なことだといえます．治療の中で回避を遮断されることによってはじめて，患者は自分自身に向き合い，次第に内省を深め，やがて内面を語ることもできるようになるのです．

## E 入院治療全体の流れ

図 8-1 は，「行動制限を用いた認知行動療法」の全過程を図示したものです．1〜2 週間の行動観察期間の後に，「行動制限」の枠組みに入り，目標体重に達するまでは，出された食事を全部食べ，それ以外のものを食べることを禁じられます（「全量摂取」）．

摂食障害の患者は，何をどれだけ食べればいいのか全くわからなくなっています．従っ

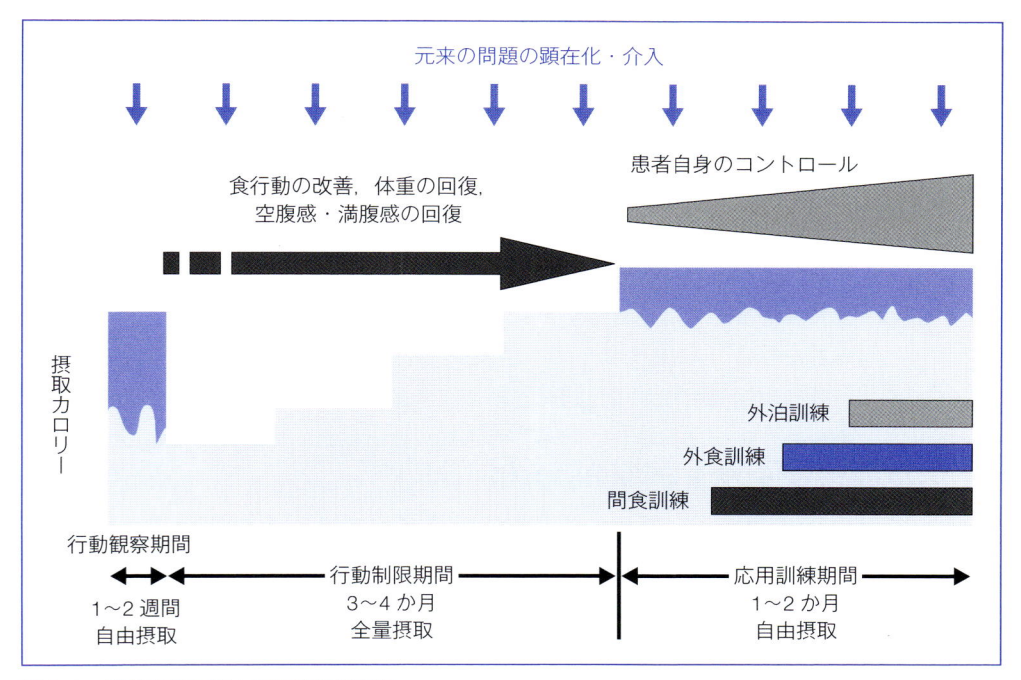

**図 8-1　行動制限を用いた認知行動療法**

て，出された食事を何も考えないようにして全て食べるという全量摂取は，摂食障害の患者にとって比較的食べやすい方法なのです．まず全量摂取を続けることが，適切な食習慣を取り戻す基礎練習となります．食事量は少し頑張れば全量摂取できる程度の量から開始し，余裕をもって食べられるのを確認して，漸増していきます．出された食事を全部食べても，予想に反して何も悪いこと（急速な体重増加など）が起きないことを身をもって体験しながら，食事や体重に関する恐怖を軽くしていくことができます．

　痩せた体も維持できないほど経口摂取が難しい場合は，経鼻経管栄養（鼻注）を導入します．患者は，本当は食べたいのだけれど体重が増えるのが嫌だから我慢しているのです．食べなくても鼻注でカロリーを入れられてしまうのなら，食べたほうがましだと思うようになるのは当然で，実際，比較的容易に食べられるようになっていきます．

　このように，治療前半（目標体重に達するまで）では，「行動制限」「全量摂取」という外的なコントロールの中で，食行動などの行動面の改善，体重増加など身体面の改善，心理面の安定，摂食障害的な認知のある程度の改善が得られます．

　目標体重に達しても，それで治療が終わりというわけではなく，「行動制限」「全量摂取」の枠組みをなくした中で，患者が自分自身で判断し実行していく部分を増やしていく，応用訓練の時期に入ります．すなわち，「自由摂取」「間食訓練」「外食訓練」「外泊訓練」と，現実生活に入っていくための練習をします．それらの課題を行っていく間に，患者が退院後も遭遇するであろうさまざまな困難が出現しますので，治療者とともに問題点と対応策を考え，適応的に対処する練習を行っていきます．

　たとえば，「自由摂取」は，やや多めの食事を出し，満腹感，空腹感に従ってちょうどいいと思うだけ食べる練習です．それまでの治療が身についていれば，この課題も比較的容易に達成できるのですが，それまで無理して食べていたり，痩せ願望が少なからず残っていたりした場合，食べる量が極端に減ったり，逆に全部食べることが止められなかったりして，ちょうどいいだけ食べるということができません．そのようなときは再び全量摂取に戻して食べてもらうということもしています．

　なお，入院治療の経過全体を通して，対人関係や食行動の問題や，摂食障害的な偏った認知・行動など，元来の心理的問題が顕在化します．その問題を週2回行う心理面接（1時間程度）や行動療法的な対応にて扱います．具体的な問題の扱い方の詳細については，他文献を参照くだされば幸いです[344]．

　ちなみに，ANRであってもANBPであっても，治療の枠組みに変わりはありません．行動制限期間中は刺激統制などにより過食や排出行為はしにくくなっていますが，それでも生じた場合は，嫌なことからの回避行動と捉え，回避行動に頼ってしまう弱さに共感しながらも，回避を止めて治療に取り組むように説得します．行動制限や金銭管理などの枠組み（約束）を守っていれば過食や排出行為はできないはずであり，約束を守れなかったことも含めて治療的に取り扱います．行動制限が終了した後の応用訓練の時期には，過食をしそうになったり実際にしてしまったりという体験が，問題を「今ここで」扱う貴重な機会となり，なぜしてしまうのか（その人にとっての過食の意味），それ以外に方法はないのかなど，患者とたくさんのことを話し合うことができます．

表 8-5 行動制限表の一例（目標体重 40 kg）

| 体重(kg) | 行動範囲 | 通信 | 入浴シャワー | その他 |
|---|---|---|---|---|
| 32 | 自室内 |  | 清拭・シャンプー | 日記 |
| 33 |  |  |  | 絵本 |
| 34 | 当科病棟内 |  | シャワー週1回 | クロスワード |
| 35 |  | 手紙発信 |  |  |
| 36 |  | 手紙受信 | シャワー週2回 | 読書 |
| 37 | 病院建物内 | 電話発信 | シャワー週3回 |  |
| 38 |  | 電話受信 | ＋入浴週1回 | 音楽 |
| 39 |  |  | ＋入浴週3回 | 漫画・雑誌 |
| 40 | 病院構内 | 面会 | 入浴自由 |  |

## F 目標体重について

かつては入院中に健康体重まで増加させるということで，目標体重を一律に標準体重の−10％としている時代がありました．しかし，患者が最終的にどれだけの体重を受け入れられるかという点も考慮しなければ絵に描いた餅となり，少なからぬ症例で治療完遂ができなくなっていました．そこで，患者によっては目標体重をより低いものとするようになり，2000年頃には平均して標準体重の−15％程度となっていました．現在では，在院日数短縮化の要請から，目標体重はさらに低くなる傾向にあります．目標体重と治療効果・予後との関係について，今後前向きに検討していく必要があると考えています．

## G 行動制限表

表 8-5 に，行動制限とその解除に関して，患者との間で取り決めた，「行動制限表」の一例を示します．行動制限導入時の体重から目標体重（この例では 40 kg）まで，その体重を達成し数日間維持したときに解除される制限項目を，1 kg ごとに示しています．このような枠組みをみると，「飴と鞭」のようで患者の心を無視している機械的な治療のような印象を受けるかもしれません．しかし，こういう枠組みの中だからこそ，体重が増えることを何よりも恐れ嫌悪する AN 患者が，○ kg になったら何が解除されるということを心の拠り所とし，体重増加に対する恐怖心や嫌悪感を薄め，病気を治すために前向きに頑張ろうという姿勢を，まがりなりにも取れるようになるのです．

## H この治療の利点

1. 体重が増えなければ制限解除も退院もできないという状況の中で，患者は食事摂取と体重増加を目指さざるをえなくなります．
2. 患者への対応の基準が明確で，看護スタッフにも理解が得られやすく，スタッフ間で一定した対応を取りやすいという利点は，チーム医療が有効に機能する条件となります．

3. 枠組みの中で治療し適応的な行動を求めるため，大きな問題行動が見逃されたり誘発されたりすることが少なく，一般病棟でも実施可能です．
4. 限定され単純化された環境の中で，身体面，行動面，心理面において起きたことが，治療者にも患者にも気づかれやすくなります．小さな社会である病棟での生活の中で，対人関係や認知の歪んだパターンが浮き彫りとなります．それらを治療の対象とします．
5. 治療が構造化されており，経験の浅い治療者でも実施が比較的容易です．しかし，そこが両刃の剣かもしれません．この治療では心理面と身体面の治療が車の両輪のように不可欠なのですが，わかりやすいからといって，身体面に偏った治療が機械的に行われれば，効果は限定的となります．
6. 前半では治療者側のコントロールにより基本的な行動の修正・形成が行われ，後半（行動制限終了後）はコントロールが緩められ，患者自身が現実に則して行動を決定し，心身両面をコントロールする練習を実地に積んでいく構造となっています．
7. 嫌なことはすぐに回避するというパターンが通用しないため，「思いどおりにならないこと」への耐性の低さを改善する環境となります．

## ■ 治療に対してよくある患者の反応

「行動制限」の枠組みは，AN の患者がこれまで常に回避してきたものからの回避をブロックし，それに向き合うことを促します．AN の患者はこのような状況を非常に苦手としていますので，この枠組みを受け入れるうえで大きな葛藤が出現し，そこから逃れようとする回避行動が，多かれ少なかれ出てきます．これらの抵抗の中に，AN らしい考え方・感じ方・行動のパターン（全般的・徹底的回避）が濃厚に現れてくるので，それをどう扱うかということが非常に重要です．

回避のための強い抵抗の例としては，以下のようなものがあります．

### 1 治療上の約束に対する違反行為

食事を捨てる，排出行為を行う，体重をごまかす，行動制限の取り決めを守らないなどの違反行為が起こりがちです．

### 2 治療を無効にする試み

治療者を攻撃したり説得することで，治療枠（行動制限）を緩めさせようとします．治療者が患者の要求に応じれば，そのときはご機嫌となりますが，やがて要求はエスカレートし，治療枠はなし崩しにされていきます．

### 3 治療を中断して退院するための行動

「もう痩せたいと思わないし，ちゃんと食べられる．家でやっていく自信がある．自分にはやるべきことがあるので，入院などしていられない」と，退院を求めます．治療者が

8-2. 行動制限を用いた入院治療　155

それを許さないと，家族を説得し，中途退院に賛成・味方させるように働きかけます．さらに，問題行動を故意に起こして追い出してもらおうと考える患者もいます．

### 4 表面だけの治療遵守

一刻も早く体重を増やして退院したいと考え，カロリーアップを性急に求めることもよくあります．一見病気が改善したようにもみえますが，病院から逃れたいというのが最も本質的な動機であることが少なくありません．患者のいうがままにカロリーアップして目標体重に早く達したとしても，退院後にはあっさりと体重を減らす可能性が高いのです．

## J 回避の遮断により，元来の心理的問題を扱うことが可能になる

「行動制限」は患者の回避行動を遮断する枠組みですが，患者はさらにその「行動制限」に対して，前項のように違反，無効化，中途退院，表面だけの遵守など，回避的な反応を示します．これらの反応を容認せず，治療的に扱う（回避を遮断し，より適切な認知・行動を導く）ことが，「行動制限を用いた認知行動療法」の重要なポイントです．回避を遮断することで，元来の心理的問題が「今ここでの」問題となって浮かび上がるようになり，心の問題が治療的に取り扱い可能なものとなっていきます．

## K 治療結果・予後に関する研究

1997〜2002年までの間に，当科で「行動制限を用いた認知行動療法」を施行したAN女性患者88名のうち，同意した67名（76.1％）の治療結果・予後に関する調査を行いました[6]．入院時の年齢は21.2±6.9歳，罹病期間は25.9±38.6か月で，病型はANR 46.0％，ANBP 54.0％でした．

退院後平均6.3±1.8年に行った予後調査では，優秀57.1％，非常に改善14.3％，症状あり14.3％，不良14.3％でした[71]．BMI（体重）は，入院時13.5±2.0 kg/m$^2$（32.9±5.9 kg），退院時17.3±2.0 kg/m$^2$（42.1±5.5 kg），フォローアップ時18.3±2.2 kg/m$^2$（44.8±5.8 kg）でした．より良い予後を予測する因子として，「退院時のBMIがより大きい」ことと，「入院時の年齢がより若い」ことが同定されました．なお，平均在院日数は，157.8±95.0日でした．

この研究の結果により，痩せの著しいAN重症患者に対して本治療が有効であること，また，なるべく早期に（入院時年齢が若い），十分な入院治療を施行する（退院時のBMIが大きい）という当科の治療方針が，この治療の有効性を高めていることがわかりました．

## L 本治療の問題点と対策

### 1 適用範囲

C項で述べたように，全ての摂食障害患者に適用があるわけではなく，この治療が必要

かつ使用可能で，有効である対象を選ぶ必要があります．

### 2 入院期間の長さ

入院期間が長期となるという点については，第8章-4で考察しました．

## M その他

### 1 治療担当者について

治療の中心となるのは，指導医(外来主治医)と病棟主治医(若手医師)ですが，摂食障害治療グループ医師全員によるディスカッションや技術的なサポートがあります．

看護スタッフは，実際に患者の病棟生活に最も密接にかかわり，心身両面からのサポートをします．患者の状況を観察・報告し，患者と医師の橋渡しをします．医師と看護師は随時ミニカンファレンスを施行し，問題点の共有と治療方針の一致を図ります．

心理士には，芸術療法・箱庭療法や若年例に対する遊戯療法などの特殊な心理療法や，WAIS，ロールシャッハなどの専門技術を要する心理検査を依頼しています．

### 2 治療導入時の注意事項

本治療は，「契約・約束」に基づいた治療です．従って，入院前の外来において，なぜこの治療が必要なのかをできるだけわかりやすく説明し，可能な限り動機づけを行ったうえで，治療契約を結びます．家族の理解と協力が不可欠ですので，必ず家族(キーパーソン)同席のもとで行い，家族とも治療契約を結びます．

また，入院後に行動観察期間を経て，「行動制限表」を作成する際は，医療者側から案を提示し，それを下敷きにして十分話し合った後に同意を得て取り決め，より具体的な治療の枠組みとします．

本治療の考え方や態度は，患者や家族がもともともっていたものとある意味で正反対な部分を含んでおり，患者はもちろん，家族にとっても治療に心から納得することは，それほど容易ではないかもしれないということを，十分認識しておく必要があります．たとえば，摂食障害の患者は「自分は無力で何もできないのだから，周りの人は私に何も求めてはいけない」と主張し，家族も「この子の嫌がることを無理にさせてはいけない」と，腫れものに触わるような態度をとっていることが少なくありません．それに対して，本治療の基本的な考え方は，「患者は本当はやればできる力をもっているのだが，不安のためにそれができないでいる．勇気をもって乗り越えていくのを手助けするのが，治療者の仕事である」というものです．このような場合，両者の間にはギャップがあり，本治療は「厳し過ぎる」と受け取られがちです．家族が十分理解できていない場合，(入院をさせてもらいたいと思って)外来では治療に同意しているように見えても，入院後中途半端に改善したときに，患者と一緒に退院を求めてきたりすることもあります．治療とその必要性をより十分に理解してもらう教育をしっかり行うのはもちろんですが，入院治療に移行するのを急

ぎ過ぎず，自分たちのやり方ではうまくいかないのだということを身にしみてもらうための，外来の段階での入院猶予期間も重要なのではないかと考えています．

### 3 併用治療

あれもこれもといった治療はしませんが，本治療と矛盾せず，補完的な効果が期待できるものは，柔軟に取り入れています．たとえば，入院治療の仕上げ的に行う内観療法や，年少者への遊戯療法などです．

〈瀧井正人〉

## 8-3 精神科入院治療

### A 精神科病棟で入院治療が必要になるケース

摂食障害患者が精神科病棟で入院治療を受ける場合，その理由としていくつかのパターンが考えられます（図 8-2）．頻度が高いのは，精神科に外来通院していて，体重が減少したためにその病院の精神科病棟に入院する場合，低体重のために身体的に入院が必要と判

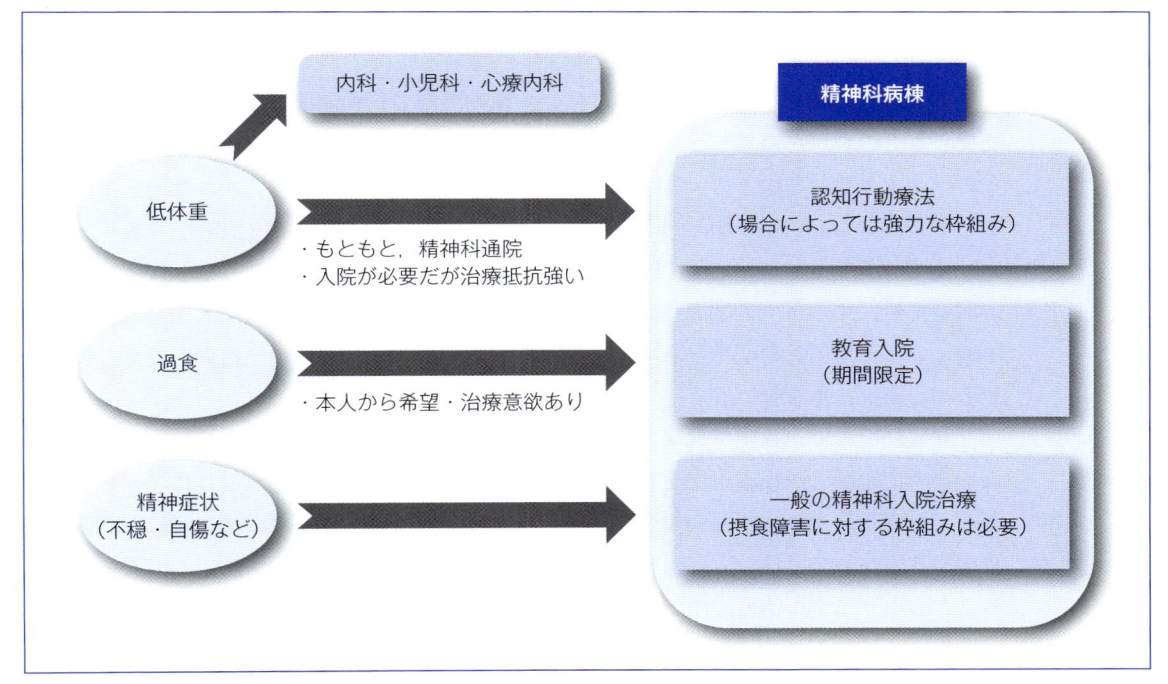

図 8-2 精神科病棟における摂食障害の入院治療

断されても，あるいは，その地域に内科病棟あるいは小児科病棟で入院治療ができるような医療機関がない場合です．これらのケースは，精神科病棟でも内科・小児科病棟での治療に準じて治療が進められます．

より精神科病棟の特性を生かした入院としては，全身状態が悪く入院治療が必要と判断されるにもかかわらず治療への抵抗が強く，離院など事故のリスクが高いため，一般の内科・小児科病棟では管理が困難な場合があります．このようなケースは，精神科病棟で身体的に重篤な患者の身体管理ができる，内科・小児科と連携のとれる医療機関に限定されます．

また，希死念慮が強い，自傷行為が止まらない，不穏状態で暴れてしまう，といった，精神状態が不安定なケースも，精神科病棟への入院の対象となります．統合失調症や気分障害など，他の精神疾患が併存していて，それらの精神疾患の治療が必要な場合も，当然精神科病棟での入院になります．

入院治療というのは，緊急対応あるいは治療導入という意味合いが強く，入院によって病気が大幅に治るというものではありません．退院して通常の生活に戻っても，健康的な食生活を送ることができるか否かが重要であり，入院はあくまで「きっかけ作り」と考えます．入院治療の実際については医療施設によって多少の違いがあります．以下の記述のうち，本項の筆者の所属する京都大学医学部附属病院(以下，「京大病院」)での方法である場合は，そのつどそれを指摘します．

## B 入院治療開始時の手続き

### 1 体重回復を目的とする場合

低体重からの回復を目的とするときには，原則として行動制限を用いた入院治療を行います．本人の意思を尊重し，自分のための治療だという自覚を促すために，任意入院で行うのが基本です．このとき，まず入院治療の治療方針や取り決めの書かれた同意書に署名をしてもらい(京大病院では，同意書3枚にそれぞれ本人，家族，主治医が署名し，全員が一部ずつ保管します)，そのあと本人から，任意入院の同意書の署名をもらいます．この順番を逆にすると，入院を決めたあとになって，本人あるいは家族が入院治療の内容に不満をいい治療方針の変更を求める場合があるからです．あくまで，治療方針を了解した患者のみ入院治療を行います．

任意入院なので，途中で退院希望が出れば退院は可能です．本人に入院継続の必要性をあらためて説明した後も退院を希望するなら，外来治療に切り換えることになります．ただし，全身状態が極めて悪い場合など，この状態で退院してもすぐに再入院になることが予測できるケースでは，入院形態を任意入院から医療保護入院に切り換えて治療を続行することもあります．治療途中で患者の気持ちが揺らぐことを防ぐために，はじめから全例医療保護入院にしている医療機関もあります．患者が低年齢(京大病院では18歳未満)の場合は，法的な意思能力が不十分と考えて医療保護入院とします．もちろん，医療保護入

院を行うためには，閉鎖病棟であることが必要です．

ちなみに，精神保健福祉法第33条[306)]で，医療保護入院の対象者は「精神障害者であり，かつ，医療及び保護のため入院の必要がある者」とされています．法的に摂食障害患者を医療保護入院の対象としてよいかどうかはそれほど自明ではなく，個別の症例について総合的に判断するしかありません．医療保護入院と判断した主治医は，そのつど明確な判断根拠をカルテに詳記しておく必要があります．

### 2 精神症状のための入院の場合

摂食障害の症状よりも精神症状のために入院治療が必要な場合は，当然ながらその精神症状に焦点を当てた治療になります．状態に応じて，任意入院の場合も医療保護入院の場合もありますし，開放病棟，閉鎖病棟，隔離といった処遇形態を症状に応じて選択することも，一般の精神疾患の場合と同じです．

ただし，摂食障害の症状が悪化すれば精神面行動面にも影響が出るため，「体重測定は決まったときだけ」「間食なし」「激しい運動なし」という摂食障害治療の枠組みは設定します．また，希死念慮や自殺企図のみられるケースでは，いわゆる内因性のうつ病ではなく，思春期心性あるいはパーソナリティの脆弱さが背景にあると考えます．そこで，いわゆるうつ病治療のように薬物療法や休息を中心とするのではなく，精神療法的面接を重視し，家族面接を含む環境整備も積極的に行い，できれば数週間程度の短期間に限定すべきです．

### 3 適切な食習慣を回復するための教育入院

過食症に対する入院治療の有効性は，現在疑問視されています．しかし，一定期間過食なしで規則正しい生活を送ることで，気持ちを立て直して食行動が改善する患者がいることも事実で，いくつかの医療機関で試みられています．京大病院では過食症に対して，前半は面会および外出禁止，後半は面会・外出・外食を許可するという，2週間限定入院を行っています．入院中に一般的な疾病教育や集中的な精神療法・家族療法を行い，これを京大病院では「教育入院」と呼んでいます．

## C 入院治療での治療の実際

### 1 行動制限を用いた入院治療

行動制限を用いた入院治療の方法は九州大学病院心療内科と全く同じです[122)]（第8章-2参照）．京大病院では約5〜10 kg増加を目標体重として設定し，その場合，入院期間は平均3〜4か月です．入院時に30 kgを下回る低体重の場合は，もう少し高い目標を設定します．

入院時には「病室内のみ・面会は週1回1時間（「面会禁止」から始める医療機関は少なくありませんが，京大病院では本人・家族の不安軽減目的でこのようにしています）」という

行動制限から開始し，入院後約1週間が経過した段階で，主治医が患者と一緒に行動療法の治療計画を立てます．すなわち，何kgに回復したらどの程度行動制限を解除するか，といった段階的な治療内容を記した計画表を作成します．一度治療計画を立てたら，原則として途中変更はしません．

### 2 精神療法

週に1～2回，1回30～50分の精神療法を，曜日・時刻を決めて定期的に行います．全身状態が不良な場合はベッドサイドになりますが，原則として面接室というプライバシーの守られる環境で行います．入院初期の食行動が安定するまでの期間は，現時点の食行動の問題や身体症状に焦点を当て，治療が軌道に乗ってくれば，少しずつ生育歴の振り返りを含む洞察的な精神療法に移行します．臨床心理士のいる施設なら，主治医が治療の枠組みを決める管理者の役割を担い，臨床心理士が内面的なことを扱う役割を担当するという，いわゆる「A-T（administrator-therapist）スプリット」の体制をとります．この体制をとる場合は，治療者同士が密に連携をとることが大事です．

摂食障害患者は一般に言語化が苦手なため，スタッフにみせることを前提とした日記をつけてもらい，それを面接で扱うこともあります．

### 3 家族療法

行動制限を用いた入院治療は一定期間家族と距離をとるため，家族が不安に思うことも少なくありません．入院中，家族に定期的に来院してもらい，家族の思いを聞き，主治医から治療経過を報告します．

治療の後半になり退院が近づいた段階で，本人と家族合同で面談を数回行います．ここではじめて，家族間のコミュニケーションの問題や心理的葛藤が浮かび上がることがありますので，退院までに問題を整理していきます．

### 4 作業療法

作業療法士のいる施設では，積極的に作業療法を行います．摂食障害患者は一般に，他人からの評価に過敏で自己評価が低く，勉強など必ずしも好きではないが成果がみえやすいものに熱中する傾向があります．ビーズ細工や裁縫など，本当に自分が楽しめるものを見つけて作品を作り上げる活動は，自己評価の向上につながることが期待できます．行動制限のため病室から出られない場合は，病室内で作業療法士と1対1で行います．

### 5 栄養指導

食事へのこだわりが強くなかなかカロリーが増やせない場合は，栄養士による栄養指導を行います．このとき，患者の食事へのこだわりが増悪しないように，おおざっぱな基本のみを指導して安心して食べられるように説明を行います．やはりこだわりの悪化を避けるため，栄養指導は頻繁にならないようにします．退院後家族（母親など）が食事を用意する場合は，外泊前に本人とその家族が一緒に栄養指導を受けます（後述）．

## 6 薬剤指導

薬へのこだわりが強い患者も多いため，薬剤指導も積極的に行います．

## 7 生活支援

独居生活やひきこもりが続いている場合など生活面に問題がある場合は，入院中に精神保健福祉士がかかわって問題を整理します(後述)．

## 8 スタッフミーティング

摂食障害患者は，一見協力的にみえてもある部分は頑固になるなどいろいろな側面をもっていて，医師，看護師，その他のスタッフがそれぞれ異なる見方をしている場合があります．また，日々接する病棟スタッフには心理的ストレスが蓄積してくる危険があります．特に些細な点についてのこだわりが強いため，そのやりとりだけでもスタッフは疲弊しがちです．週1回定期的に，主治医，看護師，作業療法士，臨床心理士(可能ならば，栄養士，薬剤師，精神保健福祉士)が集まり，お互いに情報交換をして治療方針を確認することは，長期にわたる入院治療を円滑に継続するうえでとても重要です．

# D 入院治療での留意点

## 1 患者同士の影響

常に複数の摂食障害患者が同時に入院するような病棟の場合は，互いに比較し合ってしまい，「回復＝負け」という病的な考えが生じて治療が滞る危険があります．そうならないために，患者同士で現在の状態(例：体重，食行動異常)や治療の内容(例：摂取カロリー)を言わないことをルールとします．

## 2 体重測定

体重測定は決まった日時に(京大病院では週2回，朝食前)行い，それ以外の測定を禁止します．毎回同じ服装で測定し，さらに測定時にスタッフがボディチェックを行い不正を防ぎます．頻繁に不正がみられ，なおかつ正確な測定が治療上不可欠と判断される場合は，測定直前の大量飲水や重みのある物を体につける不正を予防するために，前日夜から隔離あるいは拘束をする場合もあります．

## 3 食事摂取の不正

食事の一部をこっそり捨てるという不正がある場合，食事のときにスタッフが見張る，モニターで監視する，デイルーム(食堂)で食事をする場合は帰室時にボディチェックをする，などの方法がありますが，いずれも完璧ではなくスタッフの負担ばかりが大きくなります．食事摂取についてはある程度自覚に任せ，体重測定を厳密にする努力をするほうが有効です．

## 4 運動

　　低体重の患者は，入院中の運動を全て禁止にします．長時間にわたる廊下の速足歩行や自分のベッドでの腹筋・背筋などの筋トレが禁止なのは当然ですが，ヨガやストレッチといった簡単な運動，あるいは卓球などレクリエーション的な運動でも，思いきりやって体力を消耗する場合があるため，原則避けるべきですし，運動を行う場合は，スタッフの管理下で慎重に行います．ただし，低栄養で歩行障害が生じた場合には，理学療法士の指導時のみリハビリテーションを行うことは必要です．

　　標準体重以上の場合は，リラックスするために簡単な運動には参加してよいでしょう．

## 5 盗食，盗難

　　盗食は，共同使用の冷蔵庫の使用禁止などのルールで予防の努力は可能ですが，やはり完璧にはできません．食べ物の貯め込みをすることも考えられるため，ときどき抜き打ちのベッドサイドの点検が必要になることがあります．入院の時点で，病棟内で盗食問題が発生した場合には，この病気の性質上そのような行為をしてしまう可能性は全くないとはいえないため，点検させてもらう旨を説明しておくべきでしょう．

　　また，食品以外の取り込みがみられることがあります．特に行動制限が厳しい患者に多いようです．これも，不定期な点検で確認するしかありませんが，本人のものかどうかはっきりしないことが多く極めて困難です．事態が深刻な場合は，本人の行動範囲を個室病室内のみとし，持ち込み物品を制限し点検しやすくする方法がとられることもあります．

## 6 緊急の面接希望，治療方針の変更希望

　　緊急で主治医面接を求めたり，治療方針の変更（食事量や行動制限の変更）を求めたりする場合があります．担当医が複数いる場合は，治療に責任をもつ主治医はあくまで決められた面談の日時にしか会わないという枠組みを，原則としては守るべきです．担当医が一人の場合は，できるだけ看護スタッフに対応してもらい，担当医が臨時に対応することを避けるべきですし，臨時の治療方針変更は原則として行うべきではありません．

## 7 自傷行為，危険行為

　　軽い自傷行為や不穏状態なら看護スタッフが対応し，辛くなったときの対処法をアドバイスします（すぐに自室に戻り横になる，深呼吸する，頓服薬をうまく使う，など）．外科処置が必要なほどの激しい衝動行為が出た場合には，ここは枠組みを崩すことになりますが，できるだけ早い段階で主治医が対応し，今回の行為がどのように生じたのか，他の対処法がなかったかどうかを振り返る必要があります．衝動行為に至った辛さをまず受け止めることは大事ですが，誰かの力を借りるのではなくあくまで自分で対処する方法を身につけるよう促します．治療の中で，どのような状況で生じやすいというパターンを見つけ，衝動行為が起こりにくい生活を考えていきます．

　　「危険行為があれば即退院」というリミットセッティングは，本人の見捨てられ感を強め衝動性が強まる危険があるため，好ましくはありません．ただし，しばらく経過をみたう

えで，入院治療が必ずしも良い影響を与えていないと考えられれば，外来治療に切り替える判断も必要です．

## E 退院準備

### 1 外泊

低体重に対する行動制限を用いた入院治療を行う場合は，体重が目標値に達してもすぐに退院とはせず，2, 3度外泊を行って，それでも体重が減らないことを確認して退院とします．精神症状のために入院した場合でも，やはり退院前の外泊は必要です．期間限定の教育入院では，外泊なしで退院することもあります．

### 2 栄養指導

退院前には，退院後家族間でもめることがないように，食事を用意する家族（例えば母親）と同席で，最終的な栄養指導を受けてもらいます．そこで本人と家族は，入院中の食事の量と内容を自宅でも継続するための大雑把な目安を確認します．

### 3 生活支援

入院時の体重が少ない場合，40 kg以下の低体重で退院することもあります．そのときは，全身状態をチェックしてもらう意味でも，孤立してしまわない意味でも，訪問看護の導入を検討します．また，独居の場合などは生活支援センターと連携をとったり，ヘルパーを派遣してもらうこともあります．

## F 退院後のフォローアップ

最初にも書いたとおり，入院治療はあくまで単なる治療のきっかけ作りであって，本当の治療は退院してから始まると考えるべきです．いくら症状がなくなったように見えても，最低半年程度の定期通院の継続は必須であり，本人や家族にもその説明を繰り返ししておかなければなりません．食行動が安定し通院治療を終結する際には，「再発の危険の高い病気なので，少しでも気になることがあれば早めに受診するように」と伝えておきます．

**（野間俊一）**

## 8-4 短期(2か月)と長期入院治療

### A はじめに

　　ANの治療は，従来より入院治療が基本とされ，その期間も長くなる傾向がありました．入院期間の短縮化を要請する昨今の医療政策は，摂食障害の専門家に，医療経済と有効な治療の両立という大きな課題を突き付けています．

　　当科におけるANの入院治療「行動制限を用いた認知行動療法」は，予後調査においてその有効性が確かめられていますが，入院期間が長いという問題がありました[6]．そこで，「行動制限を用いた認知行動療法」（長期入院）を簡略化した「短期入院プロトコール」（短期入院）[350]を実施し，その治療効果・予後を調査し検討しました．なお，本項の「短期」とは，おおよそ2か月程度までを指していることを，お断りしておきます．

### B 長期入院と短期入院の同時実施前向き研究

　　長期入院については，第8章-3を参照ください．長期入院も短期入院も行動制限を用いて行いますが，両者の大きな違いは，①長期入院では目標体重を標準体重の $-15\pm5\%$ としていますが，短期入院では実質2kgのみの増加としていること，②長期入院では目標体重達成後にも応用訓練プログラムがありますが，短期入院では達成後早期に退院となることです．過去に摂食障害の入院治療（他院にて施行されたものを含めて）を行った患者は長期入院としましたが，その他の場合は，いずれの治療にするか，患者・家族に選択してもらいました．退院後は外来治療を行い，フォローアップ調査を継続しています．

### C 結果

　　長期入院群19名の入院・退院時の平均体重は，それぞれ31.2kg, 42.1kgであり，およそ11kgの体重増加を認めています．平均在院日数は256日でした．全員が現在当科外来に定期通院中で，退院1年後の体重は，退院時体重がほぼ維持されており，再入院は現在まで認めていません．

　　一方，短期入院群10例の平均在院日数は71.8日で，長期入院と比較して大幅に短かったのですが，4例は再入院し，4例は当科通院中断となっています．良好な経過をとっているといえるものは，1例のみでした．

### D 考察

　　この研究は予備的研究であり，この結果のみで早計に結論を出すべきでないのはもちろ

んです．しかし，短期入院の結果の悪さは予想以上のものでした．

　米国では，医療経済的圧力のため，すでに1990年代から入院期間が短縮化しています．Willerら[386)]のミネソタ大学での後ろ向き研究では1975～1980年と比較して，1990～1995年のANに対する入院期間は半分程度に短縮し，再入院率が2倍以上になったことを報告しています．彼らは，AN患者の再入院を防止するためには治療への心理的抵抗性の少ない患者に対しては初回入院治療においてできるだけ短期間で最大限の回復を促すことが重要であり，治療への心理的抵抗の強い患者に対しては長期入院が必要であると結論づけています．

　当科において入院治療を行うAN患者は，概して痩せが著しく（平均 $BMI = 13\,kg/m^2$ 台），治療への心理的抵抗も大きいという特徴があります．重症のAN患者の場合，やはり十分な入院期間をとり，心身両面に対して徹底した治療を行うことが必要であることを，今回の前向き研究の結果は示唆していると思われます．

　摂食障害の入院期間がどのくらいが妥当であるかということについては，患者の重症度・病態や治療方法によって異なる可能性があります．より多くの施設が，入院期間と治療効果という課題に取り組み，エビデンスを出すことが求められています．われわれの今後の研究の方向性としては，比較的軽症例を中心に，短期入院でも治療効果が期待できるような患者の特徴を同定することを，次の目的として進めていきたいと考えています．

（瀧井正人）

## C. 治療導入から終結まで
# 9 退院後の外来治療

## A はじめに

　概論として，まず神経性食欲不振症(AN)の「退院後の外来治療」の文献的考察を述べます．検索した限り，まだ「退院後の外来治療」に特化した大規模な無作為割付比較試験(RCT)の報告はなされていないようです．入院治療で食行動異常が改善し，標準体重の90％まで回復したAN患者33名を対象にした比較的小規模なRCTでは，その後1年間に認知行動療法(cognitive behavior therapy; CBT)あるいは，栄養に関するカウンセリングをそれぞれ計50セッションした場合，CBT群のほうが予後は良好(44％ vs 7％)でした[271]．AN患者の外来治療全般に関しての報告では，体重の回復したAN患者にCBTは再発のリスクを減じるが低体重の患者を対象にすると効果は明らかではないこと，家族療法は思春期には有効であるが成人には効果がないことなどが報告されています[30]．これまでに摂食障害への治療効果が確立されている2つの治療法「CBT」「対人関係療法」と「非特異的で支持的な臨床管理(支持・教育・低栄養状態への介入など)」を外来治療でのRCTで比較した研究があります[32,180]．Body Mass Index (BMI)が14.5 kg/m$^2$以上のAN患者(56名)を，最短20週で20時間治療した直後の成績では，非特異的な支持的な臨床管理は対人関係療法より優れ，CBTは中間でした[180]．しかしそのAN患者をその後，平均6.7年間フォローすると，これらの治療法間で回復する時期のパターンは異なりますが，最終的には有効性に有意な差は認められなくなりました[32]．これらの文献のANを対象としたCBTはGarnerとGarfinkelらの教科書[14,80]の方法が基本になっており，食行動異常に関連する認知と行動に焦点を当て，自己評価，自己イメージ，対人関係に関連した考えなどを取り扱います．入院が急性のリスクを軽減するために用いられるのか完全な体重回復に長期間にわたって用いられる必要があるかはまだ結論が出ていません[364]．

　デイケアなどの中間のサービスモデル治療は，しばしば患者がその施設を受診することに困難が生じるため，携帯電話・インターネットなどの媒体を用いた治療サービスの配送の開発も今日推奨されています[364]．

　神経性大食症(BN)については，外来治療が原則で，CBTや薬物療法が推奨されています[7]．自殺の危険性にさらされている，あるいは自傷行為・大量服薬など行動化が頻発する場合に，精神・身体面の保護，病態の整理の目的で，限定的に短期間の入院を行うことがあります．その入院中に明らかになった点をその後の外来治療に取り込む部分は本項で述べるANの退院後の治療概要に通じると考えます．

　わが国では，欧米の諸外国とは保険制度も異なります．また施設によってあるいは治療対象とする患者タイプの違いで，入院中に取り扱う治療内容も当然異なり，入院期間も数

表 9-1 神経性食欲不振症の入院治療のゴール

- 健康な体重の回復
- 身体的合併症の治療
- 合併する精神疾患の治療
- 健康な摂食パターンの回復と患者の動機づけの強化
- 健康な栄養と摂食パターンに対する教育
- 中核的・不適応な思考パターンの修正
- 感情コントロール・自尊心の治療
- 家族カウンセリングによる治療
- 再発の予防

〔Garner DM, et al（編），小牧　元（監訳）：摂食障害治療ハンドブック．金剛出版，2004を抜粋・改変〕

週間〜数か月と幅があります．このような事情により，入院治療後の外来治療を本項で一般化して述べることには困難があります．ただし，アプローチの方法は多少異なっても本質的な治療要綱には大きな違いはないと思いますので，ここでは九州大学病院心療内科で入院治療を施行した後の外来治療を例にして，その実際を述べます．

## B ANの入院治療について

　退院後の外来治療を述べる前に入院治療の概略を述べます．入院治療のゴールについて表9-1に簡略化してまとめました．実際多くの治療課題があり統合的な治療が必要です．詳細は他節「行動制限を用いた認知行動療法」「長期入院と短期入院」に譲りますが，当科では，AN患者の入院治療に「行動制限を用いた認知行動療法」を主に行っています．治療開始前に，患者や家族と相談のうえ，入院中の目標体重や入院生活を送るうえでの約束などが決定されます．

　治療プログラムは，自室内安静，娯楽禁止，面会禁止から始まり体重が増えるに従って，徐々に制限を解除，最後には家族面接も併用します．患者は三食をきっちり食べ，体重が増えなければプログラムは進みません．その中で「身体の回復」と「回避行動に起因する今ここでの問題」に治療者と諦めずに何度も取り組む過程で起こる内面の気づきや成長を重視している治療です．欧米のANのCBT[14, 80]より，プログラムがシンプルで柔軟です．行動を変えていくことに協力するという病棟の緊張感と病棟スタッフらの受容的な雰囲気が有効に働き，「自分の弱さ」を認めやすくなると考えています．実際，退院前の患者の言葉は，認知の修正された内容より，家族や友人など周囲への配慮や感謝する感想が多いように思えます．他の治療法を含めた入院治療の詳細については第8章をご参照ください．

## C 外来での治療概要

　B項で述べた入院治療の後，外来治療に移ります．

## 1 診察時間やその内容

　　1回20～30分程度．2～4週間に1度の間隔で保険診療を行っています．入院治療で心理士が関与した症例は引き続きカウンセリングを続けることもあります．県外からなど遠方の患者は1～2か月に1度の外来で1回の診察時間を多くとるようにしています．退院後の面接の内容は，表9-1で取り扱った個々の患者課題の取り扱いに加え，日常の出来事や社会復帰・将来のことについての相談が多いようです．これらの相談に対応しながら，AN患者特有の体型や食事に関する誤った信念が顔を出したときには，病気との関連を取り扱います．治療者が，勤務先の上司や通学先の担任と患者の間に入って，患者の状態に適した職場・学校への復帰の時期，勤務・就労時間などの具体的な調整が必要になることがあります．

## 2 入院治療の効果

　　退院後の経過で入院の効果が明らかになります．実際，入院治療を表面的に過ごしてしまった患者は体重が急激に低下することがあります．その際は，治療が順調に進んでいない理由を患者-治療者間で共有する意味で「入院中の病気に取り組んだ姿勢」などを外来で話題にします．そのような場合でも，患者-治療者間で信頼関係が確立されていると，有効な治療につながることが多いようです．

## 3 退院後の外来治療目標

　　図9-1にAN患者の外来での社会復帰に向けての方針を示します．遷延例については追加の項目をあげています．未成年の場合，家族の協力は不可欠です．成人の場合も家族や協力者（キーパーソン）の有無は治療上重要な因子だと思います．また，入院中と異なり患者と接する時間も少ないですから，短時間で摂食障害の症状を具体的に把握するためにも患者以外（家族から）の情報は有用です．

## 4 遷延例について

　　遷延例は，就学・定職・配偶者の存在などの治療に応用できる社会資源が乏しく，実際，外来で治療者も苦労します．このように，長期にわたりANに罹患し社会生活から離れている患者も入院治療の中で，患者自身に社会的な能力を発揮できる可能性がみえてくる症例もあり，それを外来で現実的に取り扱うようにしています（図9-1）．当院でのAN遷延例（年齢30歳以上，平均罹病期間10年以上）の患者アンケートによる社会サポートで希望する主な要望を参考までに示します．

> **アンケート結果**
> 
> a. 会話が病気の話ばかりになりそうで，患者同士の集まりには参加しにくい．
> b. 毎日仕事すると過食する時間がないので，仕事は週に3日，時間は1日3～4時間が希望．
> c. 家にばかりいると，過食するので出かける場所がほしい．

|  AN患者全般 | 遷延例 |
|---|---|
| ●復学支援・友人や職場の上司との面談などつながりの強化など現実的なサポートが中心となる<br><br>●親子間・夫婦間の交流改善<br><br>●外来でも家族面接を併用 | ●症状は良くならなくても最低限の健康を維持できるようになる体重を維持する<br><br>●数回の入院を繰り返しながら，患者・家族とともに，病状のもつ意味を改めて捉え直し，より良い解決策を考える<br><br>●退院後すぐに，患者が望むような職場への就労は困難なことが多いため，資格の習得，ボランティア活動への参加，デイケア施設の利用を促している |

AN：神経性食欲不振症（anorexia nervosa）

**図9-1　社会復帰に向けての方針**

  d.　中年女性のハローワークがほしい．
  e.　公的施設の臨時職員を午前と午後で分けて二人一組でしたい．
  f.　常勤の仕事は無理だと思う．同年代のみんなのように働けない．
 患者は仕事を探していますが，自己評価の低さと自己愛性の強さが混在している印象です．病院臨床だけでは限界があり，社会的サポートが必要です．

## D 退院後の外来治療の注意事項

### 1 身体的要因に注意

 低栄養状態による身体的合併症に注意することはいうまでもありません．低栄養が身体に及ぼす影響を再度説明しながら，毎回の体重測定，バイタルサインの確認を行います．定期的な血液・生化学検査は不可欠です．

### 2 家族との連絡

 治療者側は，入院中に十分家族と連絡をとり，治療方針を家族に説明しておくと退院後の治療がスムーズに進みやすくなります．退院後，低体重からいくらか回復したり，過食嘔吐の回数が減っても，日常生活をともにする家族からはあまり評価されないことが多い印象です．実際，重症例ほど1回の入院で患者の課題を解決することは困難です．家族には患者は「一枚一枚薄皮をはぐように改善する」と説明しています．患者が，入院前と違う行動(回避ではなく解決に向かう行動)をした場合には，それに家族とともに着目し，時に

は積極的に評価するようにしています．治療者と家族との話し合いでは，家族会など集団での話し合いも有効と思われます．

### 3 症状の再発

過食嘔吐は比較的安易に再発することがあります．入院生活と外来での違いを話し合いながら，何とか社会に適応していくことで，過食嘔吐の再発を悔いるより，「今は過食嘔吐しながらも，体重を下げずに日常生活を送ること」が大事であると説明しています．体重が低下した場合，治療者が直ちに入院をすすめることは，患者の現実生活からの回避反応を増強する可能性があるため注意が必要です．再入院の場合は，設定体重が前回入院より上昇することが多いと伝えています．

### 4 治療中断例への対応

入院治療が終結する前に患者や家族の意志で退院した群については，その理由を外来で考えてもらい，ご自身がとった行動の責任を自覚するように促していきます．外来での治療が進展しないとき，あるいは AN 患者の回避行動で外来治療が中断することがあります．脱落を少しでも防ぐためには，病気のもつ意味や治療方針について，患者や家族と頻回に話し合う必要があります．また，日頃かかわっている家族への精神的サポートが必要です．

### 5 遠方からの紹介例

遠方の治療施設から紹介があって入院になった患者については，患者の希望を取り入れながらも，退院後は，当科で数か月の加療後に紹介先に再紹介する方針にしています．入院中より紹介先の施設とは連絡をとるよう心がけています．

## E 転帰

治療の予後は，「8 章-2 行動制限を用いた認知行動療法」の項を参照してください．

## F おわりに

退院後の外来治療に関して文献的考察およびその実際について述べました．外来治療で身体的・心理的に治療困難となった AN は，時に入院も含めて対応することが必要です．入院治療での栄養状態の回復，誤った食行動の是正，内省の深まり，思考の変換の出現などを契機に，外来ではその後の現実生活の中での困った問題を具体的に扱いながら治療をすることが AN の治療においては必要と考えています．

〔河合啓介〕

## C. 治療導入から終結まで

# 10 小児の摂食障害の治療

## A 治療目標

小児科では15歳以下で発症・受診した患児を診ています．小児の摂食障害の治療目標は，①年齢や身長（成長を考慮）に対応した体重の回復，②月経の開始や回復，③精神発達課題を獲得する，ことです．そのためには，(1)身体的治療，(2)心理的治療，(3)家族支援，(4)学校との連携，を早期から並行して行います．日本小児心身医学会による「小児の神経性無食欲症の診療ガイドライン」[237]では**表10-1**に示した基本方針が決められています．また，治療の流れ[366]を**図10-1**に示しました．

### 1 身体的治療

栄養障害の改善を目的とした治療であり，体重の維持を中心に，必要に応じて輸液や強制栄養などを行いますが，再栄養時の再栄養症候群（refeeding syndrome）[237]に注意が必要です．心理的治療を行ううえで，ある程度の栄養状態の改善は必要です．小児の場合，身体的治療が行われケアされている環境が心理的治療につながることがあります．

**表10-1 小児のANに対する治療の基本方針**

| | | |
|---|---|---|
| 1. 初期対応 | a)身体面 | 栄養障害の改善 |
| | b)行動面 | 体重維持可能な食行動の回復 |
| | c)心理面 | 身体的病識の回復 |
| 2. 中期対応 | a)身体面 | 適切な体重の維持（身長が伸びる体重） |
| | b)行動面 | ・体重維持可能な食行動の維持<br>・体重維持可能な運動制限の維持<br>・年齢相当の集団生活への復帰 |
| | c)心理面 | ・精神的病識の回復<br>・体重増加への恐怖感の軽減<br>・攻撃衝動の解消方法の学習<br>・トラウマ体験（親子関係の問題など）への気づき（該当する場合） |
| 3. 後期対応 | a)身体面 | 年齢・身長相当の体重の維持 |
| | b)行動面 | 年齢・活動性に見合った食行動の維持 |
| | c)心理面 | ・年齢相当の身体イメージの回復・維持<br>・食後の不安感・恐怖感・抑うつ感の消失（食へのこだわり解消）<br>・年齢相当の性意識と性行動の回復・維持<br>・トラウマの克服（該当する場合）<br>・健全な自尊心の回復・維持 |

〔日本小児心身医学会（編）：小児の神経性無食欲症診療ガイドライン．小児心身医学会ガイドライン集―日常診療に活かす4つのガイドライン．pp85-119, 南江堂, 2009 より引用〕

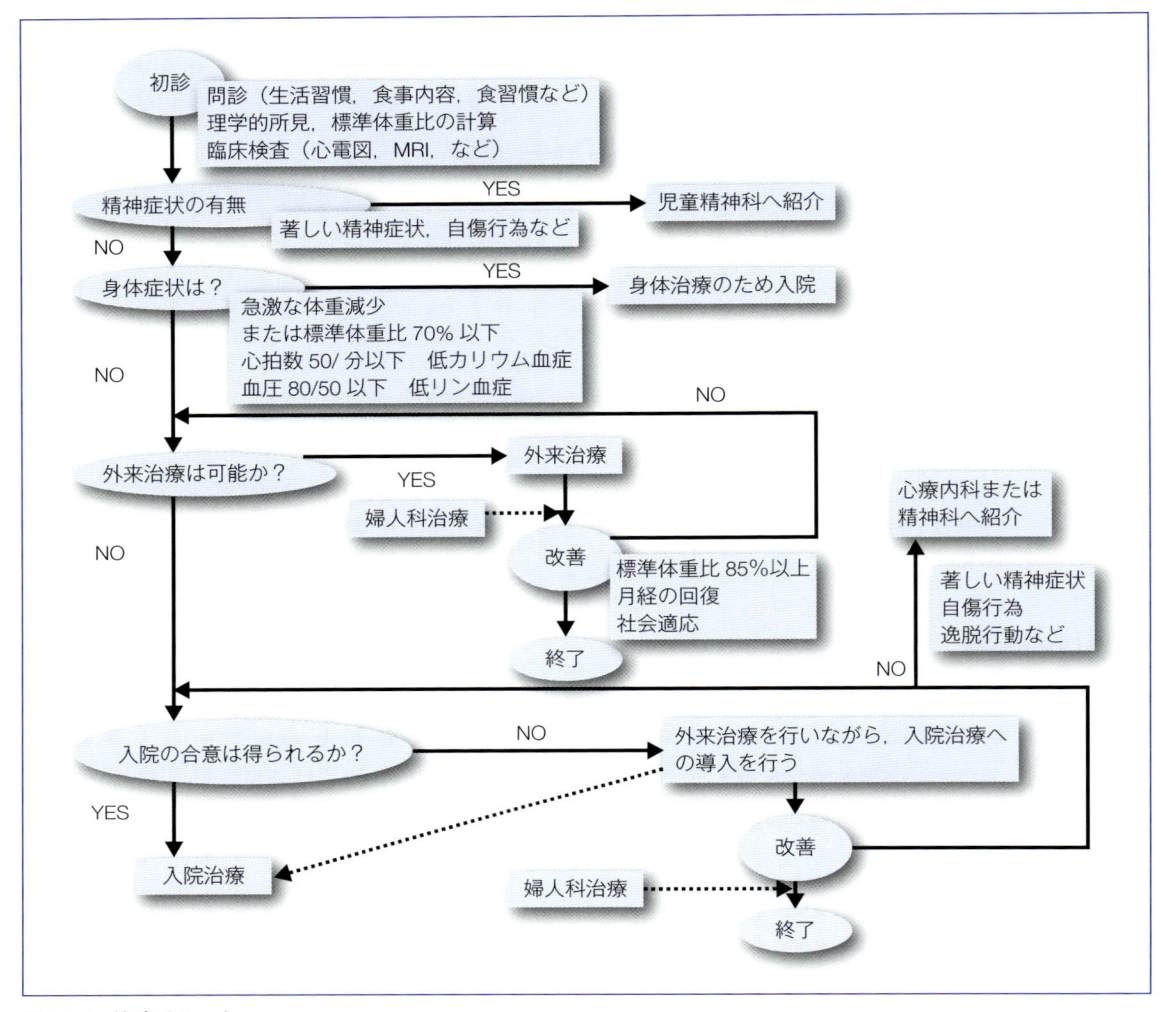

**図10-1 治療チャート**
(筒井末春: 女性のための食事指導シリーズ 摂食障害. pp26-27, 食糧庁, 財団法人全国穀物協会, 1997 より引用, 一部改変)

## 2 心理的治療

　　小児は成人に比べて言語表現能力や問題解決能力が未熟なために，患児自身が心理的問題に気づき，言語化し，乗り越えていく力を獲得できるように治療者が援助することが必要です．患児の能力に応じて「何が問題なのか」「できることは何か」「何ができないか」「どうなりたいか」を一つ一つ確認していく作業を共にしていきます．この治療を通じて，年齢相応の精神発達課題を獲得していくことが今後の再発予防につながります．

## 3 家族支援

　　病気の説明とともに，症状には意味があること，患児には訴えたい何かがあることを説明します．治療が進むと患児の状態は変化していきますが，変化の見通しや次に予測され

る短期的な変化，変化への対応の仕方，治療の長期的な見通しについて家族に説明することが大切です．治療パートナーとして家族の力が必要であり，治療を通じて家族が患児への対応の仕方を学習し，家族機能を回復するように支援していきます．

### 4 学校との連携

学校の担任や養護教諭と連携して，病気の説明や患児の状況，想定される問題や行事への対応の仕方など詳細な説明をして，患児が安心して学校生活を送れるように配慮してもらいます．学校もまた治療チームの一員として大切です．

## B 初期対応

### 1 動機づけ

小児期発症の多くは初発であり，摂食障害について正しい知識と情報を与えるチャンスです．「受診した」行動を「治りたい気持ち」と受け止め，継続して受診できるように治療動機を高めることが大切です．正しい知識を与えることによって「治りたい気持ち」を育て，再発を繰り返さないよう予防します．治療初期の段階では，患児と治療者の信頼関係が不十分なために受容的態度で接するように心がけます．

### 2 治療契約

肥満度を実際に計算しながらこの状態が「病気である」ということを説明し，「病気が悪くならないように，元気で楽しく生活できるようにお手伝いしたいので，通院してほしい」と治療契約を結びます．

## C 治療

### 1 外来治療

大阪市立大学小児科の生野らが提唱した心理教育的アプローチ(表10-2)[35, 368]について紹介します．患児の意思を尊重しつつ，患児と家族との妥協点を探りながら5つのステップを時には重複しながら進めていきます．

STEP 1
①**疾病教育**：低栄養によりさまざまな症状が出現すること，時には死に至ることもある，と年齢に応じてわかりやすく何度も説明します．
②**食事日記**：「好きなものを好きなだけ食べる」ことを条件に食事日記を書いてもらいます．「食べた」こと，「書いた」ことを称賛します．
③**体重設定**：身体を守るために，これ以上体重を減らさないことを提案します．受診時に

表10-2　心理教育的アプローチ

| | |
|---|---|
| STEP 1（上手なダイエットをしよう） | ①疾病教育：「慢性飢餓」についての説明<br>②食事日記：好きな物を好きなだけ食べる<br>③体重設定：これ以上体重を減らさない |
| STEP 2（フィードバック） | ①食べても体重は増えない，食べないと体重は減る<br>②食べていることをほめる<br>③太らせることが目的ではない |
| STEP 3（「食べる」練習） | 栄養士によるメニューの設定 |
| STEP 4（心理的問題への気づき） | ①言語化<br>②家族との話し合い<br>③家族の対処能力の獲得 |
| STEP 5（問題解決能力の獲得） | ①社会進出<br>②身体管理<br>③家族支援 |
| ○家族支援 | ①疾病教育<br>②「患者に無理強いしない」指導<br>③「病気のときも病気でないときもあなたが大切というメッセージを出し続ける」指導<br>④コミュニケーション技能・問題解決能力獲得への援助を行う |

〔後藤雅博（編）：摂食障害の家族心理教育. pp49-76, 143-165, 金剛出版, 2000 より引用〕

は体重を計測し，前回より減少していなければ称賛します．しかし，体重が増加する不安を感じさせないために称賛しすぎないように注意します．減少していく場合は，運動制限や登校制限あるいは入院などを患児と相談し決めていきます．

ここでは疾病教育を中心に，これ以上の痩せをくい止めること，「食べる」ことを体験することを何度も繰り返します．

### STEP 2

食べると体重が維持できる，食べないと体重が減る，食べても太らない，ことを繰り返し体験します．食事日記をつけることで，食事内容と体重と気持ちの関係を自分の目で確かめることができ，セルフマネジメントを学びます．無理やり食べさせられるのではなく，主体性をもって食べてもらいたいのです．

### STEP 3

治療に栄養士が加わります．栄養士は栄養教育を行い，食事日記からおよその摂取エネルギー量を計算し，献立表を作成します．さらに，総エネルギー量を変えることなく食品交換を行い食べられるレパートリーを徐々に増やしていきます．体重は急には増えないことをフィードバックしながら，食べることと少しずつ体重が増えていくことを受け入れられるようにしていきます．この時期に，過食衝動が生じることがありますが，献立表を守ることで過食症への移行を予防することができます．また，献立表ができると，食事の不安が家庭の中で解消され，親も子も食事以外の問題に気づくことができるようになります．

また，栄養士がいない医療機関では地域の保健所の栄養士を利用してもよいでしょう．

あるいは，患児と妥協点をさぐりながら食べられる食品を増やしていきます．
1 から 3 のステップは，長期にわたり繰り返す必要があります．

### STEP 4

低栄養状態が徐々に改善されてくると，「食べない」「食べられない」行動の背景にある心理的問題に気づいてきます．しかし小児の場合，上手に説明できないために無理難題を言って抵抗したり，暴言を吐いたり泣き叫ぶなど，病気になる前には出せなかった感情が出てきます．治療者は根気よく患児の気持ちを一緒に考え，整理し，言葉で説明できるように手助けしていきます．時には著しい行動化を引き起こすことがありますが，一貫した態度で接することが必要です．

一方，家族は急激な患児の変化に戸惑い不安になり，患児の強い抵抗に疲弊してきます．患児の感情表出は治療上重要であることを家族に説明し，家庭での行動化に対する対応策を共に考えます．時には家族の避難を考慮します．家庭内で患児と話し合うことが困難な場合は，面接場面で治療者が間に入って話し合いを行うようにします．

患児と家族は，一つ一つの問題について言葉を通して考え，話し合い，妥協案を考えていく中で，悪化した家族関係を再構築してお互いの問題解決能力を獲得していきます．

### STEP 5

①**社会進出**：安静のために学校を休んでいる患児は，体重の回復に応じて登校練習をしていきます．しかし，学校は学習，友人関係，部活などストレスが多く，緊張を強いられるところでもあり，担任や養護教諭と十分な連携を行うことが必要です．学校での対応の仕方について打ち合わせを行い，患児と治療者の間においても，学校で起こりうる問題について対応策を患児とともに考えていくことも行います．学校生活は，問題解決能力を獲得する練習の場所になります．

一方，日本小児心身医学会摂食障害ワーキンググループの調査[239]では約 30％が不登校でした．この場合，学習の補償や適応指導教室などへの参加など患児や家族と相談し学校以外の社会参加を考え，そこでの連携も考えていきます．

②**身体管理**：先の調査[239]では前思春期発症例の月経初来率は 16％でした．体重が回復し血液検査などが正常化しても初潮や月経が回復しない場合，婦人科治療が必要です．

③**家族支援**：初診時より患児の治療と並行して行います．病気の説明とともに，「患児に無理強いしない」「病気のときも病気でないときもあなたが大切というメッセージを送り続ける」ようにお願いします．家族に対して短期的および長期的見通しを説明することは大切です．治療過程で患児が治療者とともに問題を解決する力を得ていくように，家族もまた見通しをもって患児の世話をすることによって家族機能を回復していきます．

## 2 入院治療

著しい低体重や急激な体重減少，脈拍や血圧の低下があると，入院適応となります．入

表10-3 ANの初期入院治療の具体例

| | カロリー量 | 要点 | 注意事項・身体症状 |
|---|---|---|---|
| 第1期 | ・800～1,000 kcalより開始（30 kcal/kg/日）<br>・約1週間ごとに200 kcal増加が目標 | ・食事が3食完食が目標（3食を6分割でスタートでも可）<br>・水分がとれない児には末梢点滴500～1,000 mL施行<br>・電解質管理（Ca・P・Mgを含む）が必要．特にPは2 mg/dL以上を維持<br>・栄養教育，間食禁止，運動禁止<br>・標準体重の68％以下の場合は車椅子使用あるいは昼寝を強制 | ・リバウンド浮腫，息切れ<br>・便秘，腹痛，鼓腸，低血糖<br>・再栄養（refeeding）症候群<br>・食後の腹満に腹部マッサージ |
| | ・1週間で食事が完食できない児には：経管栄養900 kcal＋食事1,000 kcal | ・経管栄養（例：エレンタール®1回300 kcal 1日3回．最初の2～3日は倍希釈で行う）食事は並行して1,000 kcalを与える<br>・完食できた時点で経管中止 | 同上 |
| 第2期 | ・1,000～1,200 kcal（34 kcal/kg/日）<br>・第1期の要領でカロリーを増やし1日1,200 kcalの食事が取れるようになるまで | ・入院1週間後の体重で目標設定（外出，外泊，退院など）<br>・食事が完食できるようになり，体重も増えないことを改めて実感<br>・病院の食事は安心して食べられるようになり，安定する | ・食後の腹満 |
| 第3期 | ・1,200/1,400/1,600 kcal（37 kcal/kg/日） | ・外出，外泊，退院の目標体重をクリアするために食事カロリーを上げる<br>・自分である程度好きな物を食べる自由を与える<br>・標準体重の80％を超え，さらに体重増加を維持<br>・家や病院以外の外で食べられるようになる（4～5回繰り返すと食べられるようになる） | ・食後の腹満<br>・脈が60以上になる<br>・手足の末梢が温かくなる<br>・食後・夜間の発汗の増加<br>・うつや混乱が起きやすい<br>・便秘や脱毛 |
| 第4期 | ・体重維持期<br>　過食期<br>　（40 kcal/kg/日以上） | ・退院し家で食事を食べる．退院時に契約した再入院の体重はクリア<br>・その後過食エピソードを繰り返しつつ程よい量で安定<br>・本人のもつセットポイントまで体重回復 | ・便秘や脱毛<br>・家で自分なりに過ごす<br>・不登校になることもある<br>・登校しても体育は（一時的に）見学 |
| 第5期 | ・成長期 | ・食事はそれなりに可能<br>・それぞれのもつ課題に向かう<br>・標準体重の90％以上になって半年以上たつと月経の再開 | ・精神的な受容と支持的なサポート |

〔日本小児心身医学会（編）：小児の神経性無食欲症診療ガイドライン．小児心身医学会ガイドライン集―日常診療に活かす4つのガイドライン．pp85-119, 南江堂, 2009より引用，一部改変〕

院治療は，外来治療に比べてより明確な治療構造の中で疾病教育と栄養教育が行われるため，患児には「治りたい」気持ちが生じやすいと考えられます．しかし入院によって，患児は家族から見捨てられるという不安を抱いたり，逆に特別扱いされることで疾病利得になることもあります．実際には，退院後に再び体重が減少することもあり，必ずしも入院治療で治るわけではありません．

入院に際しては，治療目的を明確にして再度治療契約を結び，行動療法に基づくプログラムを患児の合意を得て作成し実行していきます．対応の例を表10-3に示します．

## D 予後

　日本小児心身医学会摂食障害ワーキンググループによる調査[239]では，ANの治療期間は男子例が平均13.2か月，前思春期女子例が20.6か月でした．約80%は体重が回復していますが，約10%は症状に改善なく不変と回答されています．長期にわたる治療が必要なケースもあり，小児期発症例が治りやすいというわけではありません．低栄養状態が続くと骨粗鬆症を合併し，身長の伸びや月経の回復が遅れるといわれています[69]．また体重が回復しても，著しい精神症状や逸脱行動がある場合は精神科に，心身症状が長期間続く場合は心療内科に紹介することになります．

## E BNについて

　小児でも高学年になると拒食から我慢できずにむちゃ食いに移行し，絶食や過剰な運動を繰り返したり，自己誘発性嘔吐や下剤の乱用がみられます．ANもBNも共に体重を減らす行動がありますが，BNでは標準体重前後であることが多く，排出行動がわからないことがあり，問診で確認する必要があります．BNはANに比べて受診までの病悩期間が長く，受診を決意するときには病識をもち，治療を求めて受診してきます．しかし，治療が長期にわたる場合が多く，早期に改善がなければ精神科への受診をすすめます．

### 1 治療

　基本的にはANと同様に行います．
　①疾病教育：排出行動がさまざまな身体症状や過食行動，精神症状を引き起こしていることをわかりやすく説明します．
　②食事日記：少なくとも1日3回の食事を摂り，食事日記をつけることをすすめます．あらかじめ食べる前に食べる物や量を決めておく方法を提案します．
　③どんな時に過食し，どんな時に排出行動をとるのかを記録して，回避する方法について一緒に考えていくようにします．
　④心理的問題への気づき：①から③を繰り返していく中で，信頼関係ができてくるとANと同様に心理的問題について言語化できるようになってきます．問題を食行動で解決するのではなく治療者とともに考えていくことによって，BN患児自身が問題解決能力を獲得することが治療目標になります．

### 2 家族への対応

　食行動や排出行動は習癖となっていることが多く，容易には改善されない可能性が高いことを説明します．食行動には細かく干渉しないようにして，過食につながる余計な食べ物やお金は家には置いておかないようにしてもらいます．「身体が心配」であることを患児に伝え，食事以外の日常生活で交流できるように指導します．

## F 発達障害と摂食障害

　発達障害がある場合，患児の正しい発達特性を理解することが重要です．心理的治療は難しく，発達特性に応じた療育的な対応を行います[120]．知的障害では，具体的に指示したほうが患児にわかりやすく，広汎性発達障害では，薬物療法や強迫的な特徴を踏まえた食事指導が効果的です．特に広汎性発達障害の場合，治療の積み重ねが難しく何度も繰り返すことがあります．

　家族に対しては，患児の障害特性を理解してもらうことが必要であり，具体的な対応の仕方を学んでもらいます．

〔地嵜和子〕

## C. 治療導入から終結まで

# 11 再発

## A はじめに

　　再発(relapse)の率が摂食障害では非常に高いことがよく知られています．それは，専門的な治療施設を受診するほどの重症になれば，より明確です．しかし摂食障害自身の予後，予後良好・不良の予測因子について研究されてきましたが，寛解した症例がどの程度，再燃，再発するのかについての研究は限られています．さらに，再発に対する治療・介入の有効性に関する研究は見当たりません．米国や英国のガイドライン，代表的な治療ハンドブックにも再発時の治療介入に関する項目は見当たりません．従って，再発，再燃に関する考え方や，実際の治療介入の方法に関しては多分に個人的な経験に基づきますが，摂食障害に直接関連する体重，過食・嘔吐の頻度，ボディイメージの歪みといった目に見える部分だけではなく，背景に隠れる個別の精神病理の改善が必要かという点を論じます．

## B 再発に関する研究

　　神経性食思不振症(AN)では，慢性的に低体重が続き，さらに下がり続けると生命的な危険がありますから，低体重は最も解決しなければならない問題です．そこで，ANの再発には神経性過食症(BN)や特定不能の摂食障害(EDNOS)などの他の摂食障害のかたちで現れた場合も含まれますが，再び低体重に陥ることや，再入院となることだけに限定した研究があります．

### 1 再入院・再体重低下の危険因子

　　ANの再入院や再体重低下の危険因子に関する研究は数少ないです．さらに，結果は研究によってさまざまで一致しません．背景因子として親のアルコール関連障害，家族内の摂食障害の既往，本人自身の因子として幼少時に何らかの摂食の問題を有していたこと，15歳未満であること，入院前の自殺未遂の既往や摂食障害専門施設での治療歴，また入院中の強迫症状，Eating Attitudes Testの高得点，入院中の体重増加の遅さと体重，体型への過剰な関心の改善度が低かったこと，退院時の低BMIが危険因子であったと報告されています．このように，入院前から専門的な治療が行われていたにもかかわらず体重が低下し入院に至り，入院治療中も体重増加に抵抗し，退院時においても体重が低めで，なお体重・体型に捉われるなど，摂食障害に直接関連する病理が残存していた場合と報告されています．

　　さらに詳細に検討した，最近の2つの研究結果をみてみましょう．Schebendachら[298]

は 19 例の神経性食思不振症の入院治療中, 標準体重の 90％ を超えた時点での食事の密度（どれほど低カロリー食物を摂取しているか），種類が多かったか（ある食べ物に偏っていないか）を 1 年後の予後と比較したところ，いずれも，予後不良群は良好群より食事密度は有意に低かったのです．また Bodell と Mayer[28] は入院治療を行った 21 例の神経性食思不振症患者を，体重回復後に MRI によって体脂肪率を測定し，1 年後の予後不良群は予後良好・中等度群より有意に体脂肪率が低かったのです．

## 2 BN に対する研究

一方で，BN が治療成功後に再発・再燃することに関する短期的な（半年から数年の）研究では，年齢，嘔吐回数，ボディイメージの障害，摂食や体重・体型への捉われ，Eating Disorder Inventory (EDI) の各種下位尺度得点，または EDI のボディイメージ不満尺度得点，対人不信下位尺度得点，Eating Attitudes Test の過食下位尺度得点，儀式的行動の尺度得点などが危険因子にあげられています．また，平均 8.6 年の追跡調査では社会心理的機能，体重・体型への過剰な関心，GAF 得点（DSM-IV 診断基準にある社会機能尺度），躁下位尺度得点が危険因子でした．

## 3 再発予防の研究

再発予防に対する治療研究がいくつかあります．まず，AN については，その入院治療後，認知行動療法と栄養相談のみを行った場合で比較した結果，1 年後の再発率は 22％ と 53％，再発と脱落を合わせた率は 22％ と 73％ と大きく差がありました．薬物療法の可能性も試されています．Kaye ら[139] は入院治療が終了した AN 制限型（ANR）患者 35 例を対象に特段の精神療法を行わず外来管理だけで 1 年にわたるフルオキセチンの二重盲検試験を行いました．その結果，偽薬群の 16％ に対し，実薬群は 63％ が低体重などによる試験脱落することなく継続し，再発が少数でした．フルオキセチンは体重回復後の AN の再発防止に役立つことを示唆する成績でした．ところが，Walsh ら[374] が，集中的外来治療などによって体重が回復した 93 例の AN（ANR，ANBP がほぼ同数）を対象に，個人認知行動療法を併用しながら 1 年にわたるフルオキセチンの二重盲検試験を行いましたが，実薬，偽薬間でなんら有意差がありませんでした．このように体重が回復しても心はまだ治っておらず，実際的な介入の継続（薬物療法，さらに可能なら精神療法）が重要ですが 1 年にわたる認知行動療法のマニュアルはありません．

一方，神経性過食症を対象とした研究では，Mitchell ら[188] は，認知行動療法によって回復（28 日以上過食嘔吐がない）した 57 例を対象に，17 週にわたって必要時には支援を受けられる群（30 例）と単純に追跡調査の群（27 例）にランダムに振り分けました．その結果，1 年後には 53％ が再燃しましたが，再発，再燃は両群間でほぼ同じで，実際に支援を申し出たものは 1 例もなく，必要時に支援を受けられるとの告知だけでは効果を認めませんでした．実際の介入が必要なのです．

## c 実際の対応について

### 1 摂食障害専門病棟

　以上概括したように摂食障害の再発，また再発予防に関する研究はその数が限られています．精神障害の再発，再燃の概念は，現代の気分障害，特に大うつ病性障害に対する薬物療法の再発予防効果の検討との関連を考えずにいられません．Kupfer (1991) は，大うつ病性障害では非常に再発が多く，躁うつ病の再発予防にリチウムが効果的であることは確立していますが，モノアミン酸化酵素阻害薬や新規の抗うつ薬（今では新規でなくなった選択的セロトニン再取り込み阻害薬をさす）の再発予防効果はまだわからず，さらに研究が必要なことを指摘しました．その後，新規の抗うつ薬の再発予防効果は，二重盲検試験を経て実証され，長期間にわたって抗うつ薬を処方し続ける根拠になっています．これは患者にとって負担が大きいことですが，日本でも欧米と同様に実施可能です．

　摂食障害となるとそうはいきません．欧米の摂食障害専門病棟では圧倒的な人員の配置によって，強制入院であっても着実に体重を回復させられます[203]．100 km 先，200 km 先から紹介されて入院スタッフと信頼関係ができる以前に入院して，退院後は地元のクリニックに戻っての治療となります．ちょうど，外科の患者が手術だけを専門病院で受け，その後は地元のクリニックで経過をみてもらうタイプの治療と同じです．人件費が高額で，高額な医療費が必要になります．再発をした場合にどうするのか，米国や英国のガイドライン，代表的な摂食障害治療ハンドブックにも触れられていませんが，単純に再入院や再治療を行うしかないのです．実際には高額な費用が払えないために入院できず，そのまま悲惨な結末を迎えることも稀ではありません．このことを摂食障害専門病棟を有さない日本に適応することはできませんし，欧米の現状がよいこととは思えません．

### 2 日本の現状

　一方で，摂食障害専門病棟を有さない日本では，まず，低体重の AN を入院治療で正常体重にまで戻すこともままなりません．日本の入院環境では，欧米の摂食障害専門病棟のような速いスピードで体重を回復することはできません．時間的にゆっくりとした体重回復を促していくしかありません．主治医や看護スタッフとの協力のもと，一生懸命入院治療を行っても半年以上，時に年単位がかかり，現在の大学病院や公立総合病院を取り囲む医療環境ではそのような長期入院は許されなくなってしまいました．日本の入院環境でも，正常体重まで十分に戻せるまで入院を継続することが医療経済的に困難になってきているのです．

### 3 日本の現状とそれに合わせた対応

　欧米のように 100 km，200 km 先から突然，紹介されてきて，いきなり入院治療を行うことは日本では不可能です．治療側と何の信頼関係もない状況で，いきなり入院してもうまくいきません．日本では，本人の精神病理のみならず身体的な側面，栄養学的な側面，

家族病理などいくつもある側面の全ての側面を主治医が孤軍奮闘でカバーしなければなりません．まず，何よりも時間が必要です．ですので，通院可能な範囲の病院にまず外来通院をしていただき，摂食障害の心理教育を十分行い，さらに，なぜ，摂食障害に陥ったのか，なぜ今の状況の中では抜け出せないのか，十分に話し合い，検討することが必要です．そのような的確な見立てやケースフォーミュレーションを十分に行い，時間をかけて丁寧に治療していくしかないのです．

　このように，本格的な入院治療を行えるように準備しながら，実際には外来治療で，個々の症例に応じた摂食障害の持続要因を長期間かけて気長に治療していくしかないのです[207]．日本の臨床では，1回当たりの診察を本格的に長時間行っても，それに見合った料金を保険で得ることができない現状があります．一方で，セッション数をあらかじめ決める必要はなく，週に1回なら，永続的に続けることができます．そこで焦らず，青年期の症例には家族への介入も同時並行的に行いながら人格的な成長を促しますし，成人になった症例では自分の気分の自己制御などを学ばしていきます．一方で，単純に治療者に依存しているだけの状態にならないように気をつけます．

　日本の臨床家の先生には受け入れ難い考え方でしょうが，DSM-5 では多軸診断が廃止されたことに表されている通り，操作的診断基準で診断された「パーソナリティ障害」は「治療可能」でほとんどは「寛解」します．さらに，一度「寛解」すれば，気分障害や摂食障害とは異なり再発しにくいのです[96]．

## D おわりに

　少し乱暴な言い方ですが，再燃・再発するのは摂食障害の背景に隠れる精神病理を正しく把握せず，そこの治療を行っていないからです．的確に治療されていれば再発・再燃することはないのです．息の長い治療関係を築き，再発のおそれのないところまで摂食障害を継続させている背景・持続因子を治療するのが日本での現実的な解決策です．

〈永田利彦〉

## C. 治療導入から終結まで
# 12 合併症や併存症への対応

## 12-1 気分障害

### A はじめに

　　摂食障害において抑うつ症状をしばしば生じることや，うつ病などの気分障害の併存が高率であることはよく知られています．そこで本項では，うつ病を中心に述べます．
　　神経性食思不振症（AN）や神経性過食症（BN）患者において抑うつ症状を呈する場合，低栄養や低体重，過食や嘔吐などに伴う二次的なものとして生じる場合と，うつ病を併存する場合とがあります．以下にこれらについて説明します．

### B 二次的にうつ症状を生じる場合

　　急激に体重が減少したときや低栄養状態により抑うつ症状を生じることはよく知られています．しかし，過食や嘔吐後，または嘔吐や下剤の乱用などの排出行動を止めたときなど，摂食行動や体重をコントロールできなくなったと感じたときにも抑うつ症状を生じます．さらに治療により体重が増加していく場合にも抑うつや不安を生じます．二次的な場合には，症状が1日の内でも変化して，日替わりで良くなったり，悪化したり動揺が激しいのが特徴です．二次的な抑うつ症状は，摂食障害の治療がうまくいけば改善します．

### C うつ病を併存する場合

　　摂食行動異常や体重が一時的に改善してもうつ症状が持続します．しかし，このとき直ちに一次性のうつ病と診断するのは早計です．というのは，摂食障害の結果により生じた社会における不適応状態から二次的にうつ症状を生じる可能性があるからです．うつ病を併存すると，うつ症状が持続的に続き，その間はうつ症状がないという日はなく持続します．またうつ病を併存する場合，不安障害やパーソナリティ障害を併存していることも少なくなく，その臨床像はより複雑になります．

#### 1 摂食障害とうつ病の併存

　　摂食障害とうつ病の併存に関する主な研究結果を概観します．AN患者において調査時

表 12-1　摂食障害と気分障害の併存

|  | ANR<br>$n=62$ | ANBP<br>$n=36$ | BNP<br>$n=57$ | BNNP<br>$n=16$ | 計<br>$n=171$ |
|---|---|---|---|---|---|
| 何らかの気分障害 | 25(40) | 22(61) | 42(74)* | 9(56) | 98(57) |
| 大うつ病性障害 | 20(32) | 18(50) | 35(61)* | 6(38) | 79(46) |
| 双極性Ⅱ型障害 | 0 | 2(6) | 2(4) | 1(6) | 5(3) |
| 軽躁障害 | 0 | 1(3) | 1(2) | 0 | 2(1) |
| 気分変調性障害 | 6(10) | 3(8) | 8(14) | 3(19) | 20(12) |

数値は人数(%)　*$p<0.05$ ANR群に比して
ANR: 神経性食思不振症の制限型, ANBP: 神経性食思不振症の過食/排出型, BNP: 神経性過食症の排出型, BNNP: 神経性過食症の非排出型

に15～62％の患者がうつ病を併存し，36～83％にうつ病の生涯罹患を認めるようです．一方，BN患者においてうつ病の併存は，調査時において29～40％，生涯罹患率において46～63％と高率に認められています[147]．わが国でもANの摂食制限型(ANR)62例，過食/排出型(ANBP)36例，BNの排出型(BNP)57例，非排出型(BNNP)16例に対し，DSM-ⅢRのⅠ軸の気分障害を半構造化面接であるSCIDにて診断し，併存について検討されました[132]．その結果(表12-1)，摂食障害98(57％)例が調査時あるいは過去の一時期に何らかの気分障害の診断基準を満たしました．その内訳として大うつ病が79例(46％)と大部分を占め，その他気分変調性障害が20例(12％)，双極性Ⅱ型障害が5例(3％)でした．またうつ病の併存は各群の32～61％に認められ，BNP 35(61％)例と最も高率で，次いでANBP群の18例(50％)，BNNP群の6例(38％)，ANR群の20例(32％)でした．このようにわが国の摂食障害患者においてもうつ病の併存が高率で，欧米の結果とほぼ同様の傾向を示しました．

摂食障害とうつ病との関連について，これまで摂食障害はうつ病のvariantであるという一元論により両者の関係を説明しようと試みられてきました．しかし，これに反する多くの事実があげられ，最近では併存の概念で両者の内的連関について検討されようとしています．一般的に併存を生じる場合として大きく分けて，①1つの原因が複数の異なった病態を形成する，②1つの疾患に罹患するとある特定の他の疾患を引き起こしやすくなる，③複数の共通する原因が相互に関連し合って生じる，④偶然の結果による，などが考えられます．しかし，症候学，家族研究，精神薬理学的研究，神経内分泌学的研究のそれぞれの立場から①の一元論に対する反証があげられており，また④の摂食障害とうつ病の単なる合併と考えるには，偶然の確率を超えてはるかに高率であることから，現時点では②と③の可能性が考えられています[146]．

**表 12-2　うつ病の併存を示唆する特徴的な臨床症状**

1) 最近の抑うつ状態の増悪(摂食障害や,患者の環境変化がない中で)
2) 極端で広範な否定的思考の増強(たとえば,食事,体重や体型に関するものより広範なもの)
   - 広範囲の否定的思考
   - 全般的な絶望感(将来に全く希望がみえない,将来がない,諦めなど)
   - 死や死ぬことについて反復的思考
   - 自殺念慮,ないし計画(死んだほうがましという考え,人生を終わらせるための特別な計画など)
   - 摂食障害の精神病理と関連のない出来事や環境について過度の罪悪感
3) 興味や他者とのかかわりの減退(摂食障害に伴うもの以上または越えた障害)
   - 社会性の減退(友人とも会わないなど)
   - 続けていた活動を中止(新聞を読む,ニュースに注目する,音楽を聴く,などの中止)
4) 欲動の減退や決断力低下
   - やる気を奮いたたせる能力の低下(仕事,スポーツなど)
   - 先延ばし(決断を下せないことによるなど)
5) その他の特徴的症状
   - 涙もろさ(以前は泣かなかった状況で)
   - 外見や衛生状態についての無関心(通常の基準と比較して)
   - 日々の活動に関する無関心(メールを開けない,請求書を払わないなど)
   - 摂食障害が晩発(30歳以降など)
   - 治療セッションでのいつもと違う態度(一貫した気分低下など)
   - CBT-Eの第1段階に対する反応性不良
   - 欲動の欠如や消極的思考により,同意した宿題が遂行できない

〔松永寿人:複雑な症例と併存症.切池信夫(監訳):摂食障害の認知行動療法. pp288-297, 医学書院, 2009 (Fairburn CG, et al: Cognitive Behavior Therapy and Eating Disorders. pp245-258, Guilford Press, New York, 2008)より〕

## 2 うつ病を併存した場合の診断と治療

### a. 診断

　摂食障害患者にうつ病が併存していると,治療に大きく影響します.抑うつ的思考は,患者が変化する可能性に希望をなくさせ,治療に頑張れる能力を損ないます.次に欲動の減退も同様の影響を及ぼします.従って,うつ病の併存を見抜き,治療することは重要です.

　しかし摂食障害患者において低い自尊心がみられ,持続的な摂食抑制や食事制限は易刺激性や集中力障害を引き起こします.また極度の低体重により集中力低下,活動力や欲動の低下,睡眠障害,性的興味の喪失,強迫性の亢進などを生じます.一方過食は,羞恥心や罪悪感,気分低下,自己批判などを高めます.さらに摂食障害患者によくみられる対人関係の障害は,無価値感や好かれていないといったうつ病を示唆する感情を引き起こします.このように摂食障害患者においてうつ病の特徴的な症状を生じやすい.従って,摂食障害患者にうつ病の診断を行う際には慎重に行う必要があります.**表12-2**にFairburn CGら[58]により指摘されているうつ病の併存を示唆する特徴的な臨床症状を示しました.これらの症状が多いほどうつ病の併存が示唆されます.この場合,うつ病の診断基準により診断します.

#### b. 治療

うつ病が併存する場合，うつ病を治すことは，患者の気持ちを楽にするだけではなく，食事の問題を克服する力をより高めることになります．従って，うつ病の治療をまず行う必要があります．このことを患者に説明して納得してもらいます．うつ病の治療は抗うつ薬，最近では SSRI や SNRI による治療となります[150]．しかし児童に対する抗うつ薬の治験は少なく，その是非や有効性についての見解も一致していません．そこでここでは青年期から成人に対する薬物療法について述べます．

AN 患者に対して直接摂食量を増加させる薬物はありませんが，SSRI などの抗うつ薬はうつ症状の有無にかかわらず過食に対して有効であることが多くの RCT で認められています．従って，過食や嘔吐により二次的に抑うつ症状を生じている場合において，過食とともに抑うつ症状も改善します．しかし，BN の過食や嘔吐に対する有効性を実証した RCT の多くは，3 か月以内の短期の臨床試験で，長期投与の有効性について検討した研究は皆無で，その有効性は不明です．さらに抗うつ薬の過食の有効性は，ほとんどが中等度の改善です．筆者の経験では，抗うつ薬が過食に対して一時的に有効であっても，その後些細な契機で過食をぶり返します．

うつ病を併存している場合，抗うつ薬の過食に対する効果は抑うつ症状の改善より早く生じます．従って，うつ病が十分に改善するまで，抗うつ薬を継続投与する必要があります．しかしうつ病が改善した後においてストレス下で過食のみ再現する場合も少なくありません．従って摂食障害患者にうつ病を併存する場合，うつ病に対する薬物療法を行い，抑うつ症状を改善して治療に対する意欲を高め，動機づけを強化して摂食障害の心理社会的治療法を併用します．

しかし日常臨床で，患者が抗うつ薬治療を差し控えようとすることは珍しくありません．それは抗うつ薬の使用は自分の弱さの表れと考えたり，依存性や副作用に対する過度の不安や恐怖心，さらには患者の自己批判，優柔不断や先延ばしを反映する場合もあります．これらには薬物療法に対する誤解を修正して，薬物療法に期待できる利点について強調する必要があります．しかし，効果がないのに漫然と薬物療法を継続することは厳に慎まなければなりません．

（切池信夫）

## 12-2 不安障害

### A はじめに

摂食障害における精神科的な併存症で不安障害は最も多いものです．不安障害の併存率

は摂食障害の亜型分類によって異なりますが，強迫性障害，社交不安障害，パニック障害，全般性不安障害が，摂食障害の亜型にかかわり合いなく，期待されるより高率に併存します[329]．しかし操作的診断基準では併存症同士間のどちらが主であるかは，診断基準には決定の手順が決められていませんので，その点は臨床家に任されています．そこで客観的に判断するには，時間的にどちらの発症が先行するかが1つの目安とも考えることができます．摂食障害より不安障害の発症のほうが先行することが多いとの報告もありますが，個々の症例，個々の不安障害によって，摂食障害との時間的関係はまちまちで先入観をもたずに当たることが重要です[329]．

## 1 診断

　診断に際しては，摂食障害に直接関連する不安（体重・体型に関する不安）と不安障害につながる不安（失敗する不安，愛する誰かが傷つけられる恐怖）を区別する必要があります．反対に，摂食障害の症状ではないにもかかわらず，体重・体型に影響を与える不安・恐怖もあります（たとえば窒息恐怖により水分さえ摂取できない）．そのような重なり合う症状では，必ず，一つ一つの症状を摂食障害の症状か，不安障害の症状か，よく考えて評価していきます．

## 2 治療的側面

　治療的な側面では，摂食障害と不安障害に共通するような認知の歪みを見出し，共通する非機能的な認知の修正を行っていくことが有効なことがあります．たとえば，摂食障害は恐怖症の側面（肥満や体重上昇に対する恐怖など），強迫観念的な側面（体重や体型を過度に考えすぎてしまう），強迫行為的側面（食事の後には，それを代償するような，たとえば激しい運動などをしないと気が済まない）などがあり，同時に両方に治療アプローチする可能性が考えられます．しかしこの方法はエビデンスに乏しく，本当に摂食障害とは独立した不安障害があるのでしたら，その不安障害に特有のアプローチを行うほうが有効との印象があります．

　もう1つは薬物療法です．摂食障害に対して薬物療法の有効性に関するエビデンスは限られています．過去，摂食障害は気分障害の1つであるとの考え方に基づいて各種の抗うつ薬の有効性が試されましたが，現在は下火になっております．一方，不安障害に関しては，摂食障害は強迫スペクトラム障害であるとの提案がなされ，種々の検討がなされてきました．現在までのところ，昔から強迫的であると記述されてきたANRを対象に再発予防を目的としたフルオキセチンの二重盲験試験では，実薬の方が有意に再発を予防しました．しかし，ANRだけではなくANBPも対象に入れ，個人認知行動療法も同時に施行すると，薬物療法の有効性は全くみられませんでした．そのようなことから，摂食障害全体を強迫スペクトラム障害として，また不安障害の亜型として説明するのには無理があるようです．

## B 強迫性障害

### 1 強迫スペクトラム障害仮説

これまで，数多くの併存症研究において，摂食障害，それもANRにおいて，高い強迫性障害の併存率が報告されてきました[329]．また，摂食障害よりも強迫性障害の発症のほうが先行することが多いことが報告されています．そもそも，摂食障害，特にANと強迫性障害との関連が注目されてきたのは，半構造化面接などによる併存症研究が始まる以前から，AN患者がいかに強迫的でこだわりが強く，頑固であるかが記載されてきたからです．そこで，ANが強迫スペクトラム障害の1つである可能性が議論されてきました．摂食障害に直接関連する体重や体型あるいは食物に関する確認行為や強迫観念を除いて強迫性障害を診断しても，併存率は高かったのです．しかし摂食障害に併存する強迫性障害では対称性，正確さ，整理整頓といった強迫症状に偏っており，単なる強迫性障害では攻撃性の強迫観念，確認的強迫が多かったとされます．さらに家族研究では，ANと強迫性パーソナリティ障害との関連の可能性が指摘され，そのような自我親和性の強迫症状は強迫性障害ではなく強迫性パーソナリティ障害とするべきではと議論されています．このような流れの中，最近，Jordanら[133]は，AN，BN，うつ病患者で併存症を比較し，確かにAN患者では強迫性障害の併存率がうつ病患者に比較して高いが，それは摂食障害の異種性（heterogeneous，種々のものが混ざり合っていること）を示しているに過ぎないと結論しています．従って，摂食障害全体を，強迫性障害，または強迫スペクトラム障害に含めようという考え方は下火になってきています．

### 2 実際の対応

臨床的には半飢餓状態による強迫症状との区別から始めます．摂食障害，特にANでは半飢餓状態によって抑うつ，不安症状が強調され，頑固さやこだわりも強くなっているため，体重回復だけで不安や抑うつ症状がかなりよくなることが知られています[33]．これらは男女の別なく，誰でも半飢餓状態になれば，そのようになることが第二次世界大戦中に行われた半飢餓実験によって証明されています．ですから，まず，体重を正常化することが優先されます．そのような摂食障害症状，特に低体重が改善しても残っている症状が本当の強迫性障害の症状と考えられます．また発達障害に伴う強迫症状かどうかも考慮します．ある種の発達障害では強迫症状が高頻度ですから，その視点から治療を進めることがよいときもあります．現在，日本での強迫性障害に対する標準的な治療は薬物療法と行動療法，または認知行動療法を同時に進めていくことです．根気のいる治療となることが多いですが，諦めずにじっくりと取り組みましょう．

## C 社交不安障害

### 1 全般性の社交不安障害

　社交不安障害も，摂食障害でよくみられる不安障害です[329]．社交不安障害は摂食障害と同様に，非常に併存症の多い精神障害ですが，1つ違う点があります．それは，社交不安障害，それもほとんど全ての社交状況に加えて，対人相互関係も不安や苦痛を覚える全般性の社交不安障害の場合，必ずといってよいほど幼少時から恐がりで(これをchildhood inhibitionと呼び，気質と考えられています)，社交不安障害の発症も幼少時や青年早期で，他の精神障害の発症に，必ずといってよいほど先行します[140, 205, 329]．その点，公衆の面前でのスピーチを恐怖するスピーチ恐怖症と全般性の社交不安障害は異なります．このような社交不安障害と摂食障害，特にANRとの間には病因的に何らかの関連がある可能性が家族研究の結果から指摘されています[167]．しかし，その関係は強固なものではなく，その他の研究者から同様な報告はみられません．その理由として，その研究では長くANRに罹患しているものに限定して家族研究を行ったという研究デザインが関連しているのかも知れません．反対にいうと，ANBPに移行せず，ANRを続けられる症例は，他の摂食障害とは少し違う病因を有しているのかもしれません．

### 2 治療的側面

　全般性の社交不安障害を併存した摂食障害の治療は一筋縄ではいきません[205, 206]．なぜなら，全般性の社交不安障害の場合，回避性パーソナリティ障害も同時に併存することが多いのです．回避性パーソナリティ障害についてDSM-IV-TRには「重症になっても医者に行かないかもしれない．ちゃんと説明を受け，自分で了解した治療を受けないかもしれない」と記載されています．回避性パーソナリティ障害の併存は予後不良因子との報告もあります．そこで治療への動機づけが非常に重要です．なぜ治療するのか，治療しなければどうなるのかなどを話し合い，変わりたいという気持ちを最大限，引き出すことから始めます．このようにして強固な治療関係をまず構築し，薬物療法，認知行動療法(より同僚や同年代の人との関係における認知再構成を中心に)，さらに就労支援事業の手助けも借りながら，本当に気長に取り組む必要があります[205, 206]．

## D パニック障害

　摂食障害では，あらゆる不安障害を併存する率が高いと報告されています[329]．しかし，摂食障害とパニック障害に何らかの特殊な関係があるかといえば，それは否定的です．特に，摂食障害とパニック障害のどちらが先行するかについては，他の不安障害の場合は不安障害が先行することが多いのですが，パニック障害の場合は後発のことが多いのです[140]．

　ですので，まずは摂食障害を治療していただき，それでもパニック障害が残存する場合

には，特殊な治療ではなく，身体的に薬物療法に耐えきれない場合は別として，通常のパニック障害治療と同様に，薬物療法と(パニック障害用の)認知行動療法を併用して治療を行っていきます．

## E おわりに

このように，摂食障害の病因を不安障害との関係で説明しようという気運は下火になっています．一方で，摂食障害に先行するはっきりとした不安障害がある場合，その不安障害を優先して治療することで摂食障害も好転する可能性があります[205, 206]．その意味合いで，是非とも，不安障害の併存に関しても，十分に注意を払う必要があるのです．

（永田利彦）

# 12-3 パーソナリティ障害

## A はじめに

ICD や DSM の操作的診断基準では，摂食障害の診断は食行動に焦点を当てて行われるので，主診断はパーソナリティ障害のこともあるし，逆に，パーソナリティ障害が見落とされることも起こります．中核的な摂食障害[175]であるにもかかわらず，対応によって惹起された病態が表面を覆いつくし，パーソナリティ障害を主診断とされることもあります．食行動の異常を呈して受診してくる患者が，中核的な摂食障害であるのか，パーソナリティ障害患者が症候の1つとして摂食の問題を生じさせているのかを見立てることは，治療方針に大きく影響します．パーソナリティ障害が主診断であるならば，食行動に対するマネージメントや治療は二次的な目的となります．

パーソナリティ障害の診断には，そのパーソナリティの特徴とパーソナリティの状態を見分けるところから始まります．すなわち，その人が表しているものが，外界からの刺激に対してのみ生じているのではなく，常にその人に存在する気質，態度，信念，情緒であるのか，あるいは外界からの圧力によって生じている一時的な反応であるのかです．特定のパーソナリティ障害が存在するとの見立てがなされるなら，そのパーソナリティ障害に適した治療計画を立てることが肝要となります．そのうえで，摂食障害の治療をどのように組み入れるかを検討します．

ここでは，パーソナリティ障害におけるこころの病理構造と摂食障害との関連について精神分析的な見地から述べ，次いで，特定のパーソナリティ障害において，摂食障害という症候がどのように用いられているか，そしてその対応について述べてみます．

## B パーソナリティ障害におけるこころの病理構造と摂食障害[177]

　　　パーソナリティ障害を規定する基本的な病理は，苦痛な情緒を行動で排泄するところにあります．あるパーソナリティ特性が，障害と呼ばれるほどに臨床上問題となる症状や行動を呈するようになっているとき，健康な自己が病理的なそれに圧倒されて機能できなくなっています．それは，対処できないと感じる情緒的な危機に際して，その人固有の病理性をもった万能的で自己愛的なものへと退避し，それが1つのまとまったものであるかのようになって，その人のパーソナリティ全体を覆いつくしてしまうことによります．

　　　その病理的状態[284, 311]は，組織化され安定した強固なものとして防衛的に働き，恒常的に倒錯的なあり方を示します．喪失というこころの痛みにもちこたえることができず，排出行為や衝迫的な破壊的行動を用いて，躁的に苦痛を消し去ります．この倒錯傾向が強まるほどに，病的行為が嗜癖性を強めていきます．

　　　こうした病理状態を形成しなければならない背景には，それまでの個人の歴史において，自己を抱えられた体験がなく，対象との間で安心した関係性が築けずにきたことが関係しています．幼く弱々しい自己は孤独のまま放置され，そのため自信が全くもてず，卑小な自己像しか描けずにいますから，喪失や挫折の苦痛にもちこたえることができません．ゆえに自己を護るために，それらの苦痛な感情を排出していきます[24]．

　　　摂食障害という病態もまた行動の病であり，食行動を通してこころの苦痛を排出し，その場限りの快感を得て万能的優越感を保つ自己愛的なあり方です．パーソナリティ障害と診断される人たちは，容易に苦痛の排除の1つの手段として摂食障害という症候を用いることになります．

## C パーソナリティ障害に伴う摂食障害[79, 176]

### 1 情緒不安定性パーソナリティ障害

　　　摂食障害との関連性がいわれることが多いパーソナリティ障害ですが，中核的な摂食障害とは似て非なるものでもあります．この障害の特徴は，衝動性と自己統制の欠如です．根底には強い抑うつ，空虚感があるものの，その情緒を自己破壊的行為や敵意を含んだ攻撃的な行為で消そうとするあり方を示します．情動が不安定で混乱していることに安定している病態です．対人関係の不安定さや同一性障害，衝動的な自己破壊行為，自殺行為の繰り返しがあり，情緒の不安定さの背景には慢性的な空虚感がみられます．自己が未熟であるために，現実的な困難や苦痛，不安，抑うつに出会うとき，それに耐えられずに，衝動的で破壊的な攻撃を加えることでそれら苦痛な情緒を快感に変えます．しかし，それらはさらに自己を弱める結果となって，不安定さを増し，空虚感や同一性の低下をきたすといった悪循環を示す結果となります．

　　　食行動の異常としては，むちゃ食い，嘔吐を呈することが多くみられます．それは，自己破壊的な性質を有し，自罰として使われます．一方，痩せることによって著しく低い自

尊心が高められ，むちゃ食いはストレス発散や一時しのぎの満足感を得る方法として，また排出は自己コントロールの感覚を取り戻し倒錯的な快感を得ることにつながります．食行動異常によって，こころの耐え難い苦痛から解放され，代償機能不全に陥らずに済むというメリットがあります．

　治療を開始するにあたり，自己破壊的な行動に対して，確固とした中立的で具体的な限界設定をすることが必要です．そのうえで，誠実に患者のこころの痛み，倒錯的な行動化の意味をみていきます．摂食障害もこの行動化の1つとして考えて介入します．こころの痛みより，肉体的な痛みのほうが耐えやすいのであろうとの理解を示していくことです．

## 2 演技性パーソナリティ障害

　他者からの注目を浴び，受容され，認められたい気持ちが特徴的です．取り入れやすさや，感情の激しさと易変性，人間関係の劇化，身体化症状という，一般にはヒステリーといわれるパーソナリティが重症化し，対象をひきつけ，思い通りに操作しようとする万能的な傾向が際立っています．

　食行動の問題は，社会に認められ好ましくありたいという執着が外見へのこだわりにつながり，過度なダイエットへと発展していきますし，食行動の異常によって退屈さや慢性的な不幸感を軽減することにもなります．また，時代の流行を取り入れて，摂食障害を自己の表現形としてもいます．痩せやカロリーへのこだわりは執拗ではなく，嘔吐にしても体重減少にしても深刻さがありません．

　治療関係を築くことが比較的容易で象徴機能を使うことができますので，中立的なかかわりの中で，行動で発散しているものを象徴化・言語化していきます．

## 3 強迫性パーソナリティ障害

　厳格で頑固な完璧主義であり，楽しむことを卑下して生産性の観点から自己価値を定めるといった特徴があります．融通が利かず過剰に良心的で道徳的ですが，独善的にみえます．人間関係においても，論理的なために暖かみや共感性に乏しくなります．

　拒食やカロリー制限，食物内容へのこだわりといった自己を規律の中に納めることで安心を得ようとします．食行動異常は，正当化できる両親への抵抗の機会として利用されますし，数字や規則といった予測可能な世界に退避して，予測不能な対人関係から身を守ることができるメリットがあります．

　治療は，彼らの予測可能な世界の秩序を破壊するものとして恐れられます．患者独自の秩序を否定することなく，徐々に強迫行為や観念が内的な葛藤の防衛として使われていることに目を向けさせることが必要です．情緒を排除する傾向がありますが，それは情緒を予測不能で危険なもので混乱させるものとして捉えているからでもあります．主として怒りが前景に出てきますが，その背景には心細い幼いこころが存在することを忘れてはなりません．しかし，他者に依存することは敗北と感じられ，それを怒りでさらに防衛しますから，慎重に行うことが必要です．食行動もそうした情緒的な耐え難さの防衛として取り扱う必要があります．

## 4 回避性パーソナリティ障害

　　　抑うつ的な不安や罪業感に圧倒されており，対人場面からのひきこもりを示してはいますが，内心は人とのかかわりを求めているというアンビバレントさがあります．自尊心が大変低く批判に過敏なために，対人関係をもつことによって他者から卑下され屈辱感を味わわされるとの恐怖をもっています．

　　　この障害では，過食よりも拒食がより多く認められます．体重減少は社会から遠のくことができるという免罪符となります．また，愛情対象の代わりとして，時間を埋め心地よいものとして利用してもいますし，そこに没頭することでも人から遠のくことができます．しかも，痩せた身体を手にすることで良好な人間関係を築けるのだとの空想をもつことができます．

　　　治療は，長期に冗長な経過をたどることが多いのですが，ゆっくりと進める必要があります．治療者から批判や非難されることを恐れていますから，誠実な信頼関係を築いていきつつ，患者の許容範囲を見極めながら内的な葛藤を扱っていきます．摂食障害もまた，傷ついたこころを代償するものであることを明確にしていくことが必要です．

## 5 依存性パーソナリティ障害

　　　広汎に及ぶ劣等感，従順さ，無力感，見捨てられることへの過度の不安，しがみつきといった特徴があります．対人関係において，自分を犠牲にして他者からの孤立や拒絶を避けようとしますが，その受身で従属的なあり方の背景には，責任を回避しつつ外の世界を見下し支配する万能感がありますから，ある限られた関係の中では支配的で攻撃的な側面が見てとれます．

　　　拒食を呈することが多いのですが，摂食障害によって身体的に弱々しくあり続けられ，依存する対象から見捨てられずに済みますし，社会的に成熟することから逃れられます．

　　　治療は，治療関係が依存関係にもち込まれないように工夫をする必要があります．表面的に見せる依存的あり方の背後にある万能的感情と，並存している見せかけではない本当に弱々しい自己についてみていくプロセスを踏むことで，自立できる健康な自己を取り戻していきます．摂食の問題がもたらす利点について直面化・明確化していく作業によって，摂食障害は本来的なものではないとの気づきを得ていきます．

## 6 スキゾイドパーソナリティ障害

　　　情緒と知的な理解が大きく乖離して空虚な状態になるために，周囲に対して無気力，無関心，無感動で孤立します．そこには，迫害的な不安や重く苦しい圧迫感があります．その耐えられなさゆえに感情的に距離をとり，知的に対処し，ひきこもることによって防ごうとします．

　　　この知的な対処ができないとき，過食という行為で取り扱おうとすることがあります．そのために，過食，嘔吐，拒食という摂食障害の状態となります．過食は激しくみられますが，嘔吐や拒食はそれほど強くはありません．

　　　内的な不安や葛藤を言葉にすることは困難ですので，支持的に接しながら薬物療法を併

## D おわりに

　摂食障害という症候に出会ったとき，患者のパーソナリティ障害の存在を見立てる必要性があります．パーソナリティ障害に気づき，それに対処しないことには，これらの患者にとって治療は有効なものとはなりません．本項では，パーソナリティ障害に伴って摂食障害を呈する病態について概観し，そのパーソナリティ障害が摂食障害をという症候をもつ意図について述べました．

〈鈴木智美〉


# 12-4　発達障害

## A はじめに

　摂食障害の患者は，多様化してきており，低年齢化ならびに高年齢化を認めます．パーソナリティ障害や不安障害，気分障害などの併存は以前から多く指摘されていますが，近年，新たに注目されているものにアスペルガー（Asperger）障害をはじめとする広汎性発達障害（pervasive developmental disorder；PDD）があります．PDD では，コミュニケーション能力に問題があり，摂食障害と PDD との併存例では，良好な治療関係や治療同盟を結ぶことが困難で，一般的な摂食障害の治療では十分な効果が得られない場合があります．治療の目標や，対応が一般的な摂食障害患者への対応も異なるため，摂食障害を診療していくうえで，発達障害への理解を深めること，発達障害の併存を疑ってみることが重要です．

　本項では，摂食障害として受診・通院している患者における，発達障害併存例の鑑別や治療について述べていきます．そのため，高機能 PDD，アスペルガー障害を中心とし，幼少時，また思春期，青年期にも診断がつきやすいタイプの発達障害（主に知的障害を伴うもの）については，それらの専門書をご参照いただきたく，割愛しております．

## B 広汎性発達障害，アスペルガー障害とは

　広汎性発達障害（PDD）は，社会的技能，言語，疎通性，行動能力の範囲の発達の遅れや逸脱といった状態を含む障害です．DSM-Ⅳ-TR では，5 つの PDD，すなわち自閉性障害，レット（Rett）障害，小児期崩壊性障害，アスペルガー障害（表 12-3），特定不能の

**表 12-3　DSM-IV-TR の 299.80 アスペルガー障害の診断基準**

A. 以下のうち少なくとも2つにより示される対人的相互反応の質的な障害：
　(1) 目と目で見つめ合う，顔の表情，体の姿勢，身振りなど，対人的相互反応を調節する多彩な非言語的行動の使用の著明な障害
　(2) 発達の水準に相応した仲間関係をつくることの失敗
　(3) 楽しみ，興味，達成感を他人と分かち合うことを自発的に求めることの欠如（例：他の人たちに興味のある物を見せる，持って来る，指差すなどをしない）
　(4) 対人的または情緒的相互性の欠如
B. 行動，興味および活動の，限定的，反復的，常同的な様式で，以下の少なくとも1つによって明らかになる．
　(1) その強度または対象において異常なほど，常同的で限定された型の1つまたはそれ以上の興味だけに熱中すること
　(2) 特定の，機能的でない習慣や儀式にかたくなにこだわるのが明らかである
　(3) 常同的で反復的な衒奇的運動（例：手や指をばたばたさせたり，捻じ曲げる，または複雑な全身の動き）
　(4) 物体の一部に持続的に熱中する．
C. その障害は社会的，職業的，または他の重要な領域における機能の臨床的に著しい障害を引き起こしている．
D. 臨床的に著しい言語の遅れがない（例：2歳までに単語を用い，3歳までにコミュニケーション的な句を用いる）．
E. 認知の発達，年齢に相応した自己管理能力，（対人関係以外の）適応行動，および小児期における環境への好奇心について臨床的に明らかな遅れがない．
F. 他の特定の広汎性発達障害または統合失調症の基準を満たさない．

広汎性発達障害があげられています．この中で，アスペルガー障害は，社会相互関係と，限定された行動，興味，活動の重度な障害を示しますが，自閉性障害のような重要な言語，認知の発達，年齢相応の自助能力の遅れは示しません．しかし，自閉症と同様に，社会性の障害をもち，独特の対人関係，興味や関心のもち方によって，さまざまな適応障害を呈します．また，自閉症の中でも，知的障害を伴わない高機能自閉症も少なくなく，アスペルガー障害との違いについて，議論が続いている状態です．PDD の典型的な症状は幼児期にみられ，一般的には成長とともに軽減していき，アスペルガー障害でも同様です．思春期，青年期後期になって発達障害とは一見無関係な心身の症状を主訴に受診することも少なからずあるため，PDD の存在を見逃されることも多くあります．特に高機能 PDD は小児期に見逃されていることも多く，思春期になって不適応，行動上の問題，情緒的問題を呈して臨床場面に登場することも多くみられます．近年，成人の臨床でも，うつや不安，強迫症状などを主訴に受診する患者を診察する際には，PDD の可能性を検討することが重要とされており，摂食障害と PDD の併存についても，同様です．

## c　どのような症例で発達障害の併存を疑うべきか

環境からストレスを受けると，発達障害の患者は適応障害，心身症状も起こしやすく，その表現型の1つとして，拒食もよく認められます．摂食障害をみていると，肥満恐怖や，ボディイメージの歪みを認めず，ダイエットもしていないのに，食事が摂れず痩せが進んでいる患者も散見します．摂食障害患者は，まじめで良い子，発病前は社会適応も良好，過剰適応であったケースが典型例です．典型的でなかったり，社会不適応になっていたり

するような場合，摂食障害の一般的な治療を行っても奏効しないケース，周囲とのコミュニケーションに問題があると思われるケースなどでは，発達障害の併存を疑い，幼少期からの詳細な病歴を聴取することが重要です．

## D 併存例の臨床的特徴

併存例では，摂食障害の症状に，PDDの症状が融合されています．井口[119]は，摂食障害発症前の社会適応レベルが低いこと，受け身型のため，問題行動は起きないものの，友人ができづらく，一人でいることが多いことをあげています．三宅ら[190]は，力動的アプローチが全く無効であったり，かえって症状の増悪を招いたり，他人に対して無配慮・無関心で場の雰囲気を読めない，一方的な接近となり，相互的な関係がなりたちにくい，非言語的コミュニュケーションの異常を認め，テーマが限定され広がりにくい点が特徴としています．和田[373]は，PDDと摂食障害の合併例には，痩せ願望や肥満恐怖の文脈で理解できない食事へのこだわり，何度も繰り返して確認するといった行動や，周囲に対して一方的なかかわり方で巻き込むというようなPDDに由来する対人接触の問題が加味されること，また食行動以外の領域のこだわりも認められることが多いと述べています．また摂食障害の病型別では，ANが多く，BNが少ないとの報告もあります．

## E 併存率，摂食障害と発達障害の関連

摂食障害患者に，PDDを併存する割合は10〜20%，アスペルガー障害の併存は6%程度と海外，国内で報告されています[240, 382]．Gillbergら[83]は，AN 51例中6例のPDDを報告しており，太田ら[263]は，摂食障害と診断された患者の発達面での診断を見直した結果，新たにアスペルガー障害と診断された13例を報告しています．また，摂食障害患者の自閉性について，検討された研究もあり，Hambrookら[97]はANは自閉症スペクトラム指数（Autism-Spectrum Quotient；AQ）のスコアが健常者より明らかに高かったと報告しています．筆者らの自験例でも，一般健康女性と比較して，摂食障害患者のAQスコアは有意に高値であることが示されました．Coombsら[37]は，一般人のサンプルで，摂食障害の徴候とAQの下位分類との関連性について報告しています．また，Odentら[254]は，ANは自閉症スペクトラムの女性変異体である可能性を提議しています．

このように，摂食障害には，発達障害の併存が比較的多いこと，また，摂食障害の特徴と，自閉性との関連性について，近年報告が増えてきています．

## F 発達障害の併存合併診断

①発達歴・乳幼児期の行動特徴・生育歴をしっかり聴取する.
②摂食障害発症前のコミュニケーション・集団適応の問題，強いこだわり，パニックなどの有無.
③体重が回復して栄養障害が回復していく過程で，歪んだ認知やコミュニケーションの問題が改善するのか，残存するのか.

　発達歴，生活歴について，親から詳しく情報を聴取することは重要です．発達障害の場合は，乳幼児期に，子どもからの愛着行動の表出が乏しいことが特徴です．成人の場合には幼少時の情報を得ることが困難な場合が多く，また本人や周囲の思い込みによるバイアスにも注意する必要もあります．母子手帳，保育園や幼稚園における行動記録は参考になります．話し言葉の特徴を検討することも重要で，ASDでは，①発話の伝達内容にかかわりなく，限られた数の抑揚パターンを用い，早口で声高にしゃべる，②自分が興味のある話題をくどくど話し続け，思ったことは何でも口にする傾向がある，③物知り顔で，聞き手の合図を察することができず，延々と事実を列挙し続ける，といった特徴がみられます．また，診断ツールではありませんが，スクリーニングとしては，自己記入式の質問票，AQ[23]は日本語版もあり，臨床場面では比較的利用しやすいと思われます．50項目の設問からなる質問票で，自閉症スペクトラムの有無をみていくものです．

　このような，発達障害の診断方法に加え，摂食障害という疾患特有の症状の影響も考慮する必要があります．摂食障害になるタイプの人は元来完璧主義で柔軟な対応が苦手な人が多く，病気が進行するとその傾向がさらに強まります．強いこだわりをもち，周囲とのコミュニケーションの問題が生じているケースは多々あります．特に，治療初期にはコミュニケーションの困難さ，こだわりの強さ，自閉性などが際立ち，PDDを疑う症例は多くあります．しかし，摂食障害が回復していくにつれ，そのような特徴が消失していく例も多くあるのも実際です．

　また，低体重の摂食障害患者では，飢餓の影響も考慮する必要があります．半飢餓の研究は，古いものですが，1950年のKeysらの報告があります[79]．心身とも健康な志願者を対象に，食事を制限して，半飢餓を作り出したところ，もともと社交的であった人が徐々に引っ込み思案となったり，孤立したりした．ユーモアや連帯感は減少し，社会不適応へと変わっていき，若い男性に普通にある性的興味は劇的に減少したとされ，飢餓の影響が，体重だけでなく，心理的・社会的機能の領域まで広がっていることを明らかにしています．

　摂食障害の症状なのか，発達障害の症状なのか，判断に迷うことは往々にしてありますが，先に述べたような，発達歴・生育歴を丹念にとること，体重が回復してきたときに，コミュニケーションの問題が改善していくのかを確認していくことが，診断の大きな助けになります．

## G 併存例の治療・対応

　一般的な摂食障害の治療が無効であったり，症状を増悪させてしまう可能性もあるため，併存例の治療には，障害特性を理解したうえでの対応が必要です．

　摂食障害では，自我の成長を目標としますが，併存例では，障害特性の理解と現実の適応レベルの見立てと援助が必要となります．家族・両親とは患者のもつ障害の理解と対応を一緒に考えていくサポートチームとして協力し合うことが重要となります．内省的な心理療法や，力動的アプローチよりは，具体的で支持的な治療や薬物療法が役に立ちます[263]．

　治療に関しては，さまざま臨床経験に基づいた報告があります．下記に列挙するので，詳細は参考文献からご参照ください．

* 神尾[134]：認知行動療法が基本．
* 佐藤ら[295]：「柔らかな」枠組みで食行動の異常を見直し，本人の強迫性・情動性を刺激しないという方針をとる．
* 太田ら[278]：課題に直面し自らの力で成長していく「成長モデル」から認知の問題を前提として能力に見合った「生活トレーニングモデル」への転換．
* 三宅ら[190]：「力動的アプローチ」から「療育的アプローチ」への変更．
* 斉藤[294]：強制的な治療はなるべく避け，繰り返し説明して本人の了解を得る，強迫性を含めPDDの特性に留意した治療．
* 和田[273]：心的葛藤モデルから生来的な神経生物学的障害モデルを取り入れたより包括的な治療姿勢．
* 井口[119]：具体的で明確な指示を根気よく伝えることで混乱から脱出し，指示もメモ書きで渡すなどの認知的特徴を理解した対応が重要．

## H おわりに

　成人のPDDは幼少時の情報も少なく診断をつけるのが困難ですが，特に摂食障害との併存では，摂食障害の症状なのか，PDDの症状なのか，判断に苦慮することが多々あります．治療早期からPDDの併存を疑う姿勢は重要ですが，摂食不良や治療困難な症例に対し，安易に発達障害の診断をつけると，その後の治療方針や対応が大幅に異なってしまうため，判断は慎重に行っていく必要があります．また，PDDの診断がついた場合は，PDDの特徴に基づいた対応が求められます．

（岩崎　愛，坪井康次）

# 12-5 アルコール・薬物乱用と摂食障害の併存

## A 摂食障害とアルコール・薬物依存の併存とは

　欧米では，摂食障害にアルコール乱用・依存症（この小論では，以下アルコール依存と

**表 12-4　アルコール・薬物依存症の診断基準（DSM-IV）**

1. 耐性の上昇（同じ効果を得るためには大量の薬物が必要）
2. 離脱症状の出現と，離脱症状を回避するために薬物を使用する
3. 大量，長期間の薬物使用
4. 薬物を止めたり減らしたい気持ちがあるが，その試みの失敗
5. 薬物を手に入れるために費やす努力と，薬物を使用している時間は膨大
6. 薬物を使用するために，重要な社会的，職業的活動の放棄
7. 薬物による精神的，身体的問題が発生しているのに使用を止めない

7つの項目のうち3つ以上に該当

いう言葉を使用します）が併存する率は20～30％と報告されており，薬物乱用・依存症（以下薬物依存と呼びます）の15％くらいと報告されています．日本では，摂食障害におけるアルコール依存と薬物依存の併存の疫学調査は行われていません．

摂食障害の臨床においては，アルコール・薬物依存に出合うことは多くありません．1つのデータでは，久里浜アルコール症センターに入院した摂食障害とアルコール依存の併存例の45％は，摂食障害の治療を受けたことがなく，40％は摂食障害の治療を10代で受診したことはあるが，すぐに止めて継続した治療は受けていませんでした[319]．摂食障害の治療を継続していてアルコール依存が発症し，主治医から紹介されてアルコール依存の治療を受け始めたケースは少数でした．つまり，アルコール依存を併存するケースは，摂食障害の治療を避けたり，治療からドロップアウトする傾向が強いため，摂食障害の臨床ではみえにくいのです．

薬物依存においては，主要な薬物は覚醒剤と処方薬ですが，覚醒剤はアルコールと同じように摂食障害の治療からドロップアウトした者が多いのですが，処方薬（安定剤）依存は，治療中に比較的よく出合う症状です．ベンゾジアゼピン系の薬物を多く欲しがったり，治療中に貯めていた安定剤を大量服用するケースです．

アルコールや薬物は，精神作用物質と呼ばれます．**表 12-4**にアルコール依存症の診断基準をあげました．覚醒剤依存症の診断基準もほぼ同じです．

## B アルコール依存を伴う摂食障害の特徴

**表 12-5**に，久里浜アルコール症センターで治療を行った，アルコール依存を伴う摂食障害（併存群）とそうではない摂食障害（単独群）の比較を示しました[335]．摂食障害の発症年齢は大きな違いはありませんが，初診年齢は大きな差が存在しています．すなわち，単独群は摂食障害の発症から4年後には受診しているのに，アルコール依存の併存例の受診は摂食障害の発症から7年が経過していて，摂食障害が遷延化してアルコール依存が併存してくることを示しています．摂食障害のサブタイプの比較では，併存群はANRが少なくANBPとBNPとEDNOSが多く，単独群ではANRが多いことです．併存群におけるEDNOSの多くはBNPなので，結局アルコール依存を伴う摂食障害の多くはBNPといえます．さらに，アルコール併存群は，単独群と比較して不安障害は少ないが，境界性パーソナリティ障害が多いことが示されています．すなわち，併存群は，気分が不安定で，衝

表12-5 アルコール・摂食障害併存群と摂食障害単独群の比較

|  | 併存群（$n=32$） | 単独群（$n=70$） |
| --- | --- | --- |
| 初診年齢（歳）[1] | $25.1 \pm 3.8$ | $20.9 \pm 4.4$ |
| 摂食障害発症年齢（歳） | $18.2 \pm 3.2$ | $17.1 \pm 3.7$ |
| 初診時の摂食障害の分類（%）[2] |  |  |
| 　ANR | 3.1 | 27.1 |
| 　ANBP | 25 | 24.3 |
| 　BNNP | 9.1 | 10 |
| 　BNP | 40.6 | 34.3 |
| 　EDNOS | 21.9 | 4.3 |
| 初診時BMI | $19.0 \pm 4.1$ | $17.9 \pm 4.2$ |
| 合併精神障害（%） |  |  |
| 　うつ病 | 28.1 | 30 |
| 　不安障害[3] | 12.5 | 38.6 |
| 　境界性パーソナリティ障害[4] | 28.1 | 10 |

[1] $p<0.001$, [2] $p<0.01$, [3] $p<0.01$, [4] $p<0.05$
ANR: 神経性無食欲症制限型 anorexia nervosa restricting type
ANBP: 神経性無食欲症過食排出型 anorexia nervosa binge-purging type
BNNP: 神経性過食症非排出型 bulimia nervosa not purging type
BNP: 過食症排出型 bulimia nervosa purging type
EDNOS: 特定不能の摂食障害 eating disorder not otherwise specified
（武田綾，鈴木健二，白倉克之：摂食障害とアルコール依存症の合併例の転帰調査．心身医学 42: 513-519, 2002 より引用・改変）

動性が高く，安定した対人関係がつくれないタイプが多いわけです．

## c 摂食障害になぜアルコール依存が併存するのか

　アルコール依存はアディクションの病気の代表です．アディクション（嗜癖）とは，止められなくなる強迫的反復行動をさしています．アルコール依存は止めようとしても止められなくなっている状態なのです．摂食障害におけるBNPも，痩せ願望を手放すことができず，痩せ続けたいのに，一方では強い過食欲求が渦巻いていて，何とか過食を止めたいのに自分の意思では止められない状態なのです．過食欲求は，渇望感と呼ばれるアディクションに共通する抵抗しがたい心理なのです．BNPの代表は過食・嘔吐型ですが，過食して，その後にトイレに駆け込んで嘔吐し，その後また過食するという繰り返しは，過食も自己誘発性嘔吐もアディクションとしてあることを示しています．そして，飲酒して酔っ払うと過食欲求が消えるとか，過食しても酔って寝てしまうと苦悩からは逃避できるとか，過食欲求から逃避しようとしてアルコール依存が進行していくことになります．ここから，併存例においては，摂食障害がアルコール依存の進行を促進しているといえるのです．

　アルコール併存群に境界性パーソナリティ障害が多いことも重要です．境界性パーソナリティ障害は，見捨てられ不安が強く情緒不安定で衝動的ですが，アルコールで酔うと一時的に楽になれるので，アルコール依存は進行していくことになるわけです．BNとアルコール依存と境界性パーソナリティ障害を併存しているケースを multi-impulsive bulimia と呼ぶこともあります[164]．

　日本のアルコール依存は中年の病気であり，平均年齢は50歳くらいで20代のアルコー

ル依存症は少ないのですが，若い20代の女性のアルコール依存の中で70％が摂食障害の並存例なのです[106]．アルコール依存が併存すると，身体的にも摂食障害による低栄養状態や電解質異常に，アルコールによる肝障害や膵炎，ビタミン不足などの疾患が合併してきますから，身体的にも重篤な状態が生じます．

## D 薬物依存の併存

　覚醒剤は痩せ薬として若い世代に広がっています．覚醒剤の薬理作用として，気分の高揚と不眠と食欲抑制などがあり，摂食障害にとっては，過食が止まり，ハイになって葛藤からも解放されるメリットが大きいと感じられるわけです．過食が止まらなくて体重が増えてくるときに覚醒剤に出会うと依存してしまうのです．女性の覚醒剤依存症の中に摂食障害の併存は21％という高い率で存在していると報告されています[178]．覚醒剤は依存の成立が早く，毒性も高くて，精神症状として幻聴や被害妄想が生じやすいので危険な薬物です．覚醒剤依存と摂食障害の併存例には，もう1つのタイプがあり，覚醒剤を遊びとして摂取して依存になったり，暴力団関係の男性から強制されて摂取しているうちに依存になった女性が，幻覚が出て怖くなって覚醒剤を止めたり，警察に逮捕されて強制的に摂取を中断すると，リバウンドで過食欲求が出現して過食し続けてBEDのタイプになることがあるのです．

　BNPの摂食障害は不安や抑うつ感やマイナス思考を強くもっていることが多く，医師から処方される精神安定剤への依存も強くなることがあります．患者が「辛い，苦しい」と訴え続けると，医師もつい大目の安定薬を出してしまい，安定剤依存が生じるのです．そうした不安の強い患者は，処方されたばかりの薬を大量に服薬することもあります．摂食障害や境界性パーソナリティ患者の大量服薬は，自殺未遂というよりも，とりあえず何も考えない楽な状態になりたいという気分で行われることが多いのです．大量服薬をしたことのある摂食障害は，安定剤依存が成立していると考えたほうがよいようです．

## E アルコール・薬物依存の治療と転帰

　アルコール・覚醒剤依存を併存した摂食障害は難治性であり，転帰不良であることが多いということがわかっています．表12-6に，筆者の調査による転帰調査を示しました．対象者は表12-5と同じで，追跡期間は約5年です[335]．表12-6に示したように摂食障害単独群は5年後において，1/4は症状が消失し，1/4はEDNOSとして症状が軽くなっていました．一方，アルコール依存併存群は1/4は症状が消失していましたが，1/4は死亡していました．死亡は自殺とアルコール関連問題による死亡でした．また併存群で生存していた者も42％がアルコール依存が残っていました．データはありませんが，覚醒剤乱用の併存例も転帰は不良と考えられます．

表12-6 アルコール・摂食障害合併群と摂食障害単独群の5年後の転帰調査(%表示)

| | 合併群 ($n = 32$) | | 単独群 ($n = 70$) | |
|---|---|---|---|---|
| | 初診時 | 調査時 | 初診時 | 調査時 |
| ANR | 3.1 | 3.1 | 27.1 | 1.4 |
| ANBP | 25.0 | 15.6 | 24.3 | 12.9 |
| BNNP | 9.4 | 0 | 10.0 | 10.0 |
| BNP | 40.6 | 18.8 | 34.3 | 18.6 |
| EDNOS | 21.9 | 9.4 | 4.3 | 27.1 |
| 症状なし | — | 28.1 | — | 27.1 |
| 死亡[1] | — | 25.0 | — | 2.9 |

[1] $p < 0.005$

(武田綾, 鈴木健二, 白倉克之: 摂食障害とアルコール依存症の合併例の転帰調査. 心身医学 42: 513-519, 2002から引用)

## F おわりに

　アルコール・薬物併存群の治療においては, アルコール・薬物の治療が優先されます. その治療は, ①断酒・断薬の動機づけ, ②アルコール・薬物の離脱症状の治療, ③アルコール関連内科疾患や覚醒剤精神病の治療, ④断酒・断薬継続のための集団療法, ⑤断酒・断薬継続のための外来治療の継続と自助グループへの参加, などの流れがあります. 軽いケースは, ①〜③の治療を個人療法として行って依存から回復することがありますが, 重いケースの治療はアルコール専門病院や薬物専門病院で集団療法を受けることが望ましいのです. 問題は, 断酒・断薬をすると, 摂食障害は一時的に増悪し, 拒食になったり, 過食嘔吐がひどくなったりすることが多く, そうするとアルコール・薬物依存の治療が継続できなくなったり, 入院治療からドロップアウトとなることが多いのです. 理想的には, アルコール・薬物依存の治療と, 摂食障害の治療を並行して行うことが望ましいのですが, それができる病院は少ない現実があります. 筆者は以前に入院治療において, アルコール依存症の集団治療と並行して, 摂食障害の集団治療プログラムのモデルをつくったことがあります[321].

　アルコール・薬物依存の治療においては, 家族に対して, 集団治療的な家族会も並行して行う必要があります. アルコール・薬物依存とその回復に対する正しい知識を家族がもつことが必要だからです. 同時に, 摂食障害に対する家族治療も必要です. この時, アルコール・薬物問題に対しても, 摂食障害に対しても, 家族が正しい知識をもつこととともに, 本人から距離を置くよう指導することが肝要です.

〈鈴木健二〉

## 12-6 問題行動(万引きと自己破壊活動)

摂食障害患者に見られる主な問題行動には**表 12-7** のようなものがあります．本項ではこのうち万引きと自己破壊活動について述べます．

### A 万引き

摂食障害の治療をするうえで，万引きの問題は避けて通れない重要なテーマです[1,2]．摂食障害患者に万引きがみられることは以前よりよく知られていた事実ですが，患者数の増加とともに，裁判例など事例化するものも目立つようになりました．治療者はこの問題について認識を深める必要があります．

これまでは，摂食障害に取り組み，かつ司法精神医学にも通じている医師が極めて限られていますので，ことに司法との関連については，他のテーマのように取り上げられる機会がありませんでした．筆者は摂食障害患者の万引きの問題に関するガイドラインの作成について，2010 年の日本摂食障害学会の理事会・評議員会で提案しましたが，ガイドラインの作成は今後の課題です．

摂食障害患者に万引きが多いのは周知の事実で，筆者の調査では，患者の 44％が万引きをしていました[331]．万引きは摂食障害による食行動の異常や独特の心性と結びついており特殊です．万引きの対象は食品が圧倒的に多く，摂食障害との関連が明らかな例がほとんどです．そして多くの例では手口は非常に稚拙です．経済的には困っておらず，金銭も所持しているにもかかわらず万引きを繰り返しているのが特徴です．摂食障害が軽快すれば，万引きもなくなります．

患者の万引きを一般の万引きと同列に判断するのは酷と思いますが，かといって病気のなせる業としてすませる訳にはいかないのは当然です．被害にあった店に与える影響も深刻です．また一部には，食物だけでなく高価な品物を盗む者もいます．万引きを繰り返す例も少なくなく，治療者を最も悩ませる問題です．

筆者は 2010 年に日本摂食障害学会の会員にアンケートを行い，111 名の方より回答を得ました．さらに摂食障害に詳しい精神科医 6 名を加えた 117 名(回収率 47.0％)の回答結果を解析しました[333]．

その中で 100 例以上の治療経験のある 57 名の回答では，「自身の患者が万引きした経験あり」95％，「警察から照会を受けた経験あり」46％，「スーパーやコンビニから照会を受

表 12-7 摂食障害患者にみられる主な問題行動

| | |
|---|---|
| ・自傷行為 | ・薬物依存 |
| ・家庭内暴力 | ・自殺企図 |
| ・アルコール依存 | ・性的逸脱 |
| ・過剰服薬 | ・万引き |

けたことあり」38％,「弁護士から相談を受けたことあり」33％,「検察庁, 裁判所に対して上申書を書いたことあり」22％など, いずれの機会もかなり多いことがわかりました.

DSM-Ⅳ-TR ではクレプトマニア（窃盗癖）が「他のどこにも分類されない衝動制御の障害」に分類されています. 併存という考え方に従えば, 摂食障害とクレプトマニアの併存ということになります. クレプトマニアの診断基準の5項目の1番目に「個人的に用いるのでもなく, またはその金銭的価値のためでもなく, 物を盗もうとする衝動に抵抗できなくなることが繰り返される」ことがあげられていますが, 竹村[336]は, この基準を摂食障害に厳格に適用すると, 該当しないのではないかと述べています. また中谷[232]も, 摂食障害患者の万引きは, 窃盗癖とは異質で, 食品窃盗は過食に供するための材料入手行為であり,「盗みのための盗み」ではなく,「過食のための盗み」であると述べています. ただし摂食障害患者でも万引き行為それ自体に衝動性や緊張の解消という色彩が強まると, 窃盗癖の共存と見なしうるとも述べています. 筆者も個人的には, 摂食障害患者の万引きは, 摂食障害の診断基準の中には含まれませんが, 一部の例を除いては, 共存と考えるよりは, 摂食障害の立派な症状の1つであると考えるほうが適当と考えています. それは摂食障害の発症以前には万引きはなく, また治癒後には万引きはなくなることをみても明らかです.

馬場ら[16]は摂食障害患者の万引きの心理機制として, 患者は見つからないようにこそこそしない, 犯罪意識は薄いか全くない, 罪悪感がみられない, 独特の超自我があり, それまでは過剰適応であり, パーソナリティに分裂がある, 内的空虚感を埋めるため, 統制感の喪失あるいは放棄, などの特徴をあげています.

そのため患者には万引きという行為が深刻な問題であることをぜひ受け止めてほしいのですが, 罪悪感が乏しいため, 止めさせるのは困難です. また過食症では, 過食のためいくらお金があっても足りないので節約したい, どうせ食べても吐いてしまうのだからなどの理由をあげるものも多くみられます.

司法側にはこの問題はまだほとんど理解されていません. 司法判断は警察, 検察, 裁判所それぞれのレベルで, まちまちのように思えます. 中谷によれば, この問題は司法精神医学の死角となっているとのことです. ある弁護士が私に, 司法判断は「運の問題ですね」と感想を述べました. 司法側も法的に一定の基準を示す時期に来ているのではないかと考えます.

万引きが発覚した場合にどう対応するかは, それぞれの治療者により, そして個々の事例によっても一律ではありません.

筆者は個人的には, スーパーやコンビニで捕まり, 照会があった場合には摂食障害の経過中の万引きであることは説明しますが, 患者の教育上も, 一般の万引きと同じに対処してもらってよいと回答しています. その段階できつくお灸をすえてもらうことが抑止力となってくれることを期待してのことです.

しかし起訴されると治療者としては葛藤的です. 犯罪歴がつくことにより本人の立場がさらに悪くなるのは避けられません. 家族も大きな衝撃を受けています.

本来ならば治療が優先するのが望ましく, 医療刑務所の医師からも「一般の万引きと同じに対処すれば症状を悪化させる」とのご意見もありました.「司法と治療のバランスをど

うとるか難しい場合がある」とのコメントもありました．

　摂食障害スペクトラムの中で万引きについてもさまざまなレベルがあり，当然事例性の問題があります．アンケートの回答中にも「患者はここまではやっても理解されることを学習するので厳しく対応することは必要で，摂食障害を理由に社会のルールを守らずともよいと考えることは避けたい」などの厳しいご意見もありました．このような例が存在するのも事実です．

　万引きは反社会的な行為であり，立派な窃盗罪です．有罪となれば罰金刑から，さらには執行猶予付きの判決，実刑などが言い渡されます．前科がつくことで，患者の置かれた立場はより厳しくなります．摂食障害スペクトラムの中にはさまざまな例が含まれるように，万引きのスペクトラムに関してもさまざまな程度のものが含まれます．コンビニ，警察，検察，医療刑務所それぞれのレベルで踏みとどまれるものがいると思いますが，根本的には摂食障害が良くならなければ万引きだけを防ぐことは困難です．

　ごく一部ですが，常習化して高価な品や金品を盗むものもいます．

　経験上は，ほとんどの例は警察で注意されるだけで終わっています．初犯の場合は許されています．

　学生が万引きをしたことが発覚して学校に通報された場合，何らかの処分が科せられるはずです．もし摂食障害患者であると判明した場合，処分をどうするかは学校側も悩むはずです．難しい問題ですが，いずれにせよ治療的な配慮が十分になされる必要があることは強調したいと思います．

　摂食障害の責任能力についても触れておきます．事例性により異なるのは当然としても，精神鑑定医によっても見解は一致していません．摂食障害は従来の法解釈では，心神喪失や心身耗弱には該当しません．

　つまり精神鑑定医によっても判断にはかなり温度差があります．さらに司法関係者には摂食障害がまだよく理解されていません．そのため万引きで捕まっても，注意されただけで終わるものから実刑判決を受けるものまで個々の例であまりに異なるのが現状です．

　判例として，今日でも法律家に引用されるのは，大阪高裁での判例（1983年）[262]です．この例は，「事理の是非善悪を弁識する能力は一応これを有していたものの，食行動に関する限り，その弁識に従って行為する能力を完全に失っていた」という精神鑑定書の結果，心神喪失と判断され無罪となっています．

　起訴された場合，検事や裁判官に摂食障害に特有の心理を理解してもらうことは容易ではありませんが，治療者としては司法側の理解を得るために，警察や検察に対して上申書や信頼できる資料を提出したり，警察に説明するなどの努力はすべきと考えます．林[98]は弁護士の立場から，クレプトマニアの再犯例の弁護のポイントについて述べています．

　このような事例に遭遇した場合，「アディクションと家族」（日本嗜癖行動学会誌）26巻4号の特集「クレプトマニアと家族」を参考資料としておすすめしたいと思います．

　この問題を提起してからは，筆者のもとには，起訴後の事例や，執行猶予中の再犯，さらには実刑判決を受けた後の再犯例などについての相談が後を絶ちません．このような例の多いことに驚かされています．

万引きをしている例には，家族を含めた密度の濃い多面的な治療が必要です．

最後にいちおう万引きのガイドラインの私案をお示ししておきます．

万引きは窃盗罪ですから，どう対処するかは相手の判断に委ねられます．ただし万引きは摂食障害に特有の心性に基づいているため，一般の窃盗罪と同列に判断されるのは問題があります．従って警察や検察庁，裁判所などから照会を受けた場合は，治療者は摂食障害について説明をしたり，必要なら意見書，資料などを添えて理解してもらうなどの努力をすることが望ましいと思います．ただし店では一般の万引きと同様に厳しく対応してもらうことは，常習化を防ぐ意味でも意味があると考えられます．

本項の場を借りて，アンケートに真剣にお考えいただき，貴重なご意見をお寄せ下さった先生方に感謝申し上げます．

## B 自己破壊活動

摂食障害，ことに過食症では衝動のコントロールに問題がある例が少なくありません．経過中には過剰服薬，アルコール依存，買物依存，性的逸脱などの問題行動がみられることがあります．自己破壊活動も問題行動の1つで，事故に対する認識も必要です．自傷行為であるリストカットの頻度が最も多いのですが，リストカットは，それ以上の重大な事故から身を守る役割も果たしているという側面があります．

摂食障害の渦中にある例では精神的に混乱しているので，操作的診断法を用いれば，境界性パーソナリティ障害の診断基準を満たしてしまうことが少なくありません．従って，操作的診断法では偽陽性の例がかなり含まれてしまいます．摂食障害の症状が安定すると対人関係も安定する場合も少なくありません．従って，経過中の境界性パーソナリティ障害の診断は慎重にすべきです．

一方では境界性パーソナリティ障害がメインで，その部分症状として摂食障害がみられることがあります．

親への依存攻撃が激しく，客観的には入院の適応と判断される例であっても，本人が納得せず，親が向き合うことを要求される例が実際には多いのです．家族は本人の心理をよく理解して，対応法を習得する必要があります．周囲の安定した応援姿勢が求められます．

行動化が激しい例などは，予約診療になじまないことが少なくありません．予約の無断キャンセルや，緊急の対応を求められることがよくあります．本人や家族が混乱している例に対して，限界設定にこだわった治療法に固執するのは，摂食障害の治療には適しません．構造化面接に捉われるのではなく，緊急時の対応も必要です．

感情が不安定で行動化が激しい例には，薬物療法が必要です．薬物療法は有効な治療手段となりえます．リスペリドン内用液，クエチアピンなどの非定型抗精神病薬を推奨したいと思います．

1986年にLacy[164]は多衝動型過食症（multi-impulsive bulimia）というカテゴリーを提唱しました．これは過食の他にもさまざまな自己破壊活動を認めるもので，低い自己評価や抑うつ，怒りと結びついています．ことにアルコール，薬物，多剤の過剰服薬と結びつき

やすく，多衝動型過食症の患者の80％に3～5種類の自己破壊活動がありました．多衝動型過食症の治療は，単一衝動型過食症(uni-impulsive bulimia)よりも困難であるとLacyは述べています．彼は摂食障害の病態は古典的なANから次第に変遷してきており，今後はこのような例が増えるであろうと予測しております．

筆者はかつて救命救急センターで経験された摂食障害の事故例を報告しました[330]．これには外来の処置のみで入院に至らなかったような軽症例(リストカット，過剰服薬)は含まれておりません．7年間で行動障害に伴う事故が6例，偶発的な事故が1例みられました．2例は自殺(飛び降り1例，縊首1例)，4例は自殺未遂でした．未遂例2例もそれぞれ脳挫傷および下顎骨折，腰椎および頸椎の圧迫骨折などと重症でした．また1例は出刃包丁で左胸部などを刺しています．自殺か事故かの区別は難しいのですが，自己破壊的で，救命されたのが幸運といえる例ばかりでした．このように三次救急で経験されるような例では死亡してもおかしくない手段をとっています．

事故の契機はいずれも衝動的，短絡的でした．感情は不安定でしたが，少なくとも3例はうつ状態はありませんでした．衝動性が問題です．事故例から危険因子として，①過食とパージングを行っている，②感情が不安定で親への依存攻撃が激しい，③社会適応レベルも非常に悪い状態にある，④過去にも事故歴がある，などが認められました．

筆者の経験した例は，いずれも多衝動型過食症の端的な例でした．このような経験からも，たとえばうつ病の経過中に自殺に注意するのと同じように，事故には十分気をつける必要があります．

また救命救急センターでは嘔吐するために用いていたフォークを偶発的に誤嚥して深夜に開腹手術を必要とした例も経験しました．嘔吐のためこのような手段を用いるのは非常に危険なことも強調しておきます．

(高木洲一郎)

# 12-7 糖尿病

## A はじめに

糖尿病，その中でも特に1型糖尿病女性における摂食障害(ED)の併発は，その頻度の高さ[169,279,283,365]，血糖コントロールの著しい不良[283,337,339,365]，糖尿病合併症の早期の発症・進展[292,337,339,343]など，糖尿病臨床において大きな問題となっています[169,279,338,348]．

## B 1型糖尿病に併発した摂食障害の病像

　若い1型糖尿病女性における摂食障害発症の頻度は一般女性以上に高く，約1割といわれています[279]．

　九州大学病院心療内科には，1994（平成6）年以後，全国から摂食障害を併発した1型糖尿病女性患者が多数紹介され受診しています（165名）．摂食障害の内訳は，BNが68%，BEDが22%，ANが7%（ANRは1例のみ），BEDを除くEDNOSが3%でした．BNやBEDを中心として，過食型の摂食障害の多いのが特徴です．

　BNとBEDの最大の違いは，BNではinsulin omission[273, 342, 348]（インスリン注射の故意の省略や減量．しばしば体重コントロールのために行われる）や自己誘発性嘔吐などの「体重増加を防ぐための不適切な代償行為」を頻繁に行うのに対し，BEDではそれらを定期的には行わないという点です．BNを併発した患者の「体重増加を防ぐための不適切な代償行為」として最も多いのはinsulin omissionで[337, 339, 343, 348]，当科受診例では86%が著しいinsulin omission（指示されたインスリン量の1/4以上の注入を省略する）を行っていました[339]．また，BNを併発した患者はBEDを併発した患者に比べ，身体面（HbA1cや糖尿病合併症など．HbA1c：BN 12.3 ± 2.6%，BED 9.7 ± 2.1%）においても心理面（摂食障害の病理や抑うつ傾向など）においても，より重症でした[337]．

　当科のような摂食障害の専門施設に紹介される患者は，心身両面の問題の大きさや治療困難性への専門的対応の必要性から，AN，BNなどの重症の摂食障害の患者が多くなるのではないかと思われます．しかし，摂食障害に関連した病態をもった糖尿病患者の全体像ということになると，海外の糖尿病治療施設における調査などから推測すると，BEDなどのより軽症の摂食障害や，摂食障害の診断基準を満たすほどではないが食行動や体重へのこだわりに関して問題のある患者のほうが，重症の摂食障害の患者よりも多いようです[169, 279, 292, 365]．

　もっとも，より軽症であるといっても，彼女たちの血糖コントロールはHbA1cにして8～9%台以上とかなり不良であり，放置すれば糖尿病合併症の早期の発症・進展につながる[292]など，糖尿病管理上大きな問題を抱えており，彼女たちへの対策も大変重要な課題です．

　1型糖尿病に摂食障害を併発した場合，一般の摂食障害以上に治療困難であるといわれています[169, 269]．1型糖尿病の頻度が高く摂食障害の併発例も多いはずの欧米においても，治療に関する報告は少なく，有効な治療結果を報告したものとなるとほとんどありません[283]．PevelerとFairburn[269]は，BNを併発した6人の糖尿病患者に，糖尿病用に一部修正した認知行動療法を用いて行った治療とその結果について報告しています．対人関係療法を追加するなどして食習慣や血糖コントロールの改善を得たのですが，成功率は通常のBN患者と比べて低く，血糖コントロールの改善も合併症を予防するには不十分なものでした．

　関連する論文をみる限り，当科は摂食障害を併発した患者を世界でも最も多く治療している施設のようです．当科の治療とその効果については，D項で述べます．

## c 摂食障害が好発するメカニズム

では，なぜ1型糖尿病の若い女性では，摂食障害併発の頻度が高いのでしょうか．これまで指摘されてきたいくつかの要因，筆者の2つの仮説，および当科での関連する研究結果を紹介したいと思います．

### 1 しばしば指摘されてきた要因

a. 糖尿病治療による体重増加
b. 糖尿病管理のための食事制限
c. insulin omission という簡単に確実に体重をコントロールできる方法の存在
d. 糖尿病という病気をもつことによる，抑うつ，劣等感などの心理的要因
e. 年少で1型糖尿病を発症することによる心理的成長の妨げ

### 2 「厳格な糖尿病管理」仮説[345, 347, 348]

医療者が厳格すぎる自己管理を強いていた場合もありますが，本人の性格や周囲の人たちの厳しい態度などからも，「厳格な糖尿病管理をしなければならない」という強い意識をもつようになる患者がいます[172, 255, 347]．糖尿病発病後しばらくは強迫的に自己管理していますが，やがて欲求不満状態となり，反動で過食をするようになります．過食することにより体重が増えれば肥満恐怖が生じます．そして，「痩せたい，太りたくない」という気持ちで，節食，過活動，insulin omission，自己誘発性嘔吐などの，体重増加を防ぐための不適切な代償行為が生じることで，摂食障害は重症化していきます[172, 255, 347]．

### 3 「1型糖尿病＝トラウマ」仮説[345, 347, 348]

1型糖尿病の好発年齢は幼児期から思春期・青年期といった，まだ自我が十分に形成されておらず，心理発達的にもいろいろな課題を抱え，ストレスに対して脆弱な時期です．こういう時期に，突然1型糖尿病という重大な病気にみまわれ，自己管理の難しさに直面し，糖尿病に圧倒されてしまう患者が少なくありません．糖尿病を受け入れることも，コントロールすることもできず，糖尿病は著しい苦痛をもって体験されます[172, 255, 347]．こういう患者の窮状に対して，周囲が心理的に有効な援助をすることができず，むしろ厳しい，責めるような態度をとってしまうこともあります[255]．患者は糖尿病に対処できない自分に，無力感，絶望感，罪悪感をもち，周囲からの疎外感，孤立無援感に苦しみ，糖尿病はトラウマのような存在となってしまいます[172, 255, 347]．

摂食障害はこのような絶望の状態から，患者を心理的に救い出す手段という，一面をもっています．たとえば，過食をしているときは何も考えずにすむので，その間だけでも苦悩から解放されるのです[172, 347]．

### 4 糖尿病発症年齢と摂食障害併発の関係

重症の摂食障害（AN または BN）を併発した1型糖尿病女性患者と，摂食障害を併発し

**表 12-8　心理社会的問題を抱えた糖尿病患者への九州大学病院心療内科の外来カウンセリングの要点**

1. 糖尿病への思い・恨みを引き出し，時間をかけて聞く．
2. 傷ついた自己評価の回復を援助する．
3. 悲観的すぎる糖尿病像を退け，希望がもて受け入れやすい糖尿病像を示す．
4. 糖尿病と楽に付き合うことの大切さを強調する．
5. 家族とのコミュニケーションの回復・改善を図る．
6. 患者の自主性を尊重し，患者なりのセルフケア法を見つけていくことを援助する(通院も入院治療も強要しない)．

〔瀧井正人: 糖尿病の心療内科的アプローチ. 金剛出版, 2011. Takii M: Insulin, and clinical eating disorders in diabetes. Preedy VR (ed): Handbook of Behavior, Diet and Nutrition. pp2693-2712, Springer, New York, 2011 などより引用〕

ていない女性患者との比較から，7～18歳までに1型糖尿病を発症した女性患者(特に10歳代前半に発症した方)は，後に AN や BN を発症するリスクが大きいことがわかりました[349]．発達上の大きな課題を抱え心理的にも不安定になりやすい人生のこの時期に，1型糖尿病発症という別の大きな問題も抱えてしまうことが現実適応を難しくさせ，摂食障害の発症につながると思われました．この時期に1型糖尿病を発症した女性患者に対しては，摂食障害の予防につながるような配慮・サポートを，糖尿病発症早期から重点的に行う必要があると思われます．

## D　治療

摂食障害を併発した患者の治療を重ねるうちに，摂食障害の重症度と奏功する治療方法に関連があることが，次第にわかってきました．当科における治療は，以下の3段階の step by step の治療から成り立っています．

### 1　外来初診時のカウンセリング[345, 347, 348]

心理社会的問題を抱えた糖尿病患者に対して，当科初診時に行うカウンセリングの要点を，表12-8に示しました．このカウンセリングは，糖尿病と共に生きていく患者の苦悩に共感し，患者の負担を最大限軽くし，楽な糖尿病セルフケア法を見つけてもらうことを主な目的としています．

軽症例(BED 併発例)では，1回のカウンセリング後の3年間のフォローアップ調査で，食行動や HbA1c の有意な改善が得られています[348]．このカウンセリングは，BED あるいは摂食障害の診断には至らない程度の関連する問題をもった患者に対して，有効だと思われます．

所要時間ですが，遠方からの患者が多いこともあり1回のみの受診となることも多く，できる限り患者の話を聞き，伝えたいことを伝えようとしますと，2～3時間を要します．

ちなみに，当科では，このカウンセリングをはじめとして，摂食障害を併発した糖尿病患者の治療は，糖尿病の治療経験のある心療内科医により行われています．心療内科の存在が一般的ではない欧米においては，心理社会的な問題の大きな糖尿病患者の治療は，糖尿病治療チームが糖尿病を治療し，臨床心理士や精神科医などのメンタルヘルスの専門家

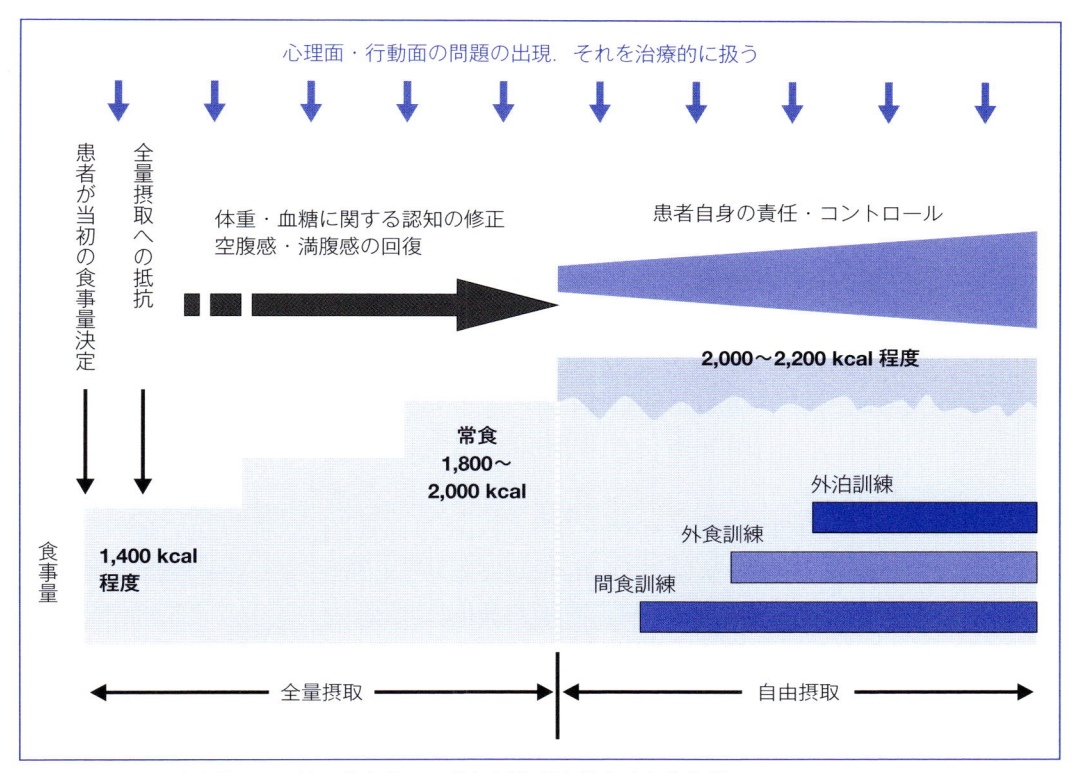

**図12-1 摂食障害を併発した糖尿病患者の入院治療(九州大学病院心療内科)**
**インスリン注射量**:インスリン感受性の個人差,状況による差(血糖コントロールの改善により感受性は上昇します)などのために,一概に注射量を指定する(例えば,食事何カロリーに対しインスリン何単位など)ことはできないが,入院時には外来の指示量の2/3くらいに減量することが多いです.血糖値の動きを観察し,血糖値の急激な低下を避けながら,慎重に決めていきます(本文参照).入院治療後半では,インスリン注射量の患者による自己調節を施行します.
**行動制限**:ANでなければ(BNなどの場合は),「行動制限」(8-2「行動制限を用いた入院治療」参照)は用いません.
〔瀧井正人: 糖尿病の心療内科的アプローチ. 金剛出版, 2011. Takii M: Insulin, and clinical eating disorders in diabetes. Preedy VR (ed): Handbook of Behavior, Diet and Nutrition. pp2693-2712, Springer, New York, 2011. などより引用〕

が心理面を担当することが多いようです.それに比べて,糖尿病と摂食障害の両方に対する知識・経験のある医師が一貫して治療できることは,かなり有利な点ではないかと思います.分業して治療する場合,摂食障害患者の回避性から,糖尿病治療チームに対しては摂食障害が隠れ蓑になり,メンタルヘルスの専門家に対しては糖尿病を隠れ蓑にするということが起こりやすく,それが治療の有効性を減じている可能性があります.

## 2 入院治療

しかしながら,BNを併発した患者の多くは,aのカウンセリングのみでは十分な改善が得られず,入院治療の適用となります[340, 345, 347, 348].

図12-1に,摂食障害を併発した糖尿病患者に対する,当科の入院治療の概略を示しました.詳細は他文献[340, 347]に譲りますが,出された食事を全量摂取しインスリンを決めら

れたように打っても，体重も血糖値も十分コントロールできることを身をもって確かめてもらいます．食事量は，最初は患者の許容できる量から始めますが，不安が軽減されるに従って漸増し，最終的には常食（一般の患者が食べる食事です．糖尿病食でないことが，糖尿病患者でも普通に食べてもいいのだというメッセージになります）まで増量します．特別な食事療法，運動療法をしなくても，糖尿病をコントロールできるという体験が，摂食障害的な認知・行動の修正や糖尿病を受け入れることにつながります．常食の全量摂取の後には，自由摂取，間食訓練，外食訓練，外泊訓練と進み，通常の生活に徐々に近づけながら，出てきた問題を扱い，対応能力を向上させていきます．自由摂取の際に提供する食事量は，全量摂取の最終の食事よりやや多い（200 kcal 程度）量で，8～9割程度食べられることが自由摂取ができている目安となります（第8章-2E 参照）．

　血糖コントロールが不良な状態が続いていた患者の場合（ほとんどがそうなのですが），急速に血糖コントロールを改善させないことが，網膜症などの糖尿病合併症を悪化させないために重要です．入院前は，insulin omission や過食などのために極めてコントロール不良だったのが，入院後はそれらがなくなりますので，インスリン量を減らしておくなど事前の対応が必要です．低血糖は絶対に起こさないようにし，食前血糖値 200 mg/dL 台後半くらいを目安とするなど，慎重にコントロールしていきます．

　入院治療全体を通して，心理面・行動面の問題が顕在化しますが，それらの問題への介入や家族関係の修復なども，入院治療の重要な要素となっています．

　第8章-2の「行動制限を用いた入院治療」とこの治療は，共通点も多いのですが，摂食障害を併発した糖尿病患者の入院治療においては，①糖尿病との楽な付き合い方を養成するための治療要素を含むこと，②「行動制限」を原則として用いないという，違いがあります．「行動制限を用いた認知行動療法」は AN を対象としているので，体重を増加させるための装置として「行動制限」という枠組みを用います．それに対し，摂食障害を併発した糖尿病患者は大半が BN であり，体重を増加させる必要がないため，行動制限は用いません（しかし，AN を併発した糖尿病患者の場合は，行動制限を用います）．

　この入院治療を行った BN 併発例の退院後3年間の予後調査において，HbA1c・食行動の有意な改善が認められました[340]．

　なお，全過程を行った入院期間は，3～6か月程度となります．

## 3 焦らず息の長い心理療法，環境調整

　しかし，複数回の入院を繰り返しても摂食障害が持続し，治療に長期間を有するさらに重症の患者もいます．

　BN の中でも，パーソナリティ障害的側面が顕著な患者，糖尿病の影響もあって心理的発達が著しく遅れている患者，知的問題や環境（家庭）の問題など糖尿病を受け止めるための資源が乏しい患者などです．

　彼女らに対しては，血糖コントロールや行動面の改善に取り組む前に，特別に時間とエネルギーをかけて，心の成長が可能となる環境を整えるとともに，地道な心理的援助を行いながら，成長を待つ必要があると考えています[347]．長期の外来治療や必要に応じての

複数回の入院(比較的短期であることが多い)を施行します.

## E おわりに

　糖尿病に摂食障害が併発した場合,糖尿病の経過に及ぼす悪影響の大きさや本人や家族の苦悩など,患者の人生に及ぼす影響が極めて大きいのです.しかし,治療や予防などの対策は,まだ不十分だといわざるをえず,この困難な分野での臨床・研究がさらに進むことが期待されます.治療に関して,他にまとまった報告が認められないので,当科の治療を中心に述べました.詳細な治療経過については,他文献[172, 255, 347]を参照いただければ幸いです.

(瀧井正人)

## C. 治療導入から終結まで

# 13 リハビリテーション

## A はじめに

　　1960年代にわが国で登場した摂食障害は，その当時と比べると病型も症状も大きく変化し，今や思春期の痩せだけではなくなりました．初期介入だけで比較的軽症に終わっていくケースがみられる一方で，症状が激化して何年にもわたり，身体面や精神面の他にも，社会性や生活能力にも非常に大きなダメージが生じ，日常生活を普通におくることすら困難になっていくケースも少なくありません．しかもそのストレスがさらなる症状の悪化を招くという悪循環もつくり出しています．こうして中高年層に突入していく患者の増加は，これからの摂食障害の治療を考えるにあたり，長期化したケースに対して新たなアプローチの必要性を浮き彫りにしているといえます．

## B 摂食障害の社会適応の難しさ

### 1 身体面での問題がもたらす影響

　　本症患者には，体重増加に対する病的な恐怖や強い痩せ願望，ボディイメージの歪みなどがみられることはすでに知られていますが，その他にも強迫的な思考の堅さ，柔軟性，共感性の乏しさ，衝動統制の悪さがみられます．また，幼児性，機転の利かなさ，秘密を保つことができない，傷つきやすい過敏さ，記銘力の悪さなども指摘されます[309]．特に罹病期間の長期化したケースは，パーソナリティ変化，知的機能の低下が伴うことで境界領域群や統合失調症と区別しにくくなるともいわれています[29]．それほど低体重，低栄養状態，脱水といった身体機能の低下は適応面でも深刻なダメージをもたらします．ただし，慢性化する本症患者の中に発達障害や精神疾患の併存もあり，その影響も考慮する必要性はあるでしょう．それでも社会活動を行えるだけの体力がないという直接的な理由だけではなく，飢餓そのものが適応するための精神活動や生活能力そのものに多大な影響を与えているということは，生きること全てが蝕まれていく疾患といえると思います．

### 2 心理面での問題がもたらす影響

　　その一方で本症は「心身症」としても扱われているように，何らかの心理的ストレスが発症には先行します．発症前の彼女らの生活は，一見すると全く何の問題もなかったかのようにみえます．与えられた課題を完全にこなし，素直で聞きわけがよく，家族や周囲の人々への気配りも細やかで，むしろ理想的な生活のように捉えられていたと思います．ところ

が彼女らの本心はそれとは全く異なります．他者が自分に対してどのような評価を下しているかを恐れ，少しでも自らが批判されるような行動は慎まなければならない，間違いや失敗があってはならないということを常に意識し続ける日常が，もうその頃から始まっていました．つまり，対人関係場面で生じる先のような強い緊張をカバーする手段として完全主義を編み出したものの，それが限界に達し，破綻して発症に至ったといえます．ここに彼女らの根深い対人関係障害の存在があったと考えられるのです．

さらに完全主義思考に関連して，彼女らの対人関係障害を招く要因としての病的で歪んだ自己愛の存在もあげられます．たとえば彼女らが「この体重のままで，身体も食事も生活も普通になるようにしてほしい」と要求する場面をわれわれは経験します．それは叶わない無理な要求であると説明しても理解できず，それどころか「傷つけられた……」と不満を言いはじめたり，俯いて無言で泣きはじめたりすることもあります．すると，今度は同行した家族が本人の要求を代わりに治療者に懇願したり，あるいは反論したりするといった場面に遭遇することは，専門家であれば一度や二度ではないと思います．

彼女らは弱々しさを武器に家族まで，あるいは医療者すら巻き込んで，絶対に譲らないという我を貫き通します．そこには"自分の願いは叶えられて当然"と感じ，換言すると，"自分は要求が全て叶えてもらえるだけの特別な存在である"と思う気持ちがあるのです．ですから，対人関係場面での先のような彼女らの行動とは，誰からも嫌われることなく，好かれて賞賛される，完全無欠の存在になりうる自分という現実離れした幼児的万能感の結果であり，それが自己愛的な発想に基づくものでもあると考えられます．現実社会の中の非現実的な空間（病棟など）では，本症の同病者間での競い合いが，この"ヒロイン No.1 の座決定戦"としてみられることがあります．しかしどんなに一時的表面的には頑張れても，所詮，相互関係を長く維持し続けることで成り立つ一般社会では，このような自己中心的思考では続きません．

こうして幼少期から「いい子」で挫折経験をもたない彼女らは，些細なことを大きなストレスと感じ，コーピングスキルをもたない分非常に脆く，結果的にあっという間に，しかも突然ドロップアウトするのです．さらに問題なのは，この突然のドロップアウトが許されると感じる彼女らの認識で，ここにも何か間違った自己愛が垣間見られると思います．

### 3 ソーシャルスキル不足の問題がもたらす影響

これらのスキル不足の問題は，筆者らが以前本症患者を対象に行った調査でも認められました．精神科の地域作業所に通う一般精神疾患患者，アルコール依存症患者に，日常生活の過ごし方や対人関係の継続性などについて調査したところ，本症患者のほうが対人関係問題でのソーシャルスキルが低かったという結果が得られたのです[320]．もちろん同じ疾患であってもさまざまな病態レベルがあるので，全ての摂食障害者がそうとはいえないでしょう．

しかし，日常がストレス準備態勢で，それが体重や体型へのこだわりや歪な食生活にいとも簡単に反映される彼女らの認知行動のパターンとその軸の脆さは，軽症でも慢性例でもあまり変わらないように思います．それでも罹病期間の短いケースは，体重増加と身体

状況の改善につれて，自分が元いた社会へ戻りたいという意欲が湧きます．すると学校生活やアルバイトなどへのチャレンジを始め，トライアンドエラーを繰り返して何とか彼女らなりの社会復帰をしていきます．しかし慢性化したケースは体重や食べ物や症状にこだわり続ける闘病療養生活が良くも悪くも固定します．これまで体験してきた，生身の人間相手の強い対人緊張に曝されて何が起こるかわからないという変化への不安や苦痛にまみれた日々に比べると，いつ症状が起きるか（起こすか），それがどのような感情をもたらすか体験を通じてわかっている症状の不安や苦痛にまみれる今のほうが，彼女らはましだと感じているのです．

さらに周囲の過保護にならざるをえない環境も相俟って，生活上も，また意識の面でもますます現実離れします．そうなると病気そのものが生甲斐となり，それだけに耽る日々となり，いつの日か人として生きることへの関心も本当に薄まってしまいます．それはあまりにも悲しい結果といわざるをえません．

## c さまざまなリハビリテーションのかたち

欧米諸国ではデイケアやデイホスピタルなどが先駆的に行われています[82]．わが国でも医療機関が中心となってサービスが始まっていますが，経営面の問題もあって本症に特化したものはありません．地域で一般精神疾患対象のデイケアサービスや地域生活支援センターなどの部分的利用や，あるいはアルコール依存や薬物依存などの嗜癖疾患と本症とをクロスアディクションとして抱えるケースが，先の疾患のデイケアセンターとして運営している施設を利用しています．しかしそこでも参加状況にむらがあり，さまざまな対人トラブルを起こしやすく，なかなか安定した利用には至らないようです．一方，デイケアとは主旨が異なりますが，同じ疾患をもつ者同士が集まる自助グループ（self-help group; SHG）もわが国は盛んです．

1985年に大阪市立大学附属病院の生野らによる同院の家族会「あゆみの会」から派生したかたちでの「たんぽぽの会」が1985年に立ち上がり[121]，これがわが国最初の本症患者のグループ活動であったと思われます．むしろ医療主導よりもこういったSHGのほうが知られており，完全なSHGの先駆けは，1987年に精神科医によるSHG的治療集団として設立されたNABA（日本アノレキシア・ブリミア協会）があります[200]．後にNABAは医療的サポートから独立してSHGとなりました．しかしわが国のSHGは「分かち合い」という情緒的つながりを主とした「言い放し・聞き放し」のミーティングが中心なので，先にあげたような病的な自己愛が全開になってしまいやすくなります．さらにアルコールや薬物のように問題行動を止めつづけるための行動修正や，対人関係のスキルアップを図るといった現実的対処も困難です．それはいずれも参加者が本人だけで，全員が公平でリーダーを置かないというかたちだからです．内面で渦巻く他罰思考とヒロイン願望を抱えた彼女らだけでは，そういった問題を処理できない危険性も併せもってしまうのです．

また健康度の高いケースや，症状があっても日常生活にはさほど大きな影響を及ぼさないケースの場合は，就労支援事業の利用もリハビリテーションの1つと考えられるでしょ

う．永田が全般性社交不安障害を抱えるケースの成功例を報告しています[206]．

## D 地域でのリハビリテーションの実際

　本症の症状の食行動も対人関係トラブルも日常生活の中で発生するため，日常を共にする時間の長い家族はその影響を大きく受けます．入院を含めても一部しか彼女らとかかわらない医療機関では，その日常の問題まで関与することは難しいでしょう．しかし本症は症状の問題の他にさまざまな精神科併存症を有していたり，境界性パーソナリティ障害などの各種パーソナリティ障害を併せもっていたりする場合が多くみられるので，専門的医学的知識に基づいた緊急的な判断や指示的な介入ができる環境は必要です．これまで地域ではなくデイケア，デイホスピタルといった医療機関の管理の域を出られなかったのは，そういった難しさや危険性があるからでしょう．

　従って，本症のリハビリテーションには，医療機関の専門性によって守られる安全性や信頼性と，自助グループのもつ共感性や支持力を兼ねそろえたシステムが，従来から構造化されていた家庭－医療機関といった閉鎖的空間だけではなく，地域社会の中に設定される必要があると思われます．そこで 1998 年から始まっている地域社会でのリハビリテーションの取り組みをご紹介します（NPO 法人のびの会：URL:http://www.nobinokai.or.jp）．

### 1 地域生活支援センター（旧　地域作業所）ミモザ

　2001 年に自治体より認可を受けた，全国で初めての本症者の地域生活支援センターです．嘱託医や心理士からの援助や指導を受けながら，健常者スタッフが 1 日平均 10 名前後の利用者に対応し，居場所の確保と病気の改善を目指すためのトレーニングを行います．居場所にできる対人関係の構築の仕方を模索し，異常食行動を改善できるように取り組み，今の自分にもできる社会参加と，その先の社会復帰の仕方を具体的に考えて実践していくことが重視されます．月間予定表の 1 例を図 13-1 に掲載しました．

#### a．食行動の正常化を目指すトレーニング

　本症の治療において最優先される課題です．飢餓状態からの脱却，歪んだ食行動の矯正のため，普通の食事の内容や量を体験，獲得する食事会を，昼食，夕食含めて月 5〜6 回設定しています．これがクリアできると自信がつき，自由度が上がります．ところが慢性化した彼女らの食事内容や食べ方に代表される食事や食べ物にまつわる非常識で奇怪なエピソードは数限りなく，もはや完全な軌道修正は不可能に近いと思われます．そこで目指す生活スタイルに即した食事と身体管理の必要性を検討し，そのために日常生活の中でいかに食べ物を摂取し，他者とその時間を共有する感覚を体験することのほうに重点をおいています．

#### b．摂食障害を理解して，心理的な問題に取り組むトレーニング

　先に述べたように，彼女らの心理的な問題は本症によって引き起こされたものと，生来

## 2011年5月予定表

| 月 | 火 | 水 | 木 | 金 | 土 | 日 |
|---|---|---|---|---|---|---|
| 2 | 3 | 4 | 5 | 6<br>摂食障害勉強会<br>13:30～15:00<br>作業<br>ナイト食事会 | 7<br>EDミーティング<br>作業 | |
| | GW！ | | | | | |
| 9 | 10<br>作業 | 11<br>病院看護週間バザー<br>※ちょ昼・ミーティングはお休みです | 12<br>作業 | 13<br>皐月の会(お誕生会) | 14<br>EDミーティング<br>13:15～ | 15 |
| 16 | 17<br>作業<br>勉強会<br>「心の病気を知ろう！」<br>13:30～ | 18<br>ちょっとした昼食会<br>EDミーティング | 19<br>作業<br>ビギナーの会 | 20<br>作業<br>アロマテラピー<br>13:00 | 21<br>作業<br>午後ティーの会 | 22<br>教会販売 |
| 23 | 24<br>作業<br>カラオケ | 25<br>ちょっとした昼食会<br>EDミーティング<br>ナイト食事会 | 26<br>スタッフミーティング<br>9:30～<br>まだむの部屋 | 27<br>レクリエーション | 28<br>アサーションTime<br>13:30～15:00 | 29 |
| 30 | 31<br>作業<br>たまひよクラブ | | | | | |

8×4ミーティング　身体的コンプレックス・恋愛関係限定ミーティング
たまひよクラブ　親子関係限定ミーティング
まだむの部屋　結婚経験のある人のミーティング

**図13-1　月間予定表の例**

　的にもっているものとがあります．しかしいずれも現在の自分であることには違いありません．またさまざまな段階のメンバーが集うことは，疾患を抱える苦悩を理解し分かち合えるとともに，自身を客観視する鏡を見ることになります．それは歪んだ物事の捉え方に基づいた対人関係を構築する自分と向き合うことにもなります．集団での勉強会やミーティングなどを通じてそれらを体験します．通常の対人関係とは，診察場面のような支持されるだけの一方通行ではなく，お互いに意見交換するラリーといえます．

　従ってミーティングは「言い放し・聞き放し」ではなくラリースタイルのディスカッションです．同じ疾患を抱えるメンバーとの接触はさまざまな感情をもたらしますが，気づきを言語化し，その感情を客観的に捉え，安全な環境の中での互いのフィードバックを通じて，対処方法を考えて実践していくことは，適応能力の大きな改善をもたらすと思われます．

#### c. 社会参加，社会復帰トレーニング

残念ながら身体的精神的症状が長引くと，適応への影響はかなり大きいといわざるをえません．従って復学や就労が困難なケースも出てきます．しかしプライドの高さと完全主義が先行するうえ，置かれている現実の認識が適切にできない彼女らは，不自然なほど高いレベルの社会復帰を望むのです．「いつか痩せたらちゃんと社会復帰する」が口癖です．そうではなく作業で自主製品の製作販売，催し物の会議への参加など地道な活動を通じて，小社会の中でも社会的役割を負い，責任を果たす練習をするのです．その体験を通じて，失われたはずの達成感や充実感の再獲得をし，自己効力感が積み重なるのです．

その他にも映画鑑賞，カラオケなどのレクリエーションを月1回設定しています．最近はセミプロの方の指導のもと，希望者によるガールズバンドが発足しました．先日とうとう地域の催しでデビュー，会場から割れんばかりの大歓声を浴びていました．

ところで，このセンターの利用者の変化について調査したところ，まず，体重の増加と拒食や排出行為の減少など，症状が軽快するという結果が得られました．やはり職場や学校に行くように，毎日決まった時間に来るという継続的な利用は少なかったのですが，それでも通い続けると体力がつき，生活の基盤が整うことで，症状三昧の生活からの脱却に一歩近づけたようでした．さらに勉強会やミーティングなどのプログラムにも参加して自己理解が進むと自己の内部への洞察の深まりがみられ，身の丈に合った生活も現実検討することができるようになります．その結果，結婚やアルバイトといった年齢相応の変化もみられるようになりました．やはり比較的長期にわたって通い続けられる場があることは，対人関係の困難さを抱えながらも継続性や持久力をつけ，社会適応への入口となるように思われました．

### 2 自立支援ルーム

精神疾患の地域サポートには，これまで福祉援護寮やグループホームといった自立支援施設が存在しています．しかし既存の一般精神疾患の施設での利用は，対人関係障害を抱える本症患者の場合，共同生活の困難さや管理への苦痛といった問題で利用が困難です．またこれまでに試みられてきた本症限定の入寮施設は，身体的精神的ケアや管理の困難さ，または症状で引き起こされる設備のトラブル（例：嘔吐物による下水管の酸化破損など）などによって，設備の利用が不可能となっていました．そこでナイトケアとして，さらには今後の精神的自立への具体的な方向づけと実践を目的として，平成21年より個室2部屋を法人で借り上げ，最長6か月の入寮プログラムを始めました．心理教育，各種勉強会，センター通所，奉仕作業，調理実習や食事提供，個人カウンセリング，ナビゲーションミーティングなどの共同，個人プログラムに，各自の目標と達成度合いに応じて参加させるというセミオーダーメイド方式で設定しています．

## E おわりに

かつての時代には，本症がこれほどまでに難治な疾患とは予想されなかったでしょう．

家庭内暴力など荒れた世相もあり，彼女らは当時「ゴールデンケージ」の中の「カナリヤ」と評されたものでした．しかし長期化，遷延化が明らかになる中で，周囲の彼女らに対する認識も変化してきています．さまざまなメディアを通じて，専門家がどんなにその複雑さや困難さを伝えようとも，症状や体型の凄まじさは，所詮，興味本位にしか扱われません．彼女らがどんなにその背景や苦悩を語っても，それで責任や義務を全て免除されることもありません．人には誰でも何らかの生きづらさがあって，彼女らだけが特別ではないからです．それが彼女らを取り巻く社会一般の認識です．

　その社会の中に生きるという大きな試練を，彼女らはいつか一人で乗り越えていくしかないのです．だからこそ，残された時間の中で，体力と精神力に限りのある彼女らに現実を教え，そこで生きていく術をどうやって獲得していくのかを共に考え，何度も練習できる安全な環境が求められるように思います．そうした将来を見据えたソーシャルサポートシステムの広まりが，本症の未来をほんの少し明るくしてくれるかもしれません．

〈武田　綾〉

# 14 C. 治療導入から終結まで
## 家族への対応

## A 摂食障害と家族

### 1 家族にみられる変化や特徴

　摂食障害に関する古典的記述の中に，しばしば parentectomy なる言葉がみられます[370]．患者を両親から分離することの治療的意味は，すでに 19 世紀末の先駆的臨床家たちが指摘していました．20 世紀が半ば過ぎた 1970 年代，Bruch[29] の名著『ゴールデンケージ』により「家族という'かご'に入った拒食症」という観念が汎化し，その後は家族病因説が隆盛を極めます．他方 Minuchin[186] は，『思春期やせ症の家族』で，網の目のように絡みあう世代間境界の弱さや，両親の不安・葛藤回避，変化への抵抗といった「心身症家族」の特性を導き，これらに介入する構造的家族療法の有効性を提唱しました．

　一方日本では，斎藤[293] により摂食障害家族における「完全・過保護・無秩序」類型が提唱され，母子関係の歪みや自立に伴う葛藤（分離不安や自己主張）の治療的意味が強調されました．1960 年代から本症の精神病理を多元的に論じている下坂[308] は，「常識的家族療法」の効用を説く中で，親が抱えている不安や怒りを軽減し，彼らの保護機能を促進するかかわりを推奨しています．現段階では，本症の家族にみられる特性が一義的原因もしくは特異的トレイトであるエビデンスは乏しく，むしろ疾病困難により引き起こされた家族の変化や対処様式である可能性が高い，と考えるのが妥当でしょう．

### 2 病態や背景の違いに応じて

　一言で摂食障害といっても，病態や背景はさまざまです．拒食や過活動主体の制限型拒食症（ANR）と，食べ吐きが主体のむちゃ食い排出型拒食症（ANBP）や過食症（BN）では，家族の直面する問題も若干異なります．著しいるいそう期には身体合併症や生命の危険が優先されますし，過食嘔吐が著しい場合は食費や吐物処理，盗癖などがテーマになります．発症年齢も 10～40 代まで幅広く，学校での部活動や友人関係の問題から社会的ひきこもり，パートナーシップや育児など，ライフサイクルに応じた家族へのかかわりが求められます．崩壊した家族環境や悲惨な養育状況，複雑トラウマ，親の嗜癖行動が深く関与する事例では，家族の影響を調整する難しさに直面します．衝動性（自傷や過量服薬）に家族がどう対処したらよいかを助言したり，併存する精神症状（うつや強迫など）への家族対応が優先される事例もあります．いずれにせよ，患者の回復動機づけを高めるべく，病気としての共通認識を保持し，個別性に配慮しつつも家族を支援的資源として力づけ，家族の非機能的関与を変容していくことが必要です．そのための方策を，以下に概説します．

## 3 家族へのさまざまなアプローチ

### a. 常識的な家族サポート

わが国での平均的診療場面を想定すれば，家族に対する一般的助言や疾病教育が，標準的な関与として位置づけられるでしょう．成書[154]や本書の各章を参照しつつ，本症の基本的情報を病態や病期に応じてわかりやすく解説し，家族がかかわる際の工夫を相談します．先にあげた下坂[308]の「常識的家族療法」は，拠り所となるテキストです．傾聴やねぎらいにより，困り果てた家族を支持することが有益です．切池[154]は，「患者が病気を盾に家族を支配し続ければ，結果的に病気を支えてしまう」ことから，家族が自分たちの生活を守り看護に困憊しないよう支援する必要性を強調し，表 14-1 の助言を提唱しています．

家族とかかわる際，「本症の家族によくみられる特徴的パターンや非機能性は，受け止めがたい食行動異常や付随する困難に遭遇した家族の反応であり，患者の回復に向けた環境整備には，治療パートナーである家族への援助がとても有効である」という視点を維持することが，治療的に，また支援者の燃え尽き防止に役立つと筆者は考えています．

### b. 専門的な家族療法

摂食障害に対する家族療法には，広義のシステムズアプローチ[注1]や戦略的家族療法[注2]，

**表 14-1　家族がしなければならないこと，してはいけないこと**

| |
|---|
| 「食事や体重」について |
| ①患者の食事や体重のコントロールに対して，親は無力であることを知る（食べて適正体重を維持できるのは本人だけ）． |
| ②食事や体重について指図したり，批判したりしない（これは治療者が行う）． |
| ③食事は家族と同じ物を同じ時間帯で食べさせ，食べるのを監視しない．何をどれくらい食べるかは自由にさせる． |
| 「育てる」について |
| ①本人に関する一切の思い込みを捨て白紙に還る． |
| ②子どもを育てる問題に関して両親の間に基本的合意を確立する． |
| ③年齢に相応した自立性を育てるために，本人の問題は自分で解決させるようにする． |
| ④患者を子ども扱いせず，不始末の尻拭いを避ける． |
| ⑤患者への過干渉，過度の注意集中を避ける． |
| ⑥本人に対する脅かしやすかしを止め，言ったことは実行し，できないことは言わない． |
| ⑦本人の暴力に屈しない． |
| 「治療」について |
| ①適切な機会を捉えて，本人の問題を直視させ，治療の必要性を説く． |
| ②治療計画に対して両親の支持と同盟が必要である． |
| ③治療を医師任せ，病院任せにしない． |
| ④入院は悪循環を断ち切る1つの契機にすぎず，真の回復は退院後の本人の歩みから始まる． |
| ⑤身体的に重篤な場合，本人の意思に反してでも断固とした態度で親の覚悟のほどを明確に示す． |

（切池信夫：摂食障害—食べない，食べられない，食べたら止まらない，第2版．p211，医学書院，2009 より引用）

---

注1）家族を「システム」として捉え，症状や行動を円環的な相互交流の中で理解する．組織化とホメオスターシス，変容可能性を中心概念とし，関係性パターンの変化を目論む．70年代当初は家族システムを観察者から独立して認識していたことが，後に広く議論されることになる．

注2）問題解決的な短期心理療法の一つ．症状は家族システムの機能不全と捉え，家族ライフサイクルの節目における再適応プロセスに注意を向ける．「症状がなくなったふり」「今まで以上に行う」などの特徴的な行動指示を行い，システムの一部に変化を促す．

ミラノ派と呼ばれる方法[注3]，行動的家族療法[注4]などがあります[362]．その中で構造的家族療法[285]とモーズレイ・アプローチ（family based therapy）[47,48,291]は，AN（特に児童思春期のAN）に対してエビデンスが示されている数少ない治療法です．前者は家族療法の代名詞とされるほど有名で，家族関係を変えて問題行動を消去することを目的にします．ランチセッションがその代表ですが，家族成員間のもつれ合った関係性（纏綿状態，過保護，硬直性，問題先送り）が，子どもの病気や症状によって維持されていると捉え，家族システムを変容させる介入を行います．インターホンやワンウェイミラーを用いて面接場面を観察し，その場でチームが介入します．症状そのものではなく，家族の構造やコミュニケーション・パターンに焦点を当てます．その際「境界」や「提携」「パワー」などの概念で家族を査定することが特徴です．わが国では，中村[230]の総説や実践が拠りどころとなります．

後者は，英国の「モーズレイ（モーズレイ病院，ベスレム王立病院，ロンドン大学精神医学研究所）」で実践されているアプローチです[363]．18歳未満のANに対して，有効性のエビデンスが複数示されています[47,48,291,362]．家族を原因ではなく資源として積極的に位置付け，治療の主体として強力に親や家族を参画させます．構造的家族療法と違い，家族関係ではなく日常の食行動に焦点を当て，子どもを再養育する責任と能力を親や家族に求めます．家族は，食行動を子どもが自己管理できるよう工夫し，治療チームと協働して辛抱強く働きかけます．かかわりの基盤には，「動機づけ面接」の原則が前提にあるといわれます．詳細は成書[363]に委ねますが，最近はこのモデルに新しい家族カウンセリングを加えたアプローチの有用性が示されています[168,362,367]（C項「家族との協働」を参照）．ただし，拠って立つ理論に違いはあるものの，家族に生じる肯定的変化は同一ではないでしょうか．

### c．家族のみへの支援

病識に乏しい初期や回復動機が低下した慢性期に，患者自身が受診を拒み，家族から相談を求められる場合があります．間接的にでも家族を支援することで，患者自身の受療や，時に病状改善につながる場合があります．その際，最初は食行動や体重変化を話題とせず，患者が苦悩に感じているテーマを契機としてかかわること，心身の緊急リスクを見極めるポイント，病気による症状・行動と患者の性格・人柄とを区別するヒント，心理的サポートや社会福祉資源の情報，などを相談することが有用です．各読者のお立場やご所属組織の状況に応じて，可能な範囲で家族相談の体制が拡充されることを望みます．

### d．家族会などのサポートグループ

本症の予後経過研究によれば，約半数に再発や慢性化が認められるといわれます．病気

---

注3）狭義のシステミックアプローチとも呼ばれ，家族間の関係性を探究すべく仮説を立て，循環的な因果律に基づく円環質問を次々と行っていく．治療者は中立的，客観的に観察し続ける．介入には「逆説」や「肯定的意味づけ」「行動処方（儀式）」が用いられる．

注4）親子関係や夫婦問題に対して，学習理論に基づいたレスポンデント条件付けやオペラント条件付けを行う．これらに加えて，本症に対しては，問題解決技法やコミュニケーション訓練，食行動リハーサルが導入されることもある．

の長期化に従い患者の社会機能は障害され，家族にのしかかる心理的，経済的な負担は著しく増大します．同様の悩みを抱えた家族同士が支え合い，相互に療養上の知恵をシェアすることで，家族に余裕が生まれ，自尊心を取り戻し，自己決定力の向上が導かれます．こうした機会が得られる場として，家族の自助グループ(mutual support group)[注5]があげられます．すでに日本各地で，いくつかの家族会が活動しています．

## B 家族心理教育とは

### 1 心理教育とは何か

　心理教育は，摂食障害治療の基本の1つとして位置づけられます．そもそもは統合失調症の患者と家族に対し，疾病知識や情報の共有，対処技能の向上，グループによる心理サポートで構成される心理社会的アプローチが，有意な再発率低下をもたらしたことに端を発しています．わが国の第一人者である後藤[90]は，「継続的問題を抱えた人に対する，どう体験しているか，どう対処しているかに配慮しつつ行う，教育的側面を含んだ支援プログラムの総称」と定義しています．対象疾患や問題，構造や方法も多岐に広がっています．本症への導入も進んでおり，たとえば日本摂食障害学会のホームページ上では，鈴木（堀田）らの心理教育コンテンツ[327]が無料で紹介されています．

### 2 なぜ家族心理教育か[91]

　家族による病者への過度の批判や情緒的な巻き込まれは，因果関係は別にして，精神障害など慢性疾患の病状に良い影響を与えないことが実証されています．この理論は感情表出(expressed emotion; EE)研究として結実していますが，社会的スティグマがあり，長期化し，対応の難しい問題があると，EEの高まることが示されています．摂食障害の家族は，この条件にまさしく合致する困難に直面しています．飢餓状態による身体行動変化や過食嘔吐など，いわゆる「病気」による行動と，患者自身の「意思」や「性格」が混同されやすく，結果として患者を全般的に批判したり，過干渉や過保護といった患者と心理的距離がとりにくい状況が生じます．これは家族に限らず，病棟スタッフや治療者の中にも生まれやすい「解釈」や「感情」といえます．

　では，どう対処するか，周囲に何ができるか，について，「病気」を相手として，関係者がタッグを組むわけです．家族心理教育は，問題を外在化[注6]し，家族・患者・スタッフの協働を促し，対処することに目を向けるアプローチともいえます．

---

注5) 体験や気持ちを共有し，問題について学び，互いに工夫を分かち合うことで，メンバーが一人立ちし，自らを解き放つ（内外の不均衡を変化させる）ことを目指すグループ．
注6) 問題をその人のアイデンティティから切り離すこと．問題（病気の症状）の帰属が内面から外部へ切り替わると，問題とその人との関係が問題となり，ストーリーが再構築される．

## 3 どのように行うか

　詳細は成書[90, 91, 127, 367)]に委ねますが，対象や構造により，単家族（患者自身，家族のみ，患者と家族），家族教室（患者を除く複数の家族），複合家族（患者を含む複数の家族）グループが区別されます．家族ガイダンスの延長として外来や入院中に行う心理教育的な診療や，回数や内容を構造化したインテンシブなセッション，単発の研修会なども上記の哲学に則るならば幅広く心理教育と呼ぶことができます．

　ポイントは，疾病教育や情報提供だけでなく，心理面への配慮（どう体験しているかへの共感や，関係性によるサポート）と対処の獲得（すでに対処できていることへの気づき）にあります．グループワークでは，認知行動的手法や解決構築アプローチ[注7)]をフル稼働し，参加者相互のエンパワーメント[注8)]を目指します．ジョイニング[注9)]に細やかな配慮をすることで，その後のスムースなグループ運営につながります．

## 4 効果と留意点

　エビデンスの蓄積が求められている一方，実践的な報告が重ねられています[109, 369)]．指標としてのEE変化のみならず，家族の心理面への好影響，quality of lifeの向上などが報告されています．前記のモーズレイ・アプローチを心理教育と見なすならば（基本哲学は共有していると筆者は考えています[367)]），直接的な病状の改善，たとえば体重回復や過食嘔吐の減少が実証されつつあります．DVDやホームページなど，利用しやすいツールの充実により，効用の広がりが期待されます．

　一方で，多様な背景や病態に対しては，慎重な配慮が求められます．たとえば，対人社交不安の強い事例，アディクションタイプ，発達障害がベースにある事例，小児期，慢性期，男性例などで，導入の是非や伝えるべき情報，セッションの構造，グループで扱うテーマなどに十分留意すべきです．

## C 家族との協働―8つのエピソード

　摂食障害患者の家族（親）が直面しやすい問題を，モーズレイ・モデルやLockらが実践している方法に基づいて解説します[168, 367)]．これは，主として10代の中高生をターゲットにした手厚いチーム・アプローチですので，これより年齢が高い場合やアダルトチルドレン，長期遷延例，複雑な病態の事例では，適用に無理があるかもしれません．しかしそのエッセンスは，家族（およびかかわるスタッフ）にとって役立つ点が多々あると思います．

---

注7） ソリューション・フォーカスト・セラピーとも呼ばれる．クライエントが望むゴールを共同でつくり，それをクライエントのすでに有している資源を用いて実現する．創始者のインスー（Insoo）らは，「解決を構築していく実践」と表現している．

注8） 個人や集団が，自らの生活へのコントロール感を取り戻し，自己の権利や自尊心を回復し，自分の人生において自己決定をし，属する社会の構造に影響を与える過程．

注9） 家族（メンバー）間の交流に溶け込むことで，「関係」そのものに共感する態度．伴走，調節，模倣のスキルを用い，セラピストの公平性を示しつつ，相互関係性を尊重する．家族教室では，一般的に共有できる話題や和めるアクティビティなども利用する．

根本は，病気の外在化と，家族を徹頭徹尾エンパワーメントすることにあります．

## 1 治療の必要性に関する両親もしくは家族成員間の不一致

家族の中で今すぐに治療をするべきかどうか，意見の一致しない場合があります．「しばらくそっとしておけば良くなる」「本人は何ともないといっている」「医者に連れて行かないでと懇願される」「食べ吐きしているか確証がもてない」など，理由はさまざまでしょう．診察に同席しているにもかかわらず，その場で違う意見を語る両親もおられます．残念ながら，病気はそうした不一致に付け込み，迷っている親を味方につけ，治療に積極的な親を「この子はまだ変わりたくない，心の準備ができていない」と説得させるかもしれません．この間に病気による飢餓は進み，病気はがっちりと患者を捉えます．

まず，子どもの健康管理に関する家族（両親）の認識を話し合う場から，本人を外してみます．病気により分別を奪われた「意見」には，誰をも巻き込むパワーがあります．家族だけの時間をつくり，このまま診断治療を受けない是非についてじっくり話し合います．家族の意見を一致させることが，回復への第一歩です．本人をどう説得するか，本人をどう治療につなげるかは，次のステップで話し合います．

## 2 病名や病態に関する両親もしくは家族成員間の不一致

病気であることは受け入れても，摂食障害についての理解に両親で差がある場合，「精神科や心療内科に行くほどではない，かえって悪くなる，他の科を受診させる」などのジレンマが生じます．病気がどちらかの親と手を組み，片親は「悪者」として蚊帳の外に置かれます．子ども自身が病気を認識できないうえに，周囲もそれを否認・誤解するならば，不要な検査に明け暮れ，対応が遅れてしまいます．もし理解の不一致があるなら，まず両親（家族）が心理教育セッションを利用し，この病の真実に向き合う必要があります．子どもの病気を心理社会生物的に正しく理解し，専門家と協働する必要があります．

## 3 両親もしくは家族成員間で関与や協力に差がある

実際子どもにかかわるとき，足並みが一致しないことがあります．もし患者が「これは食べられないってわかっているでしょ」と不満を述べたとき，片親が「食べられそうなものを買ってこなかったおまえ（あなた）が悪い」と相槌を打ったら，容易に両親間の争いが生じるでしょう．病気はこれを見逃さず，一方の親を味方につけ，片親を責めたてます．これでは争う相手が，病気ではなくなってしまいます．

何をどのくらい，いつどのように食べるか，意見を統一させておきましょう．子どもの前で具体的な議論は避け，夫婦セッションなどで意見をぶつけ合います．とことん話し合い，どう一致して対応するか，専門家と相談しておきます．

## 4 両親もしくは家族成員間で批判し合う

実は前々からあったのかもしれない夫婦間のいざこざが，病気をきっかけに表に現れることもあります．こうした嫌な雰囲気は，病気にとって絶好の状況です．子どもが一方の

親を「怒ってばっかり」と非難すれば，片方がそれに味方するのは簡単なことです．たとえば，子どもが「お母さんは私の悪いことしか見てくれない」と言うと，「お前は俺にも同じ態度をとる」と父親が同調します．子どもの病気を何とかしたい，その点は一致しているのですが．

両親間のとげとげしい問題はいったん脇に置き，病気と取り組むことを何より優先します．「甘やかし」や「兄弟のひいき」など，子どもへのかかわり方のテーマなども，他の場で扱います．どのような声のトーンで，どういう言葉で，どう食べることに向き合うか意見を一致させ，患者には一貫した両親の願いとして伝えます．

## 5 両親もしくは家族成員間で態度に矛盾

一方の親が比較的厳しく対応したとき，病気は患者の言葉を通して，片方の親にもっと妥協させようと働きかけます．間に挟まれた親はどちらにつくか，常にジレンマに悩まされます．もし一方が緩和するような態度をとれば，片親と対立する結果が生まれます．食行動管理で互いの違いが垣間みられた途端，病気はこれを最大限利用するでしょう．具体的な対応の押し引きを含めて，意見と態度を一致しておきます．その振り返りや軌道修正は，専門家とともに別の場面で行い，次のセッションまでは同じ足並みを維持しましょう．

## 6 回復途上で起きる葛藤や混乱

順調に回復してきている途中で，「もう十分でしょ？」「これ以上太らせないで」という執拗な抵抗に会う場合があります．「本当に太らせているのだろうか，子どもを追い詰めているのでは？」という迷いや不安が家族に生じます．体重がある程度増え，両親も長い病との戦いに疲れが出る時期，このような葛藤や混乱が起きやすいのです．今一度，回復のプロセスや再発の危険，具体的なゴールについて話し合い，合意しておきましょう．チームのスタッフから，家族の方針を保証してもらうことも有用です．

## 7 両親もしくは家族全員が参加できない場合

理想的には，家族全員が患者のケアに参加することが望ましく，可能ならそうしたいと思っている家族も多いでしょう．しかし実際はさまざまな事情で（別居，離別，仕事など），セッションに参加できないことが多々あります．

解決策としては，電話で次の担当家族成員に引き継ぐ，メッセージを残す，連絡ノートで重要事項を確認する，スクールカウンセラーなど外部の支援者に部分的な観察を依頼する，などがあげられます．家族の一人をリーダーとして指名し，責任もって様子を観察し，誰かが対応に困ったときは適宜指示を仰いでもよいでしょう．電子メールなどを利用して，コミュニケーションを図ってもよいかもしれません．

## 8 代わるがわる摂食障害を維持する役割をとったら？

家族の誰かが代わるがわる，病気の子どもの味方につくことがあります．たとえば，家族（両親）がお互い意見を一致させることに慣れていない，本心ではそうしたくない，誰か

に全て任せきり，管理も激励も全てを一人の家族が引き受けねばならない，「ああすればよかった，このほうがよい」と互いに言い合う，などが典型的なパターンです．こうした状況は，病気を長引かせ，周囲の努力を分断させかねません．この難しい病気に取り組むには，お互いの意見の違いや感情のすれ違いを認めつつも，なるべく家族の態度を一致させることが大変重要です．十分な効果を導くためにも，大切なポイントです．

（上原　徹）

## 15 C. 治療導入から終結まで
# チーム医療と各治療者の役割

## A はじめに

　摂食障害は心身両面にわたる広範な症状を有することが疾患の1つの大きな特徴となっています．従って，その治療についても多くの分野の専門職がチームを組んで，それぞれの専門知識を生かしたチーム医療を行うことが望まれます．各治療者の役割は必ずしも明確に分かれているわけではありません．また，チームを組む適当な相手が必ずしもそろうわけではなく，一人で何役もこなさなければならないこともあります．そして，家族も本症のチーム医療には欠かせない治療者の一員です．

　また，1つの病院内でチームを組むだけでなく，プライマリケア医，学校など地域全体でチームを組まなければならないこともあります．本章では治療にかかわる人たちがそれぞれ分担すべき役割についての概略を述べます．

## B 医師の役割

### 1 チームリーダーとしての医師の役割

　大学病院や地域の基幹病院クラスでは，コメディカルスタッフの職種および人数がそろっていることから，比較的チームが組みやすい状況にあります．コメディカルスタッフにはそれぞれの職種としての固有の職務や勤務日程があり，さらにその職種内のチーム医療がありますので，それに加えて多職種でつくる摂食障害のためのチームに加わり仕事をするということは，各職種内の本来の仕事プラスアルファ的位置づけになります．さらに，摂食障害の治療には多くのエネルギーや辛抱強い忍耐力，大きな包容力も必要であり，チームの一員としての負担も大きいので，担当者の人選も含めて各職種の長と十分な相談，調整が必要になります．そのためにもチームの中心となる医師の実績，熱意，そして指導力，統率力，牽引力が要求されるところです．特に，摂食障害の治療方針や各職種の役割，担当者，日程などのすり合わせなどが重要となります．

　医師は医学部を卒業してから自分の得意な分野，興味のもてる分野を自分で選択して進み，専門医などの資格を取得し臨床に励むことができますが，コメディカルスタッフは看護師の専門性が一部で認められ始めてはいますが，まだまだ現状では自由度が低いといわざるをえません．看護師などは配属される外来，病棟なども異動が多く，本症のチーム医療スタッフとしてのベテランが育ちにくい背景も乗り越えなければなりません．

## 2 治療者としての医師の役割

### a. 心療内科医

　摂食障害は心の病であることから，治療の基本は精神療法であり本来は精神科医が治療すべき疾患であります．しかし，古くはシモンズの下垂体原因説によるホルモン異常が過度に強調されて内科医が診療するという不幸な時代があり，その後，本症が正しく捉えられた後も，極度の低栄養による生命への危険があることから，内科医が治療を引き継ぎ，現在では心療内科医が多くの患者を引き受けるにいたっています．特に神経性食欲不振症（AN）の制限型（ANR）で 30 kg 以下の極度の低体重の患者については，餓死（5% 前後といわれている）を防ぐための補液と栄養補給をうまく行う内科医としての役割があります．中でも，初診時からすでに低体重である ANR 症例では，病識の欠如や体重増加への恐怖，そして治療拒否などにも対処しなければならず心の治療に対する精神科的技量も問われます．また，ANのむちゃ食い/排出型（ANBP）患者の低体重には，自己誘発性嘔吐や下剤乱用による電解質異常を伴うことから，補液を行う際には電解質補正に関する内科医としての知識が要求されます．内科医としての経験が豊富な心療内科医はこれらの対応が可能ですが，最近の心療内科学教室出身者の中には，勉強や研修が精神科領域に重点が置かれている場合もあり，そのようなときには電解質異常に詳しい内科専門医の助けが必要になることもあります．第 6 章で述べられているように，低栄養が長期に続いている症例では，栄養補給の治療により再栄養症候群（refeeding syndrome）で死亡する場合もあります．内科医に身体的治療の補助を依頼した場合，AN に対する低栄養の治療には特殊性が存在することを AN に詳しくない通常の内科医に対して説明をしておく必要があるでしょう．

　内科的疾患に付随して発症するケースとして，1 型糖尿病治療中に起こる摂食障害があります．特に，過食嘔吐や下剤乱用を伴う ANBP では，インスリンによる糖尿病のコントロールは極めて困難であり，インスリン注射後の嘔吐や下痢により高度の低血糖が起こります．具体的な対応策は第 12 章-7．「糖尿病」の項で述べられていますが，1 型糖尿病併存例の入院治療では糖尿病専門医がチームに加わる必要が生じます．

　また，現在では改善されつつありますが，わが国では精神科，特に精神病院への通院に対する抵抗感がまだ残っているところもあり，今後も心療内科医が治療にかかわる頻度は増えることが予想されます．心療内科と精神科が併設している病院では，摂食障害に関心のある双方の医師でチームを組むことが望ましいのですが，チーム全体に対するイニシアティブをどちらがとるか，治療方針の細かい差異をどう調整するかなど若干の難しさが存在すると思われます．

### b. 精神科医

　本症の治療は，極度の低体重でなければ，本来は精神科医による治療が基本です．第 7 章，第 8 章で述べられているような治療法は，現在では心療内科医，精神科医どちらでも行えるものであり，それぞれの医師が自分の得意とする技法で治療が行われているのが現状です．

病識の欠如そして治療拒否などが強く，十分な治療が行えない症例については，精神科医（精神保健指定医）による閉鎖病棟への強制的な入院治療（医療保護入院）という手段が必要になることもあります．そのような入院手続きが必要なケースは，摂食障害という疾患そのものが極めて重症であることが多く，治療も困難を極めます．

摂食障害は通常 ANR から始まり ANBP に移行することが多いのですが，その経過中に第 12 章で取り上げられているような，さまざまな精神科的合併症・併存症がみられます．アルコール依存症などは専門施設での治療やアルコーホーリクス・アノニマス（Alcoholics Anonymous; AA）などへの参加が望まれます．強いうつや躁うつ病の併発などがみられるときは，精神科医による薬物療法の適応となるでしょう．自己破壊的行動や反社会的行動に対する対応も精神科医のほうが慣れているといえるかもしれません．過食の時期には衝動のコントロールができずに暴れたり，家族に暴力をふるったりということもしばしばみられ，精神科医による抗精神薬の投与が必要になることもあります．

### c．小児科医

摂食障害発症の低年齢化がみられており，小児科領域での診断，治療が必要とされています．小児科領域では特に家庭や学校とのかかわりが重要であり，病院スタッフ以外に親や担任教師，養護教諭などもチームの一員として治療に参加してもらう必要があります．そのためにも医師は家族や学校関係者に本疾患の特性を十分に説明し，共通の認識のもとで一貫した治療体制を組む必要があります．

### d．産婦人科医

病識や治療歴のない AN 患者が最初に産婦人科を受診している例がみられます．AN の無月経に対する治療の原則は，体重の増加に伴う自然な月経の再来であり，体重が元の体重の 85～90％以上を維持できるようになれば月経の再来を期待することができます．従って，産婦人科医は無月経を主訴として受診した患者の中に紛れている未治療の摂食障害患者を診断する知識が必要であります．精神科や心療内科で専門的治療を受けていない患者に対して，漫然とホルモン治療を行って消退出血を起こすだけではなく，病識のない患者に疾患を理解させ専門医を紹介する技術を身につけなければなりません．

無月経に対する治療の必要性については時代とともに考え方が変化しています．最近はAN 患者のホルモン異常に起因する骨粗鬆症が問題となっており，低栄養状態の長期化による女性ホルモンの低下で骨粗鬆症が進行し，病的骨折を起こすことが報告されるようになりました．体格指数（Body Mass Index；BMI）と骨密度は相関し，その原因として骨形成因子であるインスリン様成長因子（insulin like growth factor I；IGF-I）と骨吸収抑制因子であるエストラジオールが BMI ときれいに相関するためです[325]．従って，産婦人科では単なる無月経の治療としてではなく，将来の病的骨折を予防するためのホルモン治療を行うことが推奨されます．

体重が元に戻っても規則的な月経周期が戻らない患者や既婚患者で挙児を希望するものについては，排卵促進薬などを併用しつつホルモン治療が行われます．筆者の経験からは，

体重が回復しても規則的な月経が戻らない例では，発病前から月経不順であった例が多い印象でした．

### e．プライマリケア医

　AN 患者が専門医を受診するまでに，プライマリケア医を受診している場合がしばしばみられます．多くは，急に痩せてしまったことから母親が心配してかかりつけ医や近所の消化器専門医に患者を無理に受診させる例です．AN の特徴として，痩せの程度がよほどひどくない限り本人は元気であり，一般的な血液検査も異常値を示しません．そこで「胃炎でしょう」などという診断を下さずに AN であることを見抜くだけの知識が必要になります．また，検査成績に異常がないと「精神的なものでしょう」とだけ話して胃薬を処方する医師もいますが，精神的なものと診断したからには，さらに一歩進めて心療内科や精神科の受診をすすめたり，紹介状を書くなりして早く専門医にたどり着くような対応を取るべきでしょう．

### f．救急医

　ANR および ANBP では極度の体重減少により生命にかかわる状態に陥ることがあります．通院先がクリニックの場合，夜間や休日は主治医と連絡がとれないこともあり，そのような場合には大きな病院の救急医が担当することになります．救急医が扱う通常の患者は，心筋梗塞，脳卒中などの高齢者が多く，摂食障害患者はそれほど頻度が高くないので，本症に対する知識は必ずしも十分とはいえません．救急医療に対する教育内容に摂食障害も加えるべきでしょう．

　神経性過食症(BN)では，睡眠薬による自殺がしばしばみられ救急車で搬送されます．通常は胃洗浄や生理的食塩水の点滴などの救急医療が行われ，一命をとりとめると心療内科や精神科または主治医のもとに移されますが，患者は意識が戻ると帰宅を強く希望(要求)することもあり，そのようなときに安易に自宅に帰すことは避けるべきでしょう．

## C コメディカルスタッフ

　摂食障害の治療には精神療法が不可欠となり時間がかかりますので，医師と臨床心理士の協同作業が必要になります．担当医師との協議，共通治療方針のもとで，各患者について病期に応じて十分な時間をさいてのカウンセリングに期待がかかります．医師の診療時間枠では十分に話し合えない部分や，患者の抱える心理的葛藤の追究・援助など継続して相談に乗り，主治医への情報提供を図ることも重要です．臨床心理士として適切な対応ができるようになるには，本症の専門医のもとで十分な研修を積み，多くの患者と接する経験を積むことが必要です．患者の個々の特性や状況を知るためには，主治医の要請により摂食障害調査票(Eating Disorder Inventory；EDI)，食行動調査票(Eating Attitude Test；EAT)，過食症質問票(Bulimic Investigatory Test, Edinburgh；BITE)などの心理テストも担当します．低年齢層の患者で，十分な応答が期待できないものに対しては，

バウムテストなどの心理テストで患者の心理状態を引き出すなどの役割も担当します．集団療法などにおいても，コメディカルスタッフの中心的役割を担い，会の運営や患者，家族との調整を図ります．中には臨床心理士が独自で患者や家族を支える会をつくり運営して成果を上げている例もあり，活動の場は広いといえます．

　入院治療においては，特に看護師の役割が大きくなります．患者と最も接触が多くなるのが看護師であることから，かかわり方1つで有力な治療者となりうる立場にあります．入院治療の治療方法として最近は認知行動療法が行われることが多くなり，日々の体重測定，摂食量のチェックなども担当しますが，患者の精神状態や気分に合わせての会話が重要になります．主治医との面談時間は限られており，摂食障害の患者が若い女性に多いことから，患者は看護師との会話に期待していることが多く，疾患を理解したうえで患者の気持ちをくみ取り適切な応答のできる看護師は，患者の本音を聴くことのできる貴重な存在です．患者と家族は病初期においては多くの場合，良好な関係が形成されておらず，面会時にしばしば親子で主張や考えの相違でトラブルが生じていますが，看護師はそのような状況も把握しやすい立場にあり，患者・家族間の問題点や解決法を主治医とともに検討し，患者への治療，家族への指導に役立てることができます．摂食障害における臨床心理士や看護師の役割は，他の疾患と異なり主治医の片腕としての治療者の役割を担うことが特徴的です．

　栄養士が摂食障害の治療にかかわる傾向は近年増えつつあります．摂食障害患者は全経過を通じて常に食事のことが頭にあります．食べたいけど体重が増えてしまうのではないかとおびえていて，その結果食事摂取量が減って体重が減少したりします．患者は安心できればある程度までは食べられますので，専門的知識を生かして，健康的な食事，安心できる食事の献立を紹介するとよいでしょう．外来患者などでは，しばしば極端に偏った食事を長期間続けているものもあり，摂取しやすい蛋白源の紹介や，ビタミン，ミネラルなどの不足に対するサプリメントの摂り方なども指導するとよいでしょう．患者はカロリーなどの知識にはかなり詳しいのですが，体重の増減などには間違った（歪んだ）知識，認識をもっていることが多いので，その歪みをとってあげることも大切な仕事といえるでしょう．

　家族会などをつくって定期的に会合を開く場合には，看護師や臨床心理士，社会福祉士などが事務局を務めたり，会員名簿の管理その他の仕事を担当することが多いようです．家族会で患者や家族に対する集団療法を行うにあたっても，コメディカルスタッフの参加は重要です．

　摂食障害の遷延化により高齢の患者も増えつつあります．患者の両親も高齢化したり死亡されたりすると，定職につけていない一人暮らしの患者などは生活に困窮する場合もあり社会福祉士が相談に乗ったり，就職に向けての職業適性検査や作業療法士によるリハビリなども必要になってくるでしょう．

　BN患者では不眠，感情障害，不安障害などが併存することが多いのですが，患者によっては服薬に抵抗を示す者もいます．また副作用などに対して過度に神経質になって恐れる者もいますので，薬剤師が時間をかけて効能，服薬法，安全性などを説明することも必要

でしょう．

## D 学校関係者

　　摂食障害の早期発見には学校で行われる定期的健康診断が重要です．定期的に体格測定を行っていますので，急激な体重の減少を見出すこともできます．思春期前の小学生では単に痩せている生徒も多いのですが，中学校以上ではBMIが18以下の生徒と面接を行い，単なる痩身なのか摂食障害による痩せなのかをみることも1つの方法です．これらの作業は，通常は校医というよりも常駐している養護教諭のほうが適しているでしょう．公立学校では養護教諭や生徒の担任教師の移動が多くなりましたので学校関係者への継続的教育が必要になります．摂食障害が疑わしい生徒がみられたときの対応として，スムーズに専門医へ紹介できるルートを確保しておくことも大切です．

　　治療中の患者に関しては，主治医と学校の連携は重要になります．義務教育の小学生，中学生については出席日数と卒業条件の問題はありませんが，入院などにより通学が中断した場合には，復学時に授業についていけるように病院内でも教育の機会を設ける必要があります．高校生以上になると，出席日数が不足したり，試験が受けられなかったりすることにより卒業が困難になることがあります．もともと成績の優秀な頭のよい生徒が多いことから，学力的には劣っていないので補習などで対応し，できるだけ留年は避けて卒業にこぎつけたほうが治療上は良いようです．そのあとの進路を選択するときや資格を取得するときに，「高校を卒業していること」が条件となる場合が多いためです．

　　痩せのひどい時期の運動会，マラソン大会，修学旅行などの対応も難しいものがあります．多くの場合患者本人はそのような学校行事には強く参加を希望しますので，主治医に身体的危険性の判断をお願いすることになります．

## E 歯科医

　　ANBPやBN患者では，自己誘発性嘔吐によるう歯や歯周病が多く，口腔乾燥，味覚異常，口腔内カンジダ症などの種々の病態も観察されます．しかし，う歯や歯周病に対しての適正な治療，処置などは必ずしも十分には受けていないことがあり，咬合の不全や食機能の低下などが生じている場合もあります．摂食障害患者はなぜか歯科への通院には熱心ではない傾向もあるようなので，主治医から歯科受診を促す必要があるでしょう．

　　患者は自分が摂食障害であることを必要以上には知られたくないという考えがあり，う歯や歯周病などの原因となっている自己誘発性嘔吐などについても話題を避けたい気持ちがあるので，本症に理解のあるチームの一員である歯科医として治療にあたることも必要と思われます．

## F おわりに

　摂食障害患者の治療は他の疾患に比べて多くの特殊性をもっています．病識の欠如と治療拒否，痩せによる死亡の危険性，衝動コトロールの不能，反社会的行動，自殺企図など，その対応には多くの職種の医療者が熱意，忍耐，寛容をもって長期にわたり応じなければなりません．わが国で本症患者が増加する一方で，治療者は慢性的に不足しています．治療者も大変でありますが患者も疲労困憊しています．一人の医師が多くの患者を抱えて治療を行うことには限度があります．チームを組んで力を合わせてこの難病に取り組まなければならないでしょう．

〔鈴木裕也〕

## C. 治療導入から終結まで
# 16 地域医療ネットワーク

## A はじめに

　　　摂食障害(ED)は，若い女性に好発し，種々の身体・精神合併症がみられる予後不良な難治性疾患です．専門医療施設が確立していない現状ではさまざまな診療科を受診することが多く，その治療は混乱しています．また個々の病態や時期(身体的危機状態，精神的危機状態，危機ではない状態など)によっても，担当する診療科が変わりえますので，さまざまな科にわたる治療連携の重要性はさらに高まっています．

## B 治療ネットワークとは

　　　摂食障害を取り巻く治療環境は図16-1のように，本人を中心に，家族や友人，学校や会社，そして医療・病院があります．社会資源として，経済的支援や生活支援の制度などがあります．治療ネットワークといった場合，たとえば次のことなどをさします．
　　①病院(医師)と学校(担任の教諭，養護教諭，校医)の連携
　　②病院(医師)と会社(産業医)の連携
　　③病院(医師)と社会資源(保健センター，地域生活支援センター，授産施設など)の連携
　　④摂食障害治療施設間同士(内科系摂食障害治療施設と精神科系摂食障害治療施設)の連携
　　⑤摂食障害専門的医師と一般内科医の連携
　　⑥摂食障害専門的医師と一般精神科医の連携
　　⑦摂食障害専門的医師と救急医の連携

## C 治療ネットワークの重要性

　　　日本には摂食障害専門施設がなく，個々の病態によって担当する診療科(病院)が変わります．また，摂食障害という病気だと気づかないままダイエットし続ける方や，摂食障害と自覚していてもその治療に対して抵抗や恐怖があり，未治療のまま経過する方もいます．そして，専門的治療は未治療で摂食障害関連の身体合併症で身体科やプライマリケア医を受診しても，なかなか専門治療に結びつかないことがよくあります[243]．それには専門的治療施設の少なさや情報不足の問題点があります．摂食障害の治療施設であっても，診療体制の変化や摂食障害担当医の転勤で治療施設でなくなるという現実があります．また，長期入院よりも生活の場での外来治療が摂食障害の基本的治療になる傾向があります[248]．

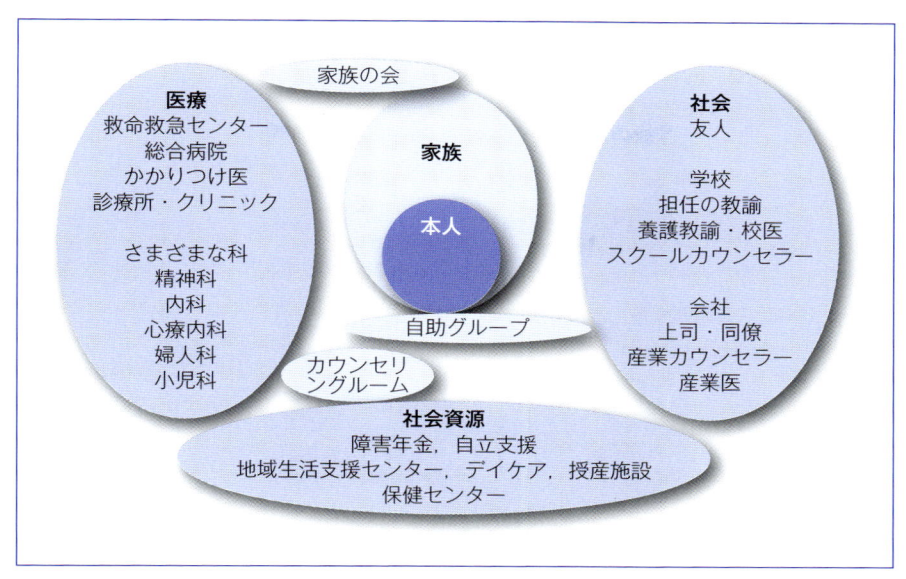

**図16-1 摂食障害患者を取り巻く治療環境**
治療環境は，本人を中心として家族・社会(友人や学校・会社)・医療(病院など)・社会資源(制度や支援)などがあります．

これらのことから治療ネットワークの構築の重要性がわかると思います．

## D 摂食障害の病態による担当診療科の違い

　摂食障害はその病態はさまざまであることから，さまざまな科を受診します．たとえば，自殺企図で精神科救急の適応となる方，衰弱状態・意識障害で救急センターに運ばれる方，中には心肺停止状態で搬送される方もいます．低カリウム血症のため内科で精査入院され，結局下剤使用による電解質異常だったという方や，腹部膨満感のために消化器科を受診しながらも食行動異常には触れない方もいます．また無月経で婦人科を受診される方などさまざまな病態があります(図16-2)．

　加えて，摂食障害は予後不良の疾患です．厚生労働省の摂食障害の班研究での予後の調査研究の4～6年の転帰調査の結果では，ANBPに限っては16％と高い死亡率です[211]．若い女性(働き盛りで，妊娠出産可能な年齢の女性)の病気の中で，とても恐ろしい病気といわざるをえません．自殺や，身体的に重篤で，また突然死というかたちで死亡に至る例も多いことから救急医との連携が欠かせません．また救命救急センターへの摂食障害に関する調査では「摂食障害治療施設リストがほしい」との要望があり，その連携の重要性が再確認されました[353]．

　よって1つの科，一人の医師が一貫して摂食障害にまつわる病態をみきれず，さまざまな科の医師と専門的医師の連携が重要です．

　まとめると，摂食障害の患者は，身体的危機の場合は救急病院や内科系の病院の受診が

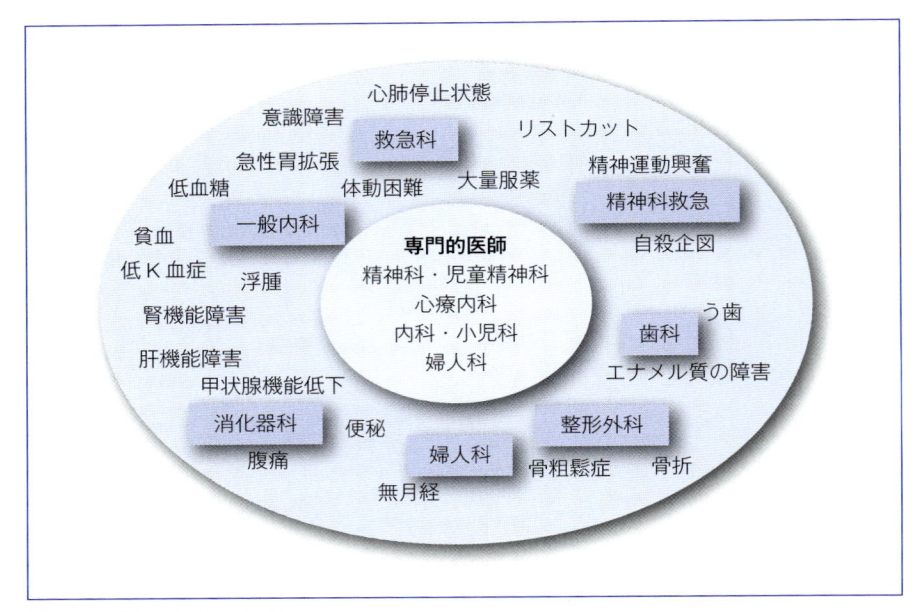

**図 16-2 摂食障害をとりまく医療**
摂食障害の症状は食行動の異常だけにとどまりません．多様な身体合併症があるため，精神科的な救急場面はもちろん，さまざまな診療科での治療が必要です．

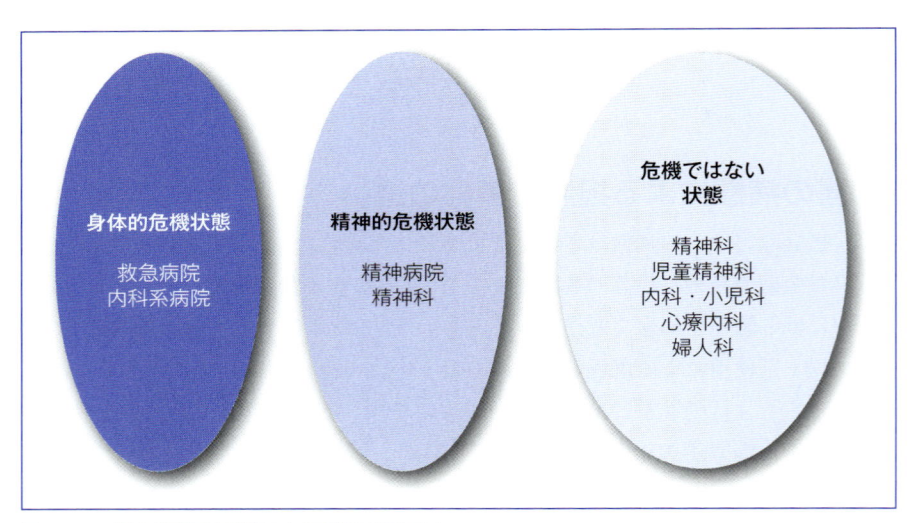

**図 16-3 摂食障害の病態による受診科の違い**
摂食障害の病態（身体的危機，精神的危機，危機ではない状態）に応じて受診する科が異なります．

必要となり，精神的危機の状態の場合は精神科への受診が必要となり，危機ではない状態であれば，さまざまな科での診察がありえます（図 16-3）．専門的医師の間でもその病態によって互いに紹介し合う可能性があり，非専門医とだけでなく，専門的医師間での連携も必要です．

患者やその家族にも病態によって受診科が変わりうることを説明するのも大事です．

## E 学校・会社,保健センターとの連携

　　病院を受診していない摂食障害の患者のほうが多いといわれているので,医療にうまくつなげていくために学校の教諭(養護教諭),会社の産業医,保健センターの保健師との連携もとても重要です.未治療期間が長いほうが予後不良という報告もあり,なるべく早く治療介入(特に治療動機を高める介入)を開始することが望ましいです[122].摂食障害の治療施設の情報が不足しているため,紹介先の病院がわからず困っている可能性があり,その情報共有や連携が今後の課題だと考えられます.またどの身体状況だと入院治療が望ましいなどの知識をもってもらうように勉強会を開催するなどの交流も大切です.

　　たとえば,高校通学中の摂食障害の患者の場合,病状がどんな状態なのか(体育ができる体重なのか,一人で通学できる体力があるのか,自宅療養が必要な状態かなど)について診断書の発行が必要となり,立てている治療目標について病院と学校とが情報を共有したほうがスムーズに治療が進みます[318].しかし,患者が治療拒否的な段階なのに無理に連携し,情報共有をしようとすると,かえって人間不信が強まることもあることや,個人情報・守秘義務の点から,患者の了解をとることがまず必要です.

## F 地域の社会資源との連携[352]

　　地域にある利用できる社会資源としては保健所(健康福祉センター)や,地域生活支援センター,小規模授産施設,デイケアなどがあります.それぞれ,どのサービスを利用したらいいのかについては精神保健福祉士や主治医と相談が必要で,利用にあたり主治医の意見書や診断書が必要となる社会資源も多いです.もともと,精神障害者のための制度なので必ずしも摂食障害の患者に適する制度(施設)ではないこともありますので注意しましょう.

　　たとえば在宅IVH療法などを施行している患者の場合,摂食障害の専門的医師(自宅から遠方)と,患者自宅近隣の病院の内科医と,訪問看護(医師の指示のもと)の連携にてIVHの管理を行います.また,病院と精神保健福祉士との連携の一例としては,摂食障害の患者の社会復帰の前段階として小規模授産施設への一定期間の通所を経て,その後地域生活支援センターのジョブコーチによる就労支援を受け,その患者に合った就職先を見つけていく流れなどがあります.

## G チーム医療

　　同じ病院内での看護師や管理栄養士(栄養指導),作業療法士(作業療法),心理士(カウンセリング・心理療法),理学療法士(ADL低下時の日常動作維持や拘縮予防のためのリハビリテーション),精神保健福祉士(適切な活用できる制度などの利用)などとの連携もとても重要です.チーム医療についての詳細は第15章の「チーム医療と各治療者の役割」をご覧ください.

適切な心理教育や家族教育などで，余計な不安や家族間の葛藤が減って治療が進む場合もあり，医師や看護師・心理士・作業療法士主体の病院主催の治療的集団教育活動（家族教室など）も有用です．ただし摂食障害だけを対象とした家族教室を開いている病院は少ないと思われます．

## H その他の連携

患者が生活保護を受給している場合，生活保護課の方と情報を共有することもあります．また，患者が万引きなどの反社会的行為により保護されたり拘留されたりした場合などは警察の方との連携がありえます．

摂食障害の家族の集まりを家族の会，摂食障害の当事者同士の集まりを自助グループといい，特に家族の会と病院の医師とは連携していることがあります．

## I 今後の課題

摂食障害の治療には，さまざまな問題点があります．これまで述べてきたような治療ネットワークは整備の途中といわざるをえません．その他摂食障害の治療者の絶対数の不足，摂食障害の治療にかかる時間や労力の割には診療報酬の低いこと，摂食障害治療者の疲弊，摂食障害の専門的治療施設の必要性などです[149]．欧米には摂食障害専門治療施設がありますが，日本にはまだないのが現状です．もしそういう施設があれば一貫性・連続性のある・包括的な治療，そして治療者の教育，摂食障害研究がさらに発展していくでしょう．

## J おわりに

摂食障害にかかわる方々みんなで，一人で抱え込まず，なるべくお互いの垣根を低くしていくという治療連携を進めていく作業が必要です．摂食障害の病態を考えると連携時に困難を伴うことも少なくないのですが，焦らないで根気強く接していきたいものです．摂食障害の治療施設についての情報共有や摂食障害の病理・治療についての啓発はもちろん，摂食障害の治療者の増加や一般医にも摂食障害の治療の一部を担っていただくための工夫，摂食障害の治療施設が増えるなど，患者本人や家族が安心して利用できる治療体制・治療ネットワークが整うことを願っています．

（田村奈穂，石川俊男）

# D
# 治療効果判定, 転帰, 予防

- 第17章　治療効果判定
- 第18章　転帰
- 第19章　予防
- 第20章　医療行政

## D. 治療効果判定，転帰，予防

# 17 治療効果判定

## 17-1 身体面の治療効果判定

　神経性食欲不振症（AN）の身体的治療は，体重を増加させ，低栄養に伴う身体的合併症の改善と後遺症の予防を目指します．身体面の回復だけが摂食障害の治療目標ではありませんが，飢餓による精神症状や認知の歪みの軽減や思考力や洞察力を改善によって，身体的治療だけで心理行動面の改善が得られる場合もあるほどです．神経性大食症（BN）には痩せがないものの，排出行為に伴う身体的合併症の改善が目標です．

### A 治療効果のモニタリング項目と留意点

#### 1 体重

　基本的には体重で評価します．ANでは，標準体重75％以上は軽症，65％以上75％未満は中等症，65％未満は重症の栄養障害と判断されます．短期間の体重変動は水分の貯留，過食と嘔吐量のバランス，便通などに影響されることや，回復初期には排出行為がないにもかかわらず増加速度が遅かったり，一時的に体重が減ったりすることがあります．体重が減る場合は，そのスピードが速いほうが，同じ体重なら増加より減少経過にあるほうが栄養状態は悪いと判断されます．

#### 2 理学的所見

　脈拍数，基礎体温，血圧などの改善は体重の変化より早く栄養状態の改善を示します．

#### 3 生化学・内分泌検査

　ANの一般検査では，ヘモグロビン，血清総蛋白やアルブミンは脱水のため見かけ上は正常のことが多く，低下している場合を除いて栄養状態の良い指標にはなりません．rapid turnover proteinが低下している場合はより重症です．反対に，急激な摂食量の増加や経静脈性栄養法では血液が希釈され，ヘモグロビンや血清総蛋白は一過性に低下することがあります（図17-1）．甲状腺ホルモンのトリヨードサイロニン（$T_3$）は炭水化物の摂取量に関係があるといわれ，AN制限型（ANR）では有用です．血清インスリン様成長因子Ⅰ（IGF-I）値は炭水化物と蛋白質の摂取と関連する良い栄養マーカーです．ANでは一

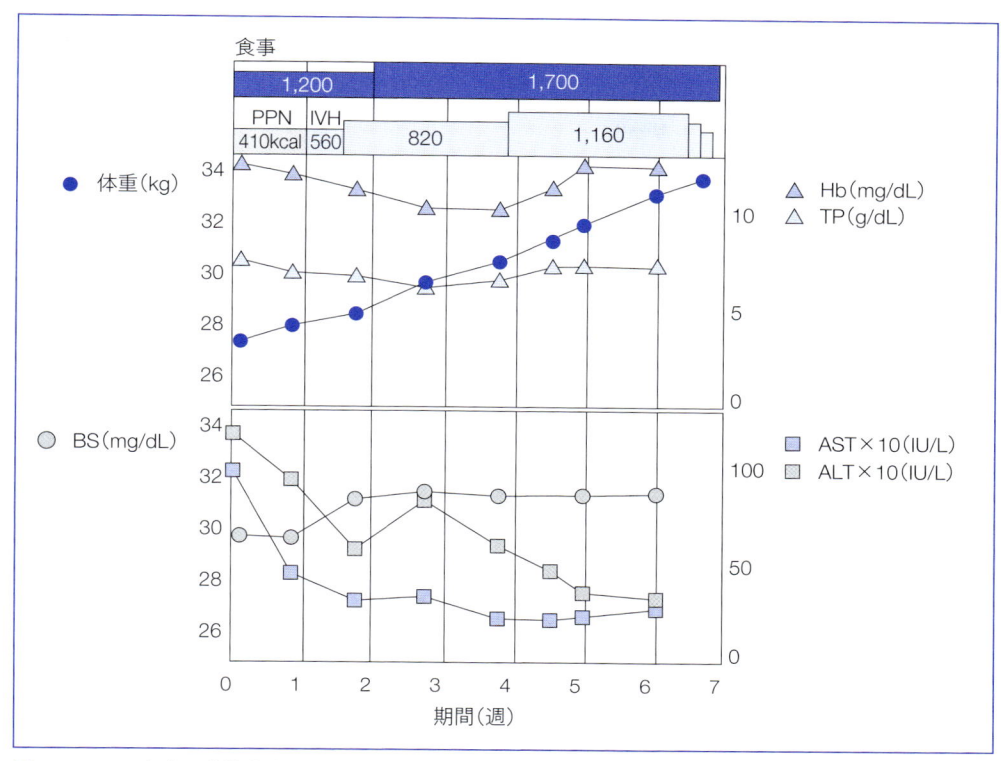

**図17-1　AN 患者に栄養療法における体重と生化学・内分泌検査での変化**
18歳，女性，ANR の入院経過で，食事と経静脈性高カロリー栄養法を用いて栄養療法を行った．身長155 cm，体重 27.6 kg から 7 週間で 33.8 kg まで増加した．経過中，総蛋白(TP)やヘモグロビン(Hb)は一過性に減少した．低栄養に伴う肝機能障害は正常化した．
入院と退院時の内分泌検査では血清トリヨードサイロニン($T_3$)は 0.36 ng/mL から 0.84 ng/mL (正常値 0.76～1.50)へ，血清 IGF-I は 88 pg/mL から 242 pg/mL (正常値 182～410)へ上昇した．

般的には体重やBMIと正の相関を有しますが，急激な栄養状態の変化では体重の変化より早く変化します．$T_3$ と IGF-I の測定は保険上の制限があります．

　排出行為を伴う摂食障害患者では，Na，K，Cl などの電解質異常や脱水に伴う血漿レニン活性の上昇がモニタリングの対象になります．

### 4 その他の検査

　二重 X 線吸収測定法(DXA 法)で骨密度の他に除脂肪体重などの体組成が測定できます．

## B 身体面の治療効果判定

### 1 健康体重と月経

　AN の身体的な回復の判定にはいまだ統一されたものはなく[251]，米国精神医学会では個人の健康体重に戻ることで，その体重では正常な生殖機能が再開し，骨密度の低下も回

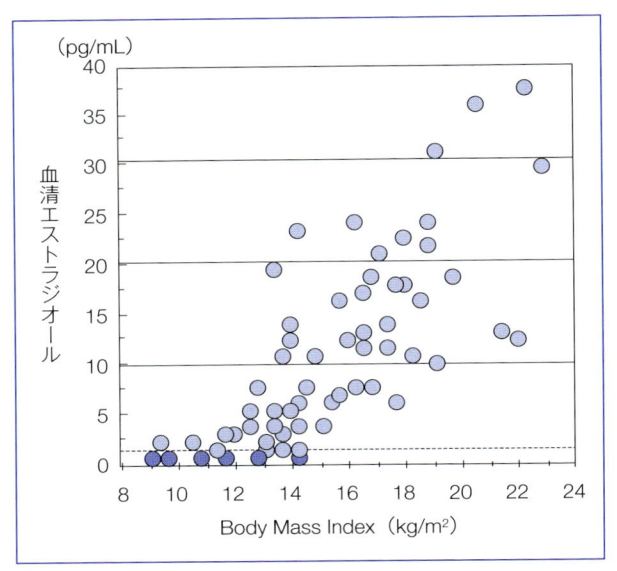

**図 17-2　神経性食欲不振症患者における BMI と高感度アッセイ法による血清エストラジオール値との関係 ($n = 62$)**

本症患者の血清エストラジオール値は低く，高感度アッセイ法で測定しても感度以下（●）の場合もある．BMI は血清エストラジオール値と有意な正の相関（$r = 0.775$, $p < 0.0001$）を有する．

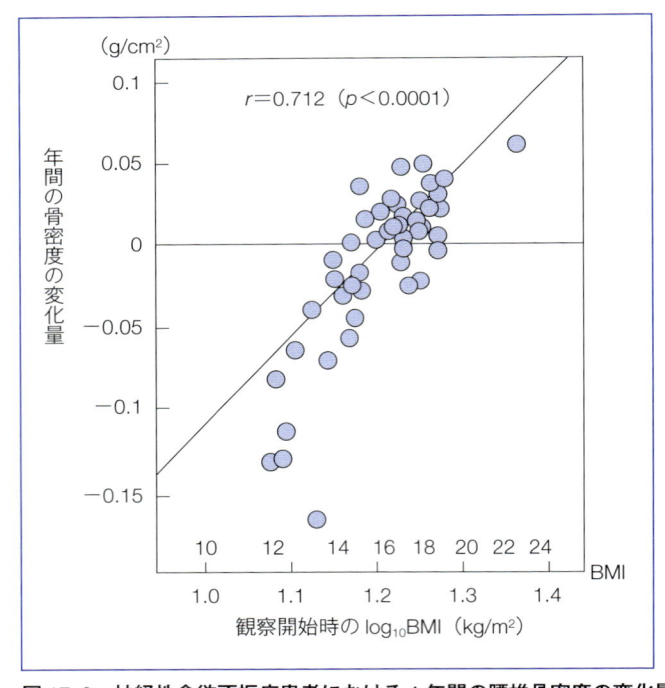

**図 17-3　神経性食欲不振症患者における 1 年間の腰椎骨密度の変化量と BMI の関係 ($n = 46$)**

1 年間の腰椎骨密度の変化量は観察期間開始時の Body Mass Index (BMI) と有意な正の相関を有し，変化量が正になるのは BMI = $16.4 \pm 0.3\,\mathrm{kg/m^2}$ である．

復するとされています[9]．筆者らの検討では，AN 患者の血清エストラジオール値は BMI と正の相関を有し（図 17-2），月経回復時の体重は 84.2 ± 9.2（mean ± SD）％標準体重，BMI は 18.4 ± 2.0 kg/m$^2$，血清エストラジオール値は 38.4 ± 25.5 pg/mL でした．

### 2 合併症や後遺症

成長期に発症した AN 患者では身長の伸びが鈍化して本来の成長曲線から外れ，かつ，骨密度頂値を獲得できずに低いままになります．これは低栄養による IGF-I の低下が原因です[111]．骨端線が開いている場合は，体重の回復に伴って身長の追いつき成長が見られます．骨密度頂値の未獲得例では骨密度が増加します．

骨密度の低下は AN の主要な合併症です．骨密度の低下は迅速で 1 年で − 10％に及びますが，その回復は遅く，BMI と正の高い相関を認め，骨密度の変化量が正に転じるのは，BMI が 16.4 ± 0.3 kg/m$^2$ で（図 17-3），BMI がこれ以下では骨密度はさらに低下します．AN が治癒しても骨密度が正常域に達しないこともあります[110]．

過食や嘔吐によって歯のエナメル質や歯肉の障害が起こり，歯の喪失につながります．

〔鈴木（堀田）眞理〕

# 17-2 精神・心理面の治療効果判定

## A 精神・心理面への治療効果の判定

摂食障害の精神・心理面における症状は，第 3 章で，以下のようにまとめられています．①摂食障害に特徴的な精神症状（痩せ願望・肥満恐怖，体重と体型に対する過大評価，ボディイメージの障害，病識欠如），②その他の精神症状（抑うつ症状，不安症状，強迫症状，自尊心の低下）．これらの症状に対する治療効果を客観的に判定するためには，すでに妥当性や信頼性が確立されている評価法によって，治療前後での症状比較が行われます．そして，統計学的に有意な変化があった場合に治療効果ありと判定されます．そこで，本項では摂食障害の精神症状に対する評価法をあげて解説します．

## B 摂食障害の評価法

摂食障害の評価法としては，面接と自己記入式質問票が用いられます[42]．面接は診断を確立するために用いられ，あらかじめ質問内容が決まっている構造化面接と，面接者が自由に質問内容を変えることができる非構造化面接に分けられます．自己記入式質問票は，摂食障害に関連する行動や精神症状，および一般的精神症状の存在や重症度を評価し，ス

クリーニングや治療効果を判定するために用いられます．

摂食障害の精神症状を，摂食に関連した態度・行動・認知の問題，ボディイメージ障害，全般的な精神症状に分け，それらの関する自己記入式質問票をあげて解説します．

## 1 摂食に関連した態度・行動・認知の問題

摂食に関連した態度・行動・認知の問題を評価する自己記入式質問票としては，Eating Attitude Test（EAT）およびその短縮版 EAT-26[74]，Eating Disorder Inventory（EDI）[75]およびその改訂版 EDI-2[78]，Bulimic Investigatory Test, Edinburgh（BITE）[100]がよく知られ，それぞれ日本語版も作成されています．

EAT，EAT-26 は，摂食障害患者の痩せ願望，肥満恐怖，摂食制限などの重症度の簡便な指標として最もよく用いられています．EAT は 40 項目からなり，「ダイエット」「過食および食物への没頭」「摂食調節」の 3 因子が抽出され，質問項目を 26 項目に減らした EAT-26 が作成されました．AN 患者と健常対象者の弁別のカットオフポイントは 20 です．

EDI は，64 項目で，8 つの下位尺度（「痩せ願望」「体型不満」「過食」「無力感」「完全主義」「対人不信」「内部洞察」「成熟恐怖」）より構成されます．EDI-2 では，これに「禁欲主義」「衝動コントロールの悪さ」「対人不安」の 3 尺度 27 項目が追加されています．BITE は，BN のスクリーニングや症状評価を目的としたものであり，症状評価 30 項目，重症度評価 3 項目からなります．症状評価 20 点以上で BN の可能性が高く，重症度評価 5 点以上が重症とされています．

食事，体型，体重に関する不合理で非適応的な認知を中心に評価する自己記入式質問票には，Mizes Anorectic Cognitions questionnaire-revised（MAC）[191]，Bulimic Thoughts Questionnaire（BTQ）[270]，Bulimic Cognitive Distortions Scale（BCDS）[304]などがありますが，いずれも日本語版は作成されていません．

## 2 ボディイメージ障害

摂食障害におけるボディイメージ障害には，以下のような 3 つの要素があります．まず，知覚における障害（ボディイメージの歪み）で，患者は選択された身体部位を非現実的に大きいと見なします．次に，認知と感情における障害（ボディイメージへの不満）で，患者は自分の容姿を否定的に評価します．さらに，行動における障害（ボディイメージの回避）があり，患者反復的な"ボディ・チェック"を行い，自分の身体に関する不安が高まる状況を避けます．このうち，体型についての不満やボディイメージに関連する感情を評価する自己記入式質問票としては，Body Shape Questionnaire（BSQ）（34 項目）[289]，ボディイメージに関する認知を評価するものとして Body Attitude Test（BAT）（20 項目）[274]があり，それぞれ日本語版[137, 157]が作成されています．

## 3 全般的精神症状の評価

摂食障害患者は，しばしば気分障害，不安障害，強迫性障害，薬物・アルコール乱用，パー

ソナリティ障害などの精神疾患を合併します．併存症がない場合も，抑うつ，不安，強迫，感情的な不安定さ，衝動コントロールの乏しさ，低い自己評価，受動性と主張性の欠如，依存と承認へのニード，対人関係上の困難を経験しています[42]．二次的な精神病理の評価には，自己記入式質問票が有用です．うつ，不安，強迫などの単一精神症状を評価するためには多くの質問票がありますが，紙面の都合上，割愛させていただきます．

## C おわりに

　摂食障害の治療では，身体面，精神・心理面，行動面での症状が総合的に改善することが必要です．これらの症状はそれぞれが独立しているのではなく，お互いに影響を及ぼしあっています．精神・心理面や行動面での症状は，低栄養状態の影響を受けており，身体的な回復につれて改善してくる場合が少なくありません．

　摂食障害の評価では，患者の否認機制や治療に対する両価的な感情によって患者から得られる情報が影響を受ける可能性があり，その解釈には十分注意する必要があります．

（山下達久）

# 17-3 行動面での治療効果判定

## A 摂食障害からの回復

　摂食障害からの回復には長い時間がかかり，なかなか治療の終わりを告げる機会をもつことは難しい現実があります．まず，何をもって摂食障害からの回復といえるのかについて考えてみます．摂食障害からの回復はいくつかの側面から考える必要があります．それらは，①食行動異常の正常化，②対人関係障害の回復，③完璧主義，強迫性の回復，④問題行動の消失，⑤ソーシャルスキルの回復，⑥自分のアイデンティティを認めることができて，生き甲斐を見つける，などの側面と思われます．この章では，行動面の回復について述べます．

## B 行動面での回復

　食行動異常は摂食障害の中心症状であり，拒食，過食，低体重，自己誘発性嘔吐や下剤乱用などの症状がなくなることは必要です．しかし，食べ方の偏りは長く続き，小食が続いたり，低カロリーの野菜や豆腐などを中心とした食事が続いたり，ワンパターン食が続いたり，過食が時々出てきたり，甘い物の食べ過ぎとか，他人と一緒に食べることが苦手，

などが残ることが多いのです．これは好みの問題か，後遺症といえるかは微妙なところです．ANRやANBPから回復した人は，痩せすぎに近い痩せ型の体型は長く続くことになるし，BNNPやBNPから回復した人は，肥満傾向が長く続くことになります．この肥満は，学校生活や仕事などの社会的活動をハードにこなせるようになると，少しずつスリムになっていきます．

　対人関係の回復は，対人緊張が減って，対人接触においてハイテンションになりすぎたり，対人接触を避けようとしたり，などの行動がなくなることです．対人緊張は，人から悪く思われているのではないかという恐怖心から発生して，他人から嫌われないようににこにこして切り抜けるという対人行動が発症前から存在しますから，他人との場面で，喜怒哀楽の感情が出せるようになる，他人と感情の共有ができる，他人に対して自己主張できる，というのが目標になります．

　完璧主義と強迫性は，幼少期からの人格の中に根付いている行動パターンです．この傾向のために，摂食障害になる子どもは学童期に優秀な子どもと見なされていましたし，本人も自分の能力は高いと考えていて，それを変えることは治療の中では課題とされることが少ないのです．しかし，完璧主義と強迫性は成人になって家族をつくるときの障害になります．特に子どもが生まれると，完璧主義的に子育てをしようとして，指示に従わない子どもに対して妥協ができないことになり，上手な子育てができないのですが，ひどくなると虐待となるのです．

　ソーシャルスキルの向上も重要な課題です．病気が長くなれば，年齢ごとに獲得される社会的常識や礼儀や責任をもつことなどが抜け落ちてしまいます．回復過程で，自分に足りない面に気づいて獲得していくことが必要になります．

　摂食障害に併存する主な問題行動は，万引きと自傷行為です．万引きは過食がひどいときに発生しますが，一般的には過食が収まって，食行動が改善されると消えていくと考えられています．時に，常習的に万引きを繰り返す患者がいて，逮捕されたり，起訴され有罪判決を受けることがあります．繰り返す万引きという反社会的行為に罰としての有罪判決も，患者にとっては反省の気持ちは生まれず，行動を止める力にはならないのですが，このような患者でも，過食・嘔吐の食行動が改善されてくると，万引きは止まることが知られています．しかし，万引きが止まることは，患者が深く反省したとか，道徳的になったとかではなく，過去の出来事になったということにすぎないようです．万引きがなくなった患者から，償いの気持ちや行動が生まれることはないようです．

　自傷行為は主に，ピアスとリストカットです．食行動異常がひどくて，不安とマイナス思考がひどいときに，自分を傷つけると安心するとか，辛い気持ちが消えるとか患者は述べますが，自虐的行為で安心するというのは倒錯的心理です．しかし，自傷行為を行うときには意識水準が低下し，切ったことも記憶から抜けることもあり，軽い解離状態が生じていることが多いようです．そうすると，なぜ自傷したのかは自分で振り返ることができないのです．ですから自傷行為が続くときは，どうやって自傷行為をなくすのかという会話が成立せず，治療場面での信頼関係が成立しないのです．自傷行為がなくなると，患者は主体性の感覚がもてるようになり，素直になり信頼を求めてくるようになります．

## C アルコール・薬物乱用

　摂食障害におけるアルコール乱用や，薬物乱用は，摂食障害の治療中に出てくると問題行動なのですが，併存症の始まりとして把握する必要があります．そして，アルコール・薬物問題は転帰に影響する重大な併存症なので，まず乱用からの回復を目指す必要があります．処方薬の大量服薬も依存の心理から起きるので，依存からの回復が必要なわけです．

## D 回復の評価について

　食行動異常，万引き，自傷行為，アルコール・薬物乱用などは，聞き取りによって異常行動の有無は判定できます．ただし，食行動異常は，丁寧な聞き取りによってそれぞれの個別的な食行動の偏りの変化をチェックするしかないと思われます．対人関係障害や完璧症については，治療者の判断によりますが，全体的な落ち着きが出てくると回復してきているという印象をもちます．初診時にチェックリストを実施しているときは，チェックリストのスコアが低くなっていることで，回復を知ることができます．また初診時にチェックリストを実施していない時も，評価時に実施したチェックリストのスコアがカットオフポイント以下であれば，回復傾向があると評価することもできます．食行動異常については Eating Attitude Test-26(EAT-26)[73]，Eating Disorder Inventory(EDI)[201]などがあり，強迫性については強迫性障害のスケールである Maudsley Obsessional Compulsive Inventory(MOCI)[390]，対人緊張については社交不安障害のスケールである Fear of Negative Evaluation scale(FNE)[125]，ソーシャルスキルについては Life Assessment Scale for Mental Ill(LASMI)[130]，アルコール依存症については Alcohol Use Disorder Identification Test(AUDIT)[17]，全般的心理的健康度については General Health Questionnaire(GHQ)[86]などがあります．また初診時に評価スケールを実施していなくて，回復の状態を評価するスケールとしては，DSM-IV の Global Assessment Function(GAF)[11]で示したり，Global Clinical Scale(GCS)[72]で評価することもできます．

〈鈴木健二〉

# 17-4 総合的治療効果判定

## A はじめに

　摂食障害の総合的治療効果判定には，極めて複雑な要素が含まれます．内科などの多くの疾患は，それぞれの疾患特有の主たる症状や数値化された検査成績，画像所見などがあ

り，それらの症状，数値，画像所見の変化を捉えていけば，単純に治療の効果を知ることができます．しかし，摂食障害では経過中にさまざまな病相（病気のphase）の変化をともないます．通常は拒食で始まり過食に至ります．各phaseにより特有な症状がみられ，治療中に新たな症状が次々と出現しますが，そのような現象は摂食障害の治療経過中にはよくみられることです．拒食の患者が治療により病識を得て食べ始め，そして過食に至ったとき，それをどのように評価するかは難しいことです．

また，ドロップアウトの多いことも本症の特徴の1つであり，多くは治療者に失望したり，治療拒否の姿勢を改善できなかったりという，いわば治療の失敗例が多く含まれているのですが，治療統計からは外されていることも問題です．現在のところ摂食障害の総合的治療効果判定基準はつくられていません．短期的な治療効果判定については，前項で具体的に述べられていますので，本項ではこの疾患の特殊性を考慮しつつ，これからの効果判定基準ガイドライン作成に向けて，治療効果をどのように判定したらよいか，問題点をあげて述べてみます．

## B ANRについて

病識のない未治療のANRに対する治療効果の判定に関しては，病識の有無，痩せ願望の程度，ボディイメージの障害，食事摂取量，食事内容の偏り，体重，身体的臨床所見，内科的臨床検査成績，月経再来などがチェック項目としてあげられます．摂食に関連した項目については，第17章-2で紹介されているEating Attitude Test（EAT）などを利用するとよいでしょう．

病識のない未治療のANRは通常精神的に落ち着いており，BNにみられるような精神症状は表面には現れていません．食事を摂取するようになると，不安，落ち込み，強迫症状，依存，甘えなど治療前にはみられなかった新たな症状が出現します．これらを単純に病状の悪化と評価することは適当ではないでしょう．しかし，これらの病状の変化をnatural courseとして無視し評価から外すわけにもいかないでしょう．治療効果の判定をどのくらいの期間を設けて行うかが重要になってきます．

入院治療など比較的短期間の治療に対する効果判定としては，身体面の変化がしばしば用いられていますが，体重が増加して退院した患者の中には，長期的にみて遷延性の摂食障害になったり，うつ傾向から自殺により死亡する例も少なからずあり，治療効果の判定は少なくとも数年以上のフォローアップ期間を設けるべきでしょう．摂食障害では，最初から最後までANRで終始する例がみられますので，そのような症例では前項で述べられた身体的回復，精神的回復，行動面での回復基準を利用するとよいでしょう．

phaseがANRからBNに移行したときの治療効果判定に必要なのはANRとBNの重症度の互換性ですが，これは極めて難解であり不可能に近いことがらですから，これをどのように扱うかは今後学会レベルで議論を尽くすべきことといえるでしょう．

## C ANBP および BN について

　病型が ANR から ANBP や BN に変化した場合には，その後は比較的 phase の移行が少ないことから，本症患者にみられる特徴的な症状の変化を追うことにより治療効果を判定することが可能です．その場合でも，本疾患に対する治療効果を判定する場合には，常に身体面，精神・心理面，そして行動面の3方向から同時に総合的に判定すべきと思われます．

　身体面では ANBP では体重，月経の有無，電解質異常などが主たる対象となりますが，精神心理面や行動面の評価が重要な評価項目となります．AN も BN も全経過を通して痩せ願望・肥満嫌悪が継続して存在し，本疾患の本質的な意味合いをもっておりますが，その明確な数量的評価方法は見当たりません．EAT，EAT26 を活用するとよいでしょう．

　精神・心理面では，前項で詳細に述べられていますが，精神疾患の併存症の有無も詳細に検討することが重要です．併存症は本疾患の治癒過程に現れる症状と捉えることもできますので，その症状の変化を治療効果判定に加えることは重要と考えられます．行動面については，第17章-2,3で述べられているような自己記入式質問票を適宜使うことがすすめられます．BNNP ではひきこもりが症状として強く表面化しますので，行動面の評価が重要になります．ANBP，BN では対人関係，ソーシャルスキルの向上が最も重要な判定項目となりますが，反社会的行動の有無，結婚例では配偶者との関係，子育ての実行可否，姑などの親戚縁者との対人関係も治療効果の判定基準に加えられるべきでしょう．

## D おわりに

　総合的にみた本症の改善は，身体的改善，食行動の改善，精神症状の改善，併存症の有無，問題行動の有無，社会適応・対人関係の改善，アルコール・薬物などへの依存の有無，自殺企図など多方面にわたります．Garfinkel の Global Clinical Score では，病状の改善度をスケールにして点数化をはかっていますが，やはり項目数が少なく十分とはいえません．しかし，このような score を基に項目を拡張して，わが国の治療効果判定基準を作成することは意義深いことと思います．

　体重に対するこだわりとともに，本症の回復過程で大変重要なこととして年齢相当の社会適応，対人関係の改善があります．進学，就職，結婚，妊娠，育児なども含めて，社会で年齢相当の認識をもって活動できているかどうかが最終的な治癒への評価となるでしょう．このような総合的治療効果判定の基準は，次章の転帰調査の判定基準とも整合性がとれていなければなりません．具体的な総合的効果判定基準の作成が今後の課題でもあります．

〔鈴木裕也〕

## D. 治療効果判定，転帰，予防

# 18 転帰

## 18-1 転帰調査の治癒判定基準

### A はじめに

　　摂食障害は，その多くが軽快と再発の起伏を伴う慢性の経過をとる疾患で，時に死の転帰をとることがあります．そのため近年，欧米諸国において本症の転帰調査が報告されています．しかし，その方法と結果については多くの問題点が指摘されています．一方，わが国では本症の長期的転帰に関する報告は少数です．**表18-1**は転帰調査に関する用語の説明です[158]．

### B 転帰調査結果に幅のある理由

　　神経性食欲不振症(AN)の回復率はHerzogの総説[103]によると，4年以上の治療後で17〜77％，Steinhausenの総説[312]によると，119の調査研究で0〜92％と調査によって大きな差異があります．その原因として，①調査対象，②転帰基準，③調査期間の問題点が指摘されています[103, 158, 312]．

#### 1 調査対象の多様性

　　対象が小児か成人かなど，サンプルの特徴が調査により必ずしも同じではありません．また，認知行動療法か家族療法かなど，治療プログラムが調査により必ずしも同じではありません．

#### 2 回復の基準の多様性

　　回復の基準と評価方法が調査により必ずしも同じではありません．たとえばANの回復(recovery)基準としては，現在①身体的評価(体重と月経)[198]，②診断基準の全ての項目を，ある一定期間有さない[39, 40]，③身体面，心理面，行動面で適応できている[39, 40]，④症状再発の危険性が一般市民と同程度になっている[22, 104, 209]，の4項目があげられています．基準項目が①②③④の順に時代とともに追加されてきました[22, 39, 40, 104, 198, 209]．
　　一方，神経性過食症(BN)については，診断基準そのものが1980年作成のDSM-Ⅲと1987年作成のDSM-Ⅲ-R以降では大いに異なるため，転帰調査は容易でありません[142]．

表 18-1 転帰調査に関する用語の説明

| 用語 | 解説 |
|---|---|
| エピソード（episode） | 症状が X 日より長く続いている期間 |
| 部分寛解（partial remission） | 症状が部分的に残っている期間 |
| 完全寛解（full remission） | 無症状の続いている期間が Y 日以上，Z 日以下 |
| 回復（recovery） | 完全に無症状の続いている期間が Z 日以上 |
| 再発（relapse） | 寛解の期間中に全症状が再発する |
| 再発（recurrence） | 回復の後，病気のエピソードが新たに出現する |
| 治療反応（response to treatment） | 治療に関連して，臨床的に基準値より有意に変化するか，一定の大きさの変化がある |
| 粗死亡率（death rate） | ある期間の全死亡者数をその期間の観察集団の人口で割ったもの |
| 年齢調整死亡率 | 観察集団の年齢構成，性別の影響を調整した死亡率．以前は標準化死亡率といった． |

X, Y, Z：具体的な日数については意見の分かれるところ．
再発：異なる英語に同じ再発という日本語訳が用いられている．

表 18-2 摂食障害の転帰に関する基準の報告例

| 報告者 | 報告年 | 転帰 | 体重 | 月経 | 食行動 | 心理面 | 期間 |
|---|---|---|---|---|---|---|---|
| Morgan と Russell* | 1975 | 良好 | IBW ≧ 85% | 正常 | むちゃ食いなし | 不問 | 6 か月 |
| Herzog et al | 1993 | 部分寛解 | IBW ≧ 90% | 改善 | 症状改善（PSR 3〜4） | 症状改善（PSR 3〜4） | 8 週 |
| | | 回復 | IBW ≧ 95% | 正常 | 症状なし（PSR 1〜2） | 症状なし（PSR 1〜2） | 8 週 |
| Pike* | 1998 | 寛解 | IBW ≧ 90%  BMI > 20 | 正常 | むちゃ食いなし  排出行動なし | 心理測定（EDE など）の RCI が 1.96 以上 | |
| DSM-IV 診断基準* | 2000 | 寛解 | IBW ≧ 85% | 正常 | 不問 | EDE 正常の 2 SD 以内 | |
| 中井ら | 2001 | 良好 | BMI > 17.5 | 正常 | 食事制限　0/週  むちゃ食い　0/週  排出行動　0/週 | 肥満恐怖なし  体重や体型の認知異常なし  対人関係異常なし  社会関係異常なし  問題行動なし | 3 か月 |
| Kordy et al | 2002 | 部分寛解 | BMI > 17.5* | 不問 | むちゃ食い　0〜1/週  排出行動　0〜1/週 | 体重増加恐怖　不問 | 1 か月 |
| | | 完全寛解 | BMI > 19* | 不問 | むちゃ食いなし | 体重増加恐怖　病的でない | 3 か月 |
| | | 回復 | BMI > 19* | 不問 | 排出行動なし | 体重増加恐怖　病的でない | 12 か月 |
| Couturier と Lock* | 2006 | 寛解 | IBW ≧ 85% | 不問 | EDE の 4 つの下位尺度が正常の 1〜2 SD 以内 | | |
| Bardone-Cone et al | 2011 | 部分回復 | BMI ≧ 18.5 | 不問 | 食事制限　0/週  むちゃ食い　0/週  排出行動　0/週 | EDE-Q の 4 つの下位尺度の 1 つ以上が正常の 1SD 以上 | 3 か月 |
| | | 完全回復 | BMI ≧ 18.5 | 不問 | 食事制限　0/週  むちゃ食い　0/週  排出行動　0/週 | EDE-Q の 4 つの下位尺度が正常の 1SD 以内 | 3 か月 |

*：AN だけを対象
IBW：標準体重，BMI：体格指数，AN：神経性食欲不振症，EDE：摂食障害評価法，RCI：信頼変化指数，Q：質問紙法，SD：標準偏差，PSR：精神状態尺度（表 18-3 参照）

表 18-3　摂食障害の精神状態尺度（PSR）

| 疾患名 | コード | 転帰 | 基準 |
|---|---|---|---|
| 神経性食欲不振症（AN） | 6 | 重症の AN | AN の診断基準に合致，IBW の 75％以下，重篤な機能障害がある（入院を要するなど） |
| | 5 | AN | AN の診断基準に合致，重篤な機能障害はない |
| | 4 | 部分的 AN | AN の診断基準に合致しないが，AN の明らかな症状がある（病的肥満恐怖や体重減少） |
| | 3 | 部分寛解 | AN に比し精神病理は軽く，機能障害もわずかだが，AN の徴候は有している（肥満恐怖など） |
| | 2 | 寛解 | AN の診断基準は有さず，体重も IBW の 95％以内だが，食べ物や体重のことを多くの時間考えている |
| | 1 | 回復 | 体重は正常範囲内で月経は回復し，AN の徴候は全くない |
| 神経性過食症（BN） | 6 | 重症の BN | BN の診断基準に合致，重篤な機能障害がある（食行動異常のため仕事につけず在宅している） |
| | 5 | BN | BN の診断基準に合致，重篤な機能障害はない |
| | 4 | 部分的 BN | BN の診断基準に合致しないが，BN に特有の障害は有している（むちゃ食いと排出行動はあるが，週 2 回以内など） |
| | 3 | 部分寛解 | BN に比し精神病理は軽い（むちゃ食いは月に 1～2 回で排出行動はない） |
| | 2 | 寛解 | BN の診断基準は有さないが，むちゃ食い衝動と戦っている |
| | 1 | 回復 | BN の徴候は全くなく，むちゃ食いや排出行動への衝動もない |

IBW: 標準体重
(Herzog DB, et al: Patterns and predictors of recovery in anorexia nervosa and bulimia nervosa. J Am Acad Child Adolesc Psychiatry 32: 835-842, 1993 より引用改変)

最近では AN と BN，どちらにも使用可能な転帰調査票が作成されています[22,104,209]．

### 3 調査期間の多様性

回復維持期間については 8 週間～12 か月と調査により大きく異なります．また，治療開始何年後の調査かはさまざまです．年数が長いほど転帰結果は良いようです[103,312]．身体的回復には 57 か月，心理的回復には 79 か月を要するとの報告があります[39,40]．

## c 摂食障害の転帰に関する基準

国際的によく用いられているものと，筆者の基準を表 18-2 に示しました．Morgan と Russell の原著[198]には心理面の評価基準も記載されていますが，実際には表 18-1 の項目が用いられています．Pike の基準は厳しすぎて実際的ではありません[39]．Herzog らが 1993 年に提唱した精神状態尺度（PSR）が AN，BN ともに標準的基準尺度として現在よく用いられています[104]（表 18-3）．

心理面の評価には，摂食障害評価法（EDE）あるいはその質問紙法（EDE-Q）が欧米では用いられています．年齢差，民族差などを考慮した正常者平均値の設定が今後の課題です[22,39]．

筆者らが作成した日本の基準には身体症状，食行動，心理面に加えて社会関係や対人関係を含んでいます[209]（表 18-4）．欧米の基準では社会関係は含んでいません[22,142]．

**表 18-4 個人調査表の抜粋と回復の基準**

| | | 初診時 | 調査時 | 回復の基準 |
|---|---|---|---|---|
| 摂食障害分類[1)] | | | | 正常* |
| 身　　長(cm) | | | | BMI 17.5 kg/m² 以上 |
| 体　　重(kg) | | | | |
| 月　　経[2)] | | 1　2　3　4 | 1　2　3　4 | 正常 |
| 身体像障害[3)] | | 1　2　3　4 | 1　2　3　4 | なし |
| 食行動 | 食事制限[4)] | 1　2　3　4 | 1　2　3　4 | なし |
| | むちゃ食い[4)] | 1　2　3　4 | 1　2　3　4 | なし |
| | 嘔　　吐[4)] | 1　2　3　4 | 1　2　3　4 | なし |
| | 他(　　)[5)] | 1　2　3　4 | 1　2　3　4 | なし |
| 対人関係 | 親に過度の依存[6)] | 1　2　3　4　5 | 1　2　3　4　5 | 正常 |
| | 親と不適合[6)] | 1　2　3　4　5 | 1　2　3　4　5 | 正常 |
| | 親以外の家族[7)] | 1　2　3　4　5 | 1　2　3　4　5 | 正常 |
| | 家族以外[7)] | 1　2　3　4　5 | 1　2　3　4　5 | 正常 |
| 社会関係 | 出席(勤)状況[7)] | 1　2　3　4　5 | 1　2　3　4　5 | 正常 |
| | 結婚生活[7)] | 1　2　3　4　5 | 1　2　3　4　5 | (正常) |
| | 社会適応 | 1　2　3　4　5 | 1　2　3　4　5 | 正常 |
| 問題行動[8)] | | | | なし |
| comorbidity[9)] | | | | 併記する |

*：回復の基準が3か月以上持続している．comorbidityは回復の基準に含まない．
その他の調査事項：性別，生年月日，調査日，調査方法，調査対象者，発症時期，初診時期，回復時期，入院歴，健康時体重，発症時体重，最小体重，最大体重
1)～9)参考事項に記載

参考事項

1) 摂食障害分類には摂食障害の診断を以下の診断基準に従って記載する．
   (1) 神経性食欲不振症(AN)と神経性過食症(BN)の診断はDSM-Ⅳの診断基準に準拠する．ANRはAN制限型，ANBPはANむちゃ食い／排出型，BNPはBN排出型，BNNPはBN非排出型である．
   (2) 特定不能の摂食障害(EDNOS)はDSM-Ⅳ診断基準を次のように修正する．① partial ANRとpartial ANBPはAN診断基準のA～Dのどれが欠けているかを特定する．② partial BNPとpartial BNNPはBN診断基準のA～Eのどれが欠けているかを特定する．③ binge eating disorder(BED)はDSM-Ⅳの研究用基準案を用いる．④その他は食行動異常を記載する．
   (3) 体格指数が17.5 kg/m²以上で，月経があり，食行動異常，身体像異常，問題行動がともになく，対人関係，社会関係がともに良好な状態を3か月以上継続した場合を正常(N)とする．Nで他疾患(例えばうつ病性障害)を有する場合は，Nに他疾患を併記する．
   (1) 死亡した場合には死亡と記載し，死因を併記する．
   (2) 不明の場合には不明と記載する．
2) 月経　1. 順調，2. 不順，3. なし，4. 男性または不明
3) 身体像障害　1. なし，2. 1と3以外，3. 自己評価が体型および体重の影響を過剰に受けている，4. 不明
4) 食行動異常　1. なし，2. 1と3以外，3. 週2回3か月以上，4. 不明
5) その他のパージング(下剤，利尿薬，痩せ薬などの乱用，IDDMのインスリン注射を怠るなど)や食行動異常(チューイング，だらだら食いなど)があれば具体的に記載する．
6) 対人関係：親に過度の依存，親と不適合　1. なし，2. 時々，3. 概ね，4. 常に，5. 不明
7) 対人関係：親以外の家族と家族以外および社会関係　1. 良好，2. おおむね良好，3. あまり良くない，4. 悪い，5. 不明(就学，就職，結婚をしていない場合を含む)
8) 摂食障害関連の問題行動があれば，その番号を列記する．0. なし，1. 自殺念慮または企図，2. 自傷行為，3. 万引き，4. 衝動買い，5. 家庭内暴力，6. 不登校，7. ひきこもり，8. 性的逸脱，9. その他(具体的に)，10. 不明
9) 関連する精神障害の合併comorbidityの番号とアルファベットを記載する．複数ある場合は全てを列記する(たとえば強迫性障害とアルコール依存を伴う場合は2e,3aと記入する)．comorbidityの診断基準はDSM-Ⅳに準拠する．その内容として
   0. なし
   1. 気分障害(a. うつ病性障害，b. 双極性障害，c. その他)
   2. 不安障害(a. パニック障害，b. 広場恐怖，c. 特定の恐怖症，d. 社会恐怖，e. 強迫性障害，f. 外傷後ストレス障害，g. 全般性不安障害，h. その他)
   3. 物質関連障害(a. アルコール関連障害，b. 精神活性物質関連障害，c. その他)
   4. 身体表現性障害(a. 身体化障害，b. 身体醜形障害，c. その他)
   5. 解離性障害(a. 解離性同一性障害，b. 離人症性障害，c. その他)
   6. 人格障害(a. A群，b. B群，c. C群)
   7. その他(具体的に：たとえば適応障害など)
   8. 不明

## D 死亡率について

日本の摂食障害の論文では通常，死亡率の計算は死亡者数を観察母集団人数で割った百分率（％）で表現しています．しかし，摂食障害は発症時10～30歳の女性が9割を占めています．従って，欧米の論文では年齢構成，性別の影響を調整した年齢調整死亡率（標準化死亡率）が用いられています（表18-1）（第18章-2参照）．

（中井義勝）

# 18-2 転帰調査結果

## A はじめに

欧米諸国では摂食障害の転帰調査が数多く報告されていますが，その方法と結果については多くの問題点が指摘されています（第18章-1参照）．一方日本では長期的転帰に関する報告は少数です．

## B 日本の転帰調査報告

表18-5はわが国で報告された転帰調査結果です．欧米諸国の転帰調査結果は，調査間で大きな差異があります．その原因として，①調査対象，②転帰基準，③追跡期間，が問題点に取り上げられています．ここでは，この3点を中心に各報告を解説します．

### 1 厚生省研究班の調査報告

1983年に，厚生省の研究班でANの実態調査が実施されたときに，転帰調査も行われました．その後1999年に同研究班で，AN患者とBN患者を対象に調査が行われました[316]．いずれも転帰基準はなく追跡期間も不明です[261]（表18-5）．

一方，末松らは1985年に36の大学病院を受診した患者224人について転帰調査を行い，143人から回答を得ました．35人がANで108人は非典型例でした．体重，食行動，月経，精神症状に基づいて，主治医が転帰を評価しました．ANのほうが非典型例に比し転帰が不良でした[317]（表18-5）．

### 2 田中らの調査報告

田中らはANの入院患者を対象に，MorganとRussellの調査票に食行動異常を加味したRatnasuriyaらの変法を用いた転帰調査を報告しました[354]（表18-5）．その後，彼らは

表18-5 わが国における摂食障害の転帰調査

| 報告者 | 年度(年) | 転帰基準 | 調査対象 施設数 | 調査対象 入院外来 | 調査対象 病型 | 調査対象 総数(人) | 初診から調査までの期間 | 転帰(%)[c] 回復 | 部分回復 | 不良 | 死亡 |
|---|---|---|---|---|---|---|---|---|---|---|---|
| 末松ら | 1983 | 主治医 | 315 | 両方 | AN | 806 | 不明 | 17 | 55 | 26 | 2 |
| 末松ら | 1985 | 主治医に質問表 | 36 | 両方 | AN | 35 | 3年以上 | 26 | 51 | 14 | 9 |
| | | | | | 非典型[b] | 108 | | 35 | 47 | 13 | 5 |
| 大野ら | 1999 | 主治医 | 2,119 | 両方 | AN | 1,000 | 不明 | 52.4 | | 46.3 | 0.6 |
| | | | | | BN | 844 | | 41.9 | | 56.0 | 0.1 |
| 田中ら | 2001 | Ratnasuriya | 1 | 入院 | AN | 61 | 8年 | 51 | 13 | 25 | 11 |
| 中井ら | 2001 | 中井ら | 1(4)[a] | 両方 | ANR | 96 | 4～10年 | 63 | 21 | 12 | 3 |
| | | | | | ANBP | 40 | | 28 | 5 | 39 | 28 |
| | | | | | BNP | 56 | | 55 | 16 | 27 | 2 |
| | | | | | BNNP | 30 | | 63 | 17 | 13 | 7 |
| 建部ら | 2002 | 中井ら | 1 | 入院 | ANR | 33 | 4～10年 | 64 | 21 | 12 | 3 |
| | | | | | ANBP | 18 | | 44 | 17 | 22 | 17 |
| | | | | | BN | 14 | | 43 | 7 | 43 | 7 |
| 武田ら | 2002 | 中井ら | 1 | 入院 | Aなし | 70 | 平均4.6年 | 27 | 27 | 43 | 3 |
| | | | | | Aあり | 32 | | 28 | 9 | 38 | 25 |
| 田中ら | 2003 | Ratnasuriya | 1 | 入院 | ANR | 13 | 1～3年 | 39 | 8 | 54 | 0 |
| | | | | | ANBP | 10 | | 0 | 10 | 70 | 20 |
| | | | | | ANR | 10 | 3～5年 | 30 | 30 | 40 | 0 |
| | | | | | ANBP | 8 | | 25 | 13 | 38 | 25 |
| | | | | | ANR | 21 | 5年以上 | 52 | 19 | 24 | 5 |
| | | | | | ANBP | 28 | | 57 | 4 | 25 | 14 |
| 中井ら | 2003 | 中井ら | 6(9)[a] | 両方 | ANR | 205 | 4～11年 | 62 | 19 | 16 | 3 |
| | | | | | ANBP | 105 | | 36 | 8 | 38 | 18 |
| | | | | | BNP | 110 | | 48 | 17 | 30 | 5 |
| | | | | | BNNP | 43 | | 64 | 14 | 18 | 4 |
| | | | | | EDNOS | 14 | | 50 | 38 | 6 | 6 |

a：1人の医師が4施設で診療を行った．b：80％以下の低体重が3か月以上で身体的，精神的疾患なし．c：転帰の回復，部分回復，不良の定義は各調査により異なるので，その比較には注意を要する．AN：神経性食欲不振症，BN：神経性過食症，EDNOS：特定不能の摂食障害，R：制限型，BP：むちゃ食い/排出型，P：排出型，NP：非排出型，A：アルコール依存症

ANの病型別に転帰を検討したところ，ANRは1～3年目で39％が，5年以上では52％が回復していました．一方，ANBPは1～3年目では回復が0％ですが，5年以上では57％でした[355]．

## 3 中井らの転帰調査票による調査報告

2000年に厚生省精神・神経疾患研究委託費「摂食障害の治療状況・予後等に関する調査研究班」の予後調査グループで転帰調査票を作成し，これに基づいて直接面接および電話で半構造化面接方式による転帰調査が行われました[209, 217, 335, 358]．

初診時，経過中最悪化時，転帰調査時の身長，体重に加えて月経，食行動異常（食事制限，

むちゃ食い，嘔吐，その他），身体像の障害の有無とその程度を4段階評価しました．加えて対人関係（親に過度の依存，親と不適合，親以外の家族，家族以外）と社会関係（出席状況，結婚生活，社会適応）の程度を5段階評価しました[209]（第18章-1の表18-4 参照）．

体格指数（BMI）が17.5 kg/m² 以上で，月経があり，食行動異常，身体像異常，行動の障害がともになく，対人関係，社会関係がともに良好な状態を3か月以上継続した場合を回復と定義しました．併存症（comorbidity）を有する場合はそれを併記しました．死亡例についてはその死因を記載しました[209]．

この調査票に基づいて，中井ら[209]と建部ら[358]からANとBNを対象に追跡期間4〜10年についての転帰調査結果が報告されました（表18-5）．両調査ともANRに比し，ANBPの転帰が不良でした．

一方，武田ら[335]は，アルコール依存症を有する摂食障害と有さない摂食障害の転帰を比較しました．その結果，死亡率がアルコール依存症を有さない摂食障害は3%に対し，アルコール依存症を有する摂食障害は25%でした（表18-5）．

これら3施設を含めた全国の6施設すなわち，九州の2施設，近畿の1施設，関東の3施設（精神科3施設，心療内科2施設，一般内科1施設）の患者477例の転帰調査結果が報告されました[217]．摂食障害全体としては回復53%，部分回復16%，摂食障害24%，死亡7%でした．初診時の摂食障害病型別にみた転帰調査結果を表18-5に示しました．死亡者数は34例で，ANが25例，BNが8例，EDNOSが1例でした．ANの死因は病死（心停止，多臓器不全など）が多く，BNの死因は自殺でした．年齢調整死亡率はANで27.8，BNで8.9と欧米と類似した数値でした．本調査は後向き調査であることを除けば，調査対象，調査方法，調査期間いずれも欧米の転帰調査と比べて遜色のないものでした．

ほぼ同じ方法で1999年米国のボストンで実施されたHerzogら[105]の転帰調査結果と比較しました．彼らは246例の摂食障害患者につき7年後に転帰調査を行ったところANR 34%，ANBP 32%，BN 73%が回復していました．ANRは日本のほうが良い成績ですが，BNは米国のほうが良い成績でした．

## 4 単一の治療法による転帰調査結果

日本の摂食障害の治療は支持的精神療法を中心に，治療者独自の治療法を組み合わせて行われてきました．最近，日本でも欧米のように単一の治療法を実施した転帰調査結果が報告されるようになりました．先述の武田ら[335]は集団療法を用いています（第12章-1 参照）．水島ら[196]は対人関係療法の有効性を検討し，治療終結時点で寛解率40%と報告しています（第7章-7 参照）．雨宮ら[6]は行動制限を用いた認知行動療法の予後調査を報告しています（第8章-4 参照）．

## 5 予後予測因子について

中井ら[212]は予後予測因子を検討したところ，ANは初診時年齢が高い，罹病期間が長い，最小BMIが小さい，むちゃ食い，嘔吐，対人関係不良，社会適応不良，併存症や行動障害を有することが負の予測因子でした．一方，BNは社会適応不良，併存症や行動障害を

有することが負の予測因子でした．このように摂食障害の予後には，身体所見や食行動に加えて，対人関係，社会関係，併存症や行動障害の有無も関連しています．また中井ら[215]は，摂食障害調査票（EDI）の予後評価に対する有用性を検討しました．多変量解析の結果，初診時に実施したEDIの無力感と過食がANの予後評価に有用であることがわかりました．

一方，田中ら[354]はANの予後予測因子は遅発発症と最小BMIと報告しています．また，全国6施設の転帰調査結果では，初診年齢，罹病期間，最小BMI，排出行動，併存症と行動の障害が予後と関連していました[217]．

## c 欧米の転帰調査報告

欧米の転帰調査報告は枚挙にいとまない状況ですが，その方法と結果については多くの問題点が指摘されています．ここでは，KeelとBrownが2010年に発表した総説を紹介します[144]．2004～2009年に発表された26の論文に基づく総説です．

### 1 AN について

ANの寛解率は追跡期間と関連がありました．寛解率は2.5年で29％，8年で68％，16年で84％でした．経過中BNに移行するよりANにとどまる患者のほうが多く，調査時なおANであった率は一般診療所受診患者の9年後で2％，専門入院センター受診患者の12年後で18％でした．5年以上経過で慢性ANといえます．粗死亡率は0～8％で，追跡平均11年で2.8％でした．以前の調査より死亡率は減少していました．

予後予測因子は数多くありますが，異なる調査をこえて信頼できる負の予測因子として，治療開始までの罹病期間，長期の治療期間，入院治療の必要性があげられます．また，再発予測因子として低い希望体重，EDIの低スコアおよび一般診療所での治療（専門施設と比較して）があげられます．

### 2 BN について

ANと同様にBNの寛解率も追跡期間に関連しました．寛解率は1年後で27～28％，10年後で70％以上でした．調査時なおBNであった率は4年後で14％，12～20年後で11％でした．粗死亡率は0～2％（平均0.4％）で以前の調査と同じでした．

予後予測因子として，異なる調査をこえて信頼できる負の予測因子として精神疾患の併存，精神症状の重症度，回避性パーソナリティ障害，アルコール乱用の家族歴があげられます．再発予測因子として治療の動機づけの低さ，入院治療の必要性があげられます．

〈中井義勝〉

## 18-3 予後と併存症

### A はじめに

　　精神科領域で操作的診断基準という病因を考慮せず，症状面だけで診断を行うようになって摂食障害が多くの他の精神障害（これをI軸障害といいます）やパーソナリティ障害を併存することが明らかになりました．しかし病因を考慮しないため，多くの依存症を有していることがわかってもどれほど本質的な問題につながるのか判然としません．それは予後との関連の研究でも同様です．これまで多くの予後研究がなされてきましたが，併存症に関しても一致した予後良好・不良因子は見出されていないのが現状です．

### B 他の精神障害の併存との関連

#### 1 診断

　　併存症を認める操作的診断基準が導入されてわずか30年しかたっていないため，追跡調査の開始時に，あらかじめ併存症を半構造化面接という，より厳密な診断方法で評価を行ったうえで行った研究は数少ないのが現状です．さらにやっかいないことに，操作的診断基準は10年弱程度の期間ごとに改訂がなされ，どの版の診断基準を使用するかによって結果が異なってしまいます．また，半構造化面接を用いて診断を行っても，摂食障害の影響なのか，それとは独立した精神障害であるのかわかりません．

#### 2 追跡調査時の併存率

　　追跡調査時に併存症を検討したところ気分障害を平均24%（2~67%），不安障害を平均26%（4~61%），強迫性障害を平均12%（0~23%）の対象者が併存していたと報告されています[313]．また，多くの研究では予後不良な症例では，より多くの併存症を有していたと報告されています．

#### 3 予後関連因子としての併存症

　　併存症を有する症例のほうが予後が不良なようですが，気分障害，不安障害，物質使用障害といった各種の併存症のうち，どの併存症を有していれば予後が不良であるかは判然としません[144, 212, 313]．そして，ANでは併存症との関係を指摘する研究はほとんどありませんが，BNでは，気分障害，不安障害，物質使用障害の併存が予後不良の危険因子であったとの報告が数少ないながらあります[144, 313]．たとえば，FichterとQuadflieg[61]はBNP 196例を12年にわたり追跡調査した結果，70.1%は摂食障害の診断基準に合致しない状態となっていました．精神科併存症の存在が最も安定した（2年後，6年後，12年後で一致

した)予後不良因子でしたが,どの併存症と予後の間に有意な関連があるのかは分析されていません.一方で摂食障害がアルコール依存症を併存すると追跡調査時の死亡率は有意に高くなると報告されております(27.7% vs 3.5%)[323].しかし,アルコール依存症は身体をむしばむ障害ですから,悲惨な結末が摂食障害の影響なのか,アルコール依存症の結果なのかはさらなる検討が必要です.このように,BN では併存症がある程度,予後に関連する可能性があるものの結果が一定せず,摂食障害(混乱した食事行動や半飢餓)の結果なのか予後不良因子であるのか,さらには対象者の偏りによるのか判然としていないのが現状です.

## c パーソナリティ障害

精神障害に比べると,パーソナリティ障害のほうが予後との関連が明らかなようです.

### 1 強迫性パーソナリティ障害

AN の病前からの性格傾向としての頑固さや完全主義傾向は操作的診断基準が導入される前から指摘されてきました.操作的診断基準の導入に従って,それらは強迫性パーソナリティ障害の症状の一部となりました.

AN において,強迫性パーソナリティ障害の併存が予後不良の危険因子であるとの研究が複数あり,無関係との報告も相当数あるものの,予後良好との報告はありません[313].従って,予後不良の危険因子と考えて差し支えないでしょう.これは AN,特に ANR において何らかの共通の病因を有しているからなのかもしれません[167].

### 2 回避性パーソナリティ障害

最近のいくつかの研究では予後不良の危険因子であるかどうかは別として,摂食障害が軽快した後も長く続くパーソナリティ障害であることが確かなようです.

Vrabel ら[372]は,74 例の摂食障害患者を対象に,入院治療中,1,2,5 年後にパーソナリティ障害の有無を半構造化面接によって評価しました.その結果,最初は 78% に何らかのパーソナリティ障害を認めましたが,5 年後には 43% に減少しました.パーソナリティ障害と診断された率は時間とともに有意に低下し,寛解例ではパーソナリティ障害と診断された率が有意に低かったのですが,寛解後にも残ったパーソナリティ障害で最も高頻度であったのは回避性パーソナリティ障害でした.

Grilo ら[94]は,92 例の女性摂食障害(BN 23 例,EDNOS 69 例)を対象に 5 年間の追跡調査を行い,その 7〜8 割が寛解し,回避性パーソナリティ障害があると寛解が有意に遅れました.

Rowe ら[287]は BN を対象に回避性パーソナリティ障害併存 37 例,他のパーソナリティ障害併存 37 例,パーソナリティ障害を併存しない 60 例に分けて,治療後 1 年,3 年後の予後との関連を検討した結果,回避性パーソナリティ障害と 3 年後の抑うつ症状や社会心理的な機能と関連しましたが,摂食障害症状とは関連せず,摂食障害の改善や再発とも関

連しませんでした．

このように回避性パーソナリティ障害が摂食障害，特にBNの予後不良の危険因子である可能性はありますが[144]，それよりも摂食障害が寛解しても残存し，長く社会機能に支障をきたすことは確かなようで重要な点です．

### 3 境界性パーソナリティ障害

境界性パーソナリティ障害を併存する症例の治療的な難しさは異論のないところです．そして境界性パーソナリティ障害の症状があると摂食障害の予後が不良との指摘がありますが[313]，境界性パーソナリティ障害そのものとは別です．

たとえばZanariniら[391]は290例の境界性パーソナリティ障害と72例の他のパーソナリティ障害患者を2年ごとに10年にわたり追跡調査した結果，AN，BN，EDNOSと診断される率は両群ともに時間とともに減少しました．開始時では境界性パーソナリティ障害群では90％以上が何らかの摂食障害と診断され，21.7％がAN，24.1％がBN，28.3％がEDNOSと診断されましたが，10年後にはそれぞれ1.6％，1.6％，16.5％と低下し，摂食障害も寛解していきました．

このようなこれまでの予後調査の結果から考えて，境界性パーソナリティ障害を併存すると摂食障害が予後不良とは一概にいえないようです．

## D おわりに

併存症，特にパーソナリティ障害を有する摂食障害が治療的に困難を伴うことは異論がないでしょう．そして精神科を受診する摂食障害の過半数が何らかの併存症を有しており，併存症をもたない摂食障害のほうが稀です．治療開始時に境界性や演技性のパーソナリティ障害を併存した摂食障害患者を診るときには，摂食障害とパーソナリティ障害のどちらを診るべきか悩みます．そのとき，もしも自傷や自殺未遂が摂食障害より先行している場合は[204]，パーソナリティ障害の治療を優先すべきでしょうし，そうでない場合は摂食障害の治療をすべきでしょう．それと同様に回避性パーソナリティ障害を併存している場合は，それが摂食障害より先行して全般性の社交不安障害があるのか検討が必要ですし，その場合は社交不安障害の治療を優先すべきです．最も困るのが強迫性パーソナリティ障害です．これは上述の通り，強迫性パーソナリティ障害とAN，特にANRとは共通の病因を有している可能性があり[167]，目立たないがより重症な摂食障害である可能性があります．強化認知行動療法では完全主義も治療の対象となっていますが[59]，その応用を実際の臨床でも考慮する必要があります．

〈永田利彦〉

D. 治療効果判定，転帰，予防

# 19 予防

## 19-1 一次予防

摂食障害が増加する現代において，その予防活動が必要となっています．欧米では1989年頃から実施されていますが，わが国では本格的な取り組みはいまだなく，早急な実施が求められるところです．本項では，発症率を下げることを目的とする一次予防活動（primary prevention）について述べたいと思います．

### A 摂食障害のリスクファクター

予防活動を成功させるには，発症のリスクファクターやリスクグループを把握し，効率的な介入を行う必要があります．

摂食障害のリスクファクターとしては，**表19-1**のような要因が指摘されています．このうち特に重要なリスクファクターは，極端なダイエット行動，低い自己評価，ネガティブなボディイメージ，痩身理想の内面化，肥満恐怖，であるといわれています．

ただし，単一の要因によって発症するのではなく，多要因が相乗的に関連しあって発症に至ります．

### B 予防活動のターゲット

予防的介入活動には，地域などの広範な集団を対象として行う universal prevention と，リスクを有する集団を対象とする selective prevention，すでに徴候が出ている人々に行

表19-1 摂食障害のリスクファクター

| | | |
|---|---|---|
| ・極端なダイエット行動<br>・低い自己評価<br>・ネガティブなボディイメージ<br>・痩身理想の内面化<br>・肥満恐怖<br>・女性（心身の発達要因，女性性役割，スーパーウーマン志向）<br>・家族・対人関係の問題 | ・体重体型の調整が必要な仕事や趣味<br>・食事制限を要する疾患<br>・食品や栄養価への固執<br>・思春期の身体的変化<br>・発達課題の達成困難<br>・痩せ礼讃風潮などの社会文化的要因 | ・精神的要因（完璧主義，慢性不全感，性的虐待などの心的外傷，精神障害）<br>・身体的要因（肥満しやすさ，早熟，遺伝要因），家族の摂食障害や精神障害など |

表 19-2　予防活動のテーマ

| | |
|---|---|
| ・危険な体重調節法<br>・女性の痩せ願望の価値についての検討<br>・ダイエット志向などの社会文化的風潮への抵抗の仕方<br>・痩身と幸福の相関関係への錯覚<br>・摂食障害に関する知識<br>・摂食障害を招くリスクファクター<br>・摂食障害の長期的・短期的弊害<br>・むちゃ食いと排出行動 | ・ライフスキルの強化<br>・思春期発達とリスク<br>・物質乱用や嗜癖<br>・学業あるいは心理的・社会的・生物学的要請や課題<br>・自己同一性を確立するための不安<br>・思春期の問題解決策としての摂食障害<br>・思春期や成人期に向けての，ストレスマネージメント |

表 19-3　予防活動を成功させるための多様なプログラム

| | |
|---|---|
| ・メディアリテラシープログラム<br>・心理教育プログラム<br>・自己評価やボディイメージの改善プログラム | ・インターネットやCD-ROMによるプログラム<br>・家族(親)への予防プログラム<br>・栄養学的アプローチ　など |

う targeted prevention があります．

　摂食障害が急増した頃から，社会的啓発の必要性が認識されて，universal prevention が試行されるようになりました．次いで，発症のハイリスクグループを対象とした selective prevention が実施されるようになり，近年では発症の徴候がすでに出ている人々に対して行う targeted prevention がより効率的であると考えられています．

　なお，Levine ら[166]は，多少のリスクを有する人を含む大集団を対象とした universal-selective prevention と，ハイリスクで徴候を呈している人の小集団を対象とする selective-targeted prevention に分けて考えています．

## C　予防活動のテーマとプログラム

　予防活動のテーマとしては，表 19-2 のような項目があります．Stice ら[314]は，予防プログラムによって改善されやすい要因は，①正しい知識，②痩身理想の内面化，③身体不満，④ダイエット行動，⑤ネガティブな気分，⑥病的な食行動，⑦体格の改善，であると報告しています．

## D　予防活動の方法

　予防活動を成功させるために，多様なプログラムが試みられてきました(表 19-3)．

## E　有効な予防活動

　Stice ら[314]は，有効な成果がみられやすい介入方法を表 19-4 のようにまとめています．
　これに対して Levine ら[166]は，15 歳以下の小児にも予防教育を行うべきであり，体重調節の悪習慣がつく以前に教える必要があるとしています．つまり，小学最終学年から中

**表 19-4　有効な成果がみられやすい介入方法**

| | |
|---|---|
| ・universal よりも selected<br>・講義方式よりも対話方式<br>・1 回よりも複数回の実施<br>・対象者は 15 歳以上の若い女性（モチベーションが高いため）<br>・介入評価方法を導入したもの | ・受動的な心理教育だけでないプログラム<br>・ダイエットの害を警告するだけでなく具体的な健康教育を含む介入（たとえば自己評価の改善，ポジティブなボディイメージ，上手な適応規制，健康的な摂食，健康的な運動と体重維持） |

学一年頃に予防教育を行うと効果的であり，①食べ物やダイエットに関する知識が増える，②身体に対する態度が変化する，③痩身理想の内面化が軽減するなどの成果がみられる，④摂食障害の発症を抑制することができると述べています．その理由として，この年頃の女子は身体的変化を経験し，皮下脂肪の増加，月経の開始，乳房の増大が始まり，急激に変化する身体を受け入れることが困難になりやすいことをあげています．また，この年頃の女子は社会文化的な期待に過敏になって極端なダイエットに走りやすいため，予防教育が重要であるとしています．

Noordenbos[250]は，Stice や Levine らの意見を統合するものとして，2 段階の予防プログラムを提唱しています．そのプログラムの第 1 段階は，「あらゆる学童を対象とする一般的健康促進プログラム」であり，自己評価の向上，ポジティブなボディイメージ，健康的な摂食，健康的な運動と体重維持を促進することが目的です．第 2 段階は，「ネガティブなボディイメージや極端なダイエットなど，摂食障害の徴候を示している若者」を対象として実施し，テーマとしては，痩せ願望，ネガティブな自己像や身体像，病的ダイエットなどを取り上げます．

## F 中学・高校をベースとした予防活動

これまでの一次予防活動は学校ベースで実施されたものが多く，わが国でも主に学校の保健教育の一環として行われています．「健康教育」として実施されることが多く，健康的な摂食と運動習慣，思春期発達とリスクについて，ライフスキルの強化などを教えてダイエット思考（dieting mentality）を抑制します．「摂食障害の疾患教育」としては，摂食障害に関する知識，摂食障害を招くリスクファクター，危険な体重調節法などを取り上げます．単なる講義形式でなく，グループディスカッション，ロールプレイ，自己主張訓練などを組み入れて多面的な構成にすることが肝要です．

## G 大学キャンパスをベースとした予防活動

「大学は痩せを育む温床」といわれ，摂食障害が生じやすい場所です．女子大学生は，社会的自立の問題や，女性性役割やキャリア願望との葛藤が強くなり，食行動異常が起こりやすい時期にあたります．男子学生においても，下宿生活で摂食が乱れやすく，スポーツ活動のための極端な体重調節が増える時期です．大学の運動クラブではプロ並の成果が求

**表 19-5　予防活動の実施にあたって（まず「学内活動チーム」の結成から始める）**

1) 学内の人材を動員して活動チームを結成する→教職員，保健関係者，心理士，栄養士，体育指導者，図書館員，給食関係者，寮関係者，院生など．
2) 活動チームで学習・討議を行って校内体制を整える．チームの基本認識は，
   a. 活動の目的は体重増加への偏見，痩せ志向，極端なダイエットを減らすこと
   b. 摂食障害は重篤な病気であることを認識すること
   c. 摂食障害を複合的で多面的な障害として理解すること
   d. 職員や学生を，摂食障害に注目させること
   e. 対象は女性に限らず，多様な立場の人々に行うこと
   f. 摂食障害は治せる病気だという認識をもって，早期発見に尽力すること
3) チームの活動内容は，
   a. 校内で痩せを助長するもの（食堂や売店の低カロリー表示，痩せを煽る出版物など）をチェックし除去する
   b. 講義や集会，ポスター，学内メディアなどあらゆる機会を使って学生に教育する
   c. トレーニングされた学生や先輩によるピアカウンセリングを取り入れ，居場所をつくってグループ活動を行う
   d. 摂食障害の学生に対しては，治療機関との連携体制をつくる

**表 19-6　予防活動を行う際の留意点**

| | |
|---|---|
| ・痩せを礼讃する社会風潮や企業に抵抗する運動も必要<br>・広域な介入と活動者の情報交換が大切<br>・予防と治療的対応を組み合わせた統合的プログラムを充実する必要<br>・禁煙教育のように，あらゆる手段を使って繰り返し害を伝えること | ・長期的な合併症だけでなく短期的な弊害を強調すること，身近な成果（容姿の改善など）と結びつけて説明する方法が若者に適合する<br>・知識や態度だけでなく，"実際の行動がどう変化したか"を査定すること<br>・単回の活動だけでなく，時期を置いたブースターセッションも必要<br>・家族への啓発教育 |

められることがあり，アスリートの摂食障害が「運動依存症」というかたちで多発しています．近年では男子の摂食障害も少なくないので，男女両方を視野に入れた対策が必要です．

予防活動の実施にあたっては，まず，「学内活動チーム」の結成から始め，**表 19-5** の手順で進めます．

学校での予防活動は，学生がアクセスしやすく，初期対応が行いやすいというメリットがあります．ただし，予防活動を行う際には**表 19-6** の点に留意を要します．

## H　メディアに対する方法

摂食障害は社会文化的風潮と関連する病態（culture-bound syndrome）であり，有病率の増加にはマスメディアの影響が大きいといわれています．特に若い女性はテレビや雑誌などに強い関心をもち，強迫的に痩身願望をつのらせる傾向がみられています．たとえば小澤ら[265]は，女性誌の影響について調査し，被影響特性・痩身理想の内面化・自己像不満・痩せ願望が循環的関係を介して食行動異常に悪影響を及ぼすという結果を見出し，食行動異常の予防にはメディア曝露のコントロールが必要であると述べています．

若者がメディアにおける痩せ礼讃風潮に対抗できるようにするには，メディアを適切に読みとき使いこなすための，メディアリテラシープログラムが有効です．三井[189]は，体

型不満が高い女子大学生を対象としてメディアリテラシーと認知修正的技法を組み込んだ摂食障害予防プログラムを実施しています．ここでは，痩身の女性モデル写真と普通体型の女性モデル写真を数枚ずつ見比べ，「両タイプの写真を見た率直な気持ち」を振り返ってシートに記入し，メディアから伝えられる情報が自分の感情に及ぼす影響についてディスカッションするという方法をとっています．こうした介入の結果，受講者の痩せ願望，摂食障害傾向，過食，ダイエット行動に低減効果が認められ，7か月後の追跡調査時まで効果が持続したとのことです．

## I 職場での予防活動

　　摂食障害をもちながら勤務する女性は，病気のことを周囲に言えず，密かに過食嘔吐を続けることが多いものです．食事を伴う行事や会合に出席できず，同僚から孤立していく場合もよくあります．また，食行動異常や栄養障害から生じる心身の疲労で欠勤や早退が増え，退職に追い込まれることも少なくありません．摂食障害を病気として認識して，恥じらいなく治療や相談を受けるには，まずは摂食障害に対する社会のスティグマを減らすことが不可欠です．わが国では，まだまだ摂食障害への理解が乏しく，職場での対応も不十分なままになっています．ましてや，職場で予防的取り組みが行われることは滅多にありません．しかし，若い女性の多くが就業する今日においては，これは重要な課題であり，現在も社会的コストにも大きく影響を与えています．若い女性だけでなく，近年では発症年齢が高くなる傾向もあり，30〜40代のキャリアウーマンが燃え尽き状態で発症するケースが増えています．職場での予防活動は，今後の重要な課題だといえるでしょう．

## J 今後の留意点

1. 一次予防ではハイリスク集団にターゲットをあてたプログラムが効果的である．
2. 学校での予防教育が大切である．
3. 痩せを礼讃する社会風潮や，社会を動かす力をもつメディアクラシー，危険で過剰なダイエットビジネスなどに抵抗する運動も必要である．
4. 介入は十分な規模と対照群を有し，追試できる方法で実施されることが望ましい．また，介入の評価は知識や態度だけでなく，「実際の行動がどう変化したか」を査定する必要がある．
5. 予防活動や研究への資金支援がもっと検討されるべきである．
6. 男性のハイリスク集団(モデル，俳優，体操選手，レスラー，騎手，ランナーなど)にも予防的介入が必要である．
7. 一般の親や養育者を対象とした予防的教育が重要であり，そこでは摂食障害の知識を伝えるとともに，子どもの摂食異常の見つけ方や対応，専門家への相談の仕方，子どもに教える健康的な摂食，親の摂食や体重への態度がいかに子どもに影響するか，について指導するべきである．

8. わが国の実情に適した予防活動を探る必要がある
9. Levine ら[165]は，予防活動の原則として，①他人(them)の問題ではなく，われわれが生み出しているカルチャーを背景として生じている自分ら(us)の問題である，②心身社会の多面的な要因が関与するため，統合的な介入が必要である，③専門家，多様な職種の連携が必要，④予防は重要な科学的視点であり，社会的正義である，と述べている．

(生野照子)

# 19-2 二次予防

## A はじめに

摂食障害の死亡率は7％と高く，罹病期間が長いと予後が良くありません(第18章-2参照)．早期発見，早期治療が望まれます．しかし，摂食障害，特に神経性食欲不振症(AN)患者は，治療への抵抗感が強いことから，重篤な状態になっても医療機関を受診しないことが稀ではありません．摂食障害に陥りかけた人を早期に発見し重篤な障害に発展しないように予防することが二次予防です[224, 241, 379]．

1980年頃，日本でANが急激に増加したため厚生省の研究班が発足し，実態調査とともに中学・高校を対象としたANの二次予防が行われてきました(第2章-3参照)．しかし，その後，個人情報保護の重要性が強調される中，集団の中からハイリスク者を選び出すことは容易ではありません[224, 241, 379]．

## B 二次予防について

### 1 危険因子について

ある因子を有することで，疾患にかかる率が高くなる場合，その因子を危険因子(リスクファクター)といいます．危険因子が解明され，それを除去できれば予防対策が容易となります[224]．

摂食障害の成因については，多くの説が唱えられてきました．従って，危険因子も複雑多岐で予防対策も容易でありません．今日では，これらの説を全て含めた多因子モデルが提唱されています[224] (図 19-1)．

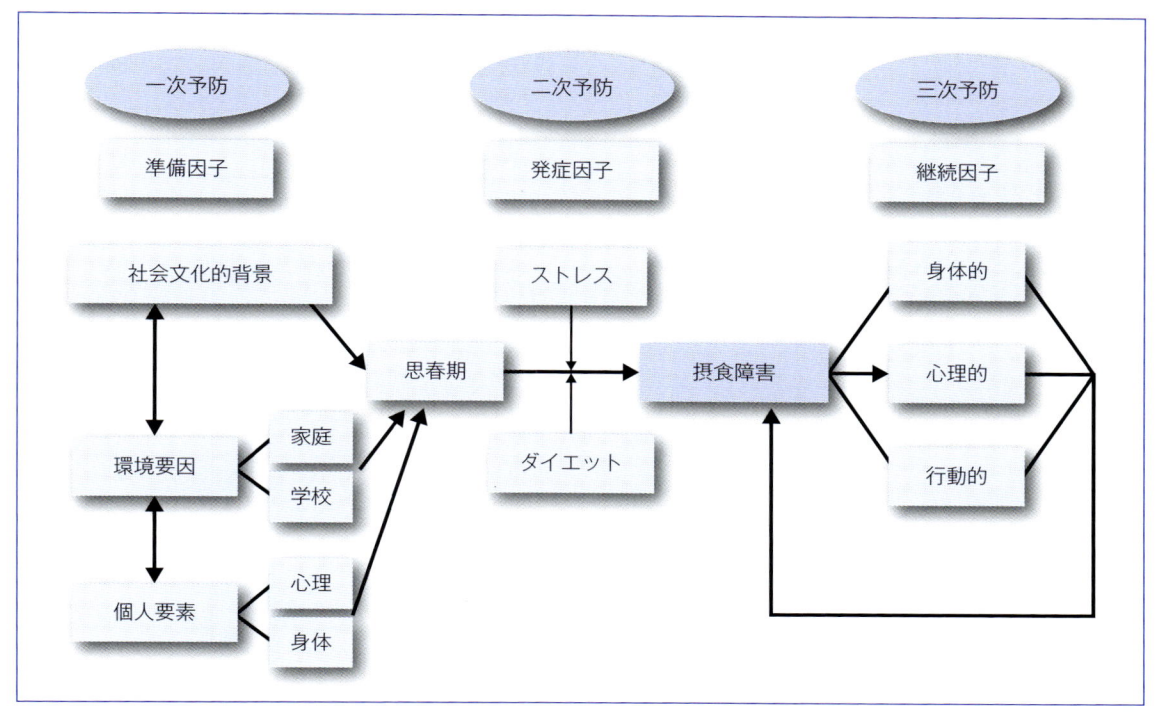

**図 19-1 摂食障害成立過程の多因子モデルと予防対策**
準備因子への対策が一次予防，発症因子への対策が二次予防，持続因子への対策が三次予防といえます．

## 2 発症因子について

　　　多因子モデルは，準備因子（文化・社会的要因，家族関係，個人の心理的・生物学的要因）のあるところに，発症因子（ダイエットやストレスなど）が加わって，摂食障害が発症し，身体面，心理面，行動面に二次的変化が生じ，それらが悪循環を形成し，継続因子となって病気を慢性化させると考えます．準備因子の予防対策が一次予防，発症因子の予防対策が二次予防，継続因子の予防が三次予防につながるといえます（**図 19-1**）[224]．従って，ここでは発症因子の予防対策について考えます．

### a. ダイエットと食生活環境の変化について

　摂食障害発症の危険因子として，1970年代後半から若い女性の間に広がってきた過剰な痩せ願望によるダイエットブームがあります．また，1980年後半から過食につながるような食生活をとりまく環境の変化（コンビニやファーストフード店の増加やグルメブームなど）が神経性過食症（BN）発症の危険因子に取り上げられてきました．飽食とダイエットの板挟み状態が発症因子の1つであることは，近年の若い女性に摂食障害が多いことの説得力のある説明です[224, 241, 379]．

### b. ストレスについて

　1982年，1992年，2002年に京都府下の高校，大学の女子学生を対象に疫学調査を実施

表19-7 女子学生の身体像,食行動,月経の異常頻度と摂食障害の推定頻度

|  |  | 1982年 | 1992年 | 2002年 |
|---|---|---|---|---|
| 対象人数(人) | | 3,676 | 3,810 | 3,013 |
| 希望する体重(kg) | | 47.3(0.4)* | 46.8(0.4)* | 46.3(0.5)* |
| 太っている(%) | | 60.0 | 63.0 | 69.1 |
| 痩せ願望(%) | | 69.9 | 70.0 | 82.3 |
| 不食(%) | | 30.2 | 33.5 | 44.9 |
| 不食(週2回,3か月以上)(%) | | 8.1 | 8.2 | 8.9 |
| 過食(%) | | 12.7 | 32.5 | 33.4 |
| 過食(週2回,3か月以上)(%) | | 1.2 | 3.8 | 4.7 |
| 嘔吐(%) | | 3.8 | 9.4 | 11.8 |
| 嘔吐(週2回,3か月以上)(%) | | 0.4 | 0.8 | 1.0 |
| 無月経(%) | | 2.1 | 3.0 | 3.6 |
| AN(%) | | 0.1 | 0.1 | 0.4 |
| BN(%) | | 0.0 | 0.4 | 2.3 |
| EDNOS(%) | | 1.2 | 5.0 | 12.5 |
| EDNOSの内訳 | pAN(%) | 1.0 | 1.4 | 3.3 |
| | pBN(%) | 0 | 2.1 | 2.8 |
| | BED(%) | 0.1 | 0.5 | 3.9 |
| | その他(%) | 0.1 | 1.0 | 2.5 |
| 摂食障害(%) | | 1.3 | 5.5 | 15.2 |

対象は京都府下の高校生と大学生,調査方法は質問表,診断基準はDSM-IV
AN:神経性食欲不振症,BN:神経性過食症,EDNOS:特定不能の摂食障害
p:不全型,BED:むちゃ食い障害,*:平均値(標準誤差)

すると,摂食障害が1982年に比し1992年は約4倍,2002年は約10倍に増加していました[226](表19-7).しかし,表19-7からも明らかなように2002年の爆発的な摂食障害の増加は,ダイエットブームだけでは説明がつきません.2002年の摂食障害の増加は,21世紀に入って,若い女性が抱えるようになったストレスが一因と思われます.以前からストレスは摂食障害発症の危険因子ですが,最近,その重要性が増しています.

摂食障害にはうつ病や不安障害などの併存症(comorbidity)および不登校や自傷行為などの行動障害を伴うことがよくあります.ストレスには,これら併存症や行動障害と共通するもの(たとえば受験,友人関係,家族との関係など)と,摂食障害に直結するもの(体重や体型へのプレッシャーなど)があります[224].

### c. 思春期について

思春期は,乳房の発育や初経などの身体面の変化のみでなく,心理面,行動面も大きく変化します.この時期のテーマに,自我同一性の獲得があります.また,子ども時代の能動的行動のみでなく,他人を受け入れる受動的行動も必要とされます.これらの身体面,心理面,行動面の著しい変化は,身体的・心理的個人要因を有する場合は特に発症因子となりえます[224].

### d. スポーツやバレエ

体操，新体操，陸上競技など減量を要求されるスポーツ選手やバレエダンサーが初経後の体形変化でパフォーマンスが悪くなったとき，コーチの指導や本人の意思で減量を試み，これが発症因子となることはよく知られています[256]．また，日本でよく見かけるのは，中学や高校で最終学年になると，受験のためスポーツのクラブ活動を止めて体重が増加し，これが発症要因となることが少なくありません．

### e. 妊娠

妊婦の体重が一定水準を超えないよう，食事管理する産科医が日本では少なくありません．しかし低体重児は将来，糖尿病をきたしやすいため問題視されています．一方で，妊婦の食事管理は摂食障害の発症因子の1つになっています．また，妊娠初期の悪阻が発症因子となっているケースもあります．

### f. まとめ

従って，摂食障害の予防対策を考えるとき，若い女性の痩せ願望やダイエットのみに捉われるのではなく，その背景にある思春期女性のストレスなどの発症因子と，それに対処できない結果もたらされる自尊心の低下に注目すべきと思われます[224, 241, 379]．

## ③ スクリーニングについて

スクリーニングを行って，そこから一定のリスクをもつ対象者に治療をすすめる方法が日本では用いられてきました．

### a. 質問紙を利用する方法

国際的によく用いられているのは，摂食態度試験(EAT)です．通常用いるのは，その短縮版 EAT-26 でカット・オフ点は 20 点です[214]．しかし，筆者が AN 267 人，BN 235 人，正常人 80 人について EAT-26 の妥当性を検討したところ，偽陰性は 27.5〜53.3％で，正常人の上限と重ならない 15 点にしても偽陰性は 14.3〜37.9％でした[214]．偽陰性は AN 制限型(ANR)に多く，BN 排出型(BNP)は少数でした．従って，日本では EAT-26 は AN のスクリーニングには適していません[214]．欧米と異なり，日本では摂食障害，特に ANR は，質問紙法より直接面接法のほうが有病率は高く出るようです(第2章-3 の**表 2-1** 参照)．

日本で ANR のスクリーニングに質問紙法がなじまないのは，いわゆる「肥満恐怖のない AN」が日本には存在することが理由の1つにあげられます．「肥満恐怖」と「ボディイメージの異常」を摂食障害評価表(EDI)と問診の両面から評価したところ，日本では欧米と異なり「肥満恐怖」のみ，あるいは「肥満恐怖」と「ボディイメージの異常」の両方を有さない AN が多く存在します[223, 229]．

BN のスクリーニングに用いられる過食症状質問票(BITE)の妥当性は良好でした[208]．最近，欧米では摂食障害試験質問票(EDE-Q)がよく用いられています．しかし，いずれ

も質問数が多いのが欠点です．質問数が 5 項目の SCOFF と妥当性は大差ないようです[221]．筆者は SCOFF と BITE の一部を取り入れた 17 項目からなる有用性の高い独自の質問紙を作成し，スクリーニングに用いています[221]．

### b．直接面接法

1980 年頃，AN が急激に増加したため厚生省研究班が発足し，実態調査とともに，中学や高校を対象に予防対策を行いました．そのときは標準体重の 80％以下で無月経の女子学生を抽出し，厚生省研究班班員や協力医師が直接面接を行いました（第 2 章-3 参照）．この方法は日本で，15 歳以上の女子学生を対象とした AN のスクリーニング法としては現在でも最善の方法です．しかし，個人情報保護の重要性が強調されている現状では校医や養護教諭による直接面接が最善の方法でしょう[224, 241, 379]．最近，渡辺らは成長期の学童について，成長曲線上の体重減少と，養護教諭による直接面接法でスクリーニングを行いました．成長期の学童には良い方法です[379]（第 2 章-3 参照）．

一方，BN や EDNOS のスクリーニングに直接面接法を用いた報告は，日本では少数です．筆者が BITE で過食症状が 20 点以上の学生に直接面接したところ，AN と異なり BN は質問紙法のほうが有病率は高く出ました[208]．問題点は質問紙表の過食（むちゃ食い）と嘔吐の解釈にあります．「だらだら食い」と BN の診断基準の「一気食い」の区別が一般学生にはつきにくいためです．また，BN の診断基準にある「自己誘発性嘔吐」と，機能性胃腸症にみられる「嘔吐」が混同されています[227]．

## c 予防のポイント

### 1 スクリーニングのポイント

転帰調査から ANR の予後は良好で，AN むちゃ食い排出型（ANBP）や BNP の予後が不良であることが明らかとなりました．しかし，ANBP や BNP もそのほとんどが発症初期は ANR かその不完全型（pANR）です（第 2 章-3 参照）．また罹病期間が予後予測因子の 1 つです（第 18 章-2 参照）．しかし，ANR や pANR から ANBP や BNP に移行するのは大抵半年～2 年以内に起きています．従って，ANR や pANR の時期に早期発見し，早期治療することが重要です．

最近，日本では ANR や pANR のようにダイエット後の体重減少に引き続いて起こる BNP に加えて，嘔吐のみで過食を有さない排出行動障害を経過しての BNP が増加しています[227]．自己誘発性嘔吐もありますが，多くはストレス後気分が悪くなったり，原因不明の嘔吐もあります[227]．嘔吐のみを繰り返していてなぜ BNP になるかその機序は不明ですが，今後，嘔吐者のスクリーニングが必要です．先行している米国では女性雑誌を通した，排出行動障害のスクリーニングの活動が始まっています．

**表 19-8 二次予防の方法**

**1. スクリーニング**

| 対象者 | 面接者 | ハイリスク抽出法 |
|---|---|---|
| 小学生 ⎫<br>中学生 ⎬ → <br>高校生 ⎭ | 養護教諭<br>校医<br>カウンセラー | a. 身体症状<br>　低体重<br>　（BMI 17.5 以下，標準体重の 80％以下）<br>　無月経<br>　小児は成長曲線<br>b. 質問紙法<br>　SCOFF<br>　EAT-26<br>　BITE<br>c. 直接面接法<br>　EDE |
| 大学生 → | 保健センター | |
| 勤労者 → | 産業医<br>看護師 | |
| 主婦 ⎫ →<br>妊婦 ⎭ | 保健師<br>助産師<br>心理士 | |

**2. 初期対応**

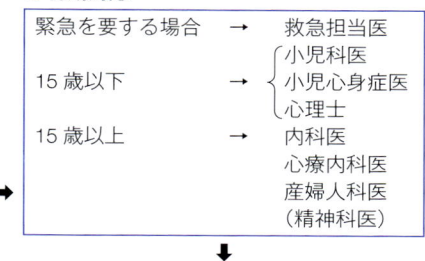

| | | |
|---|---|---|
| 緊急を要する場合 | → | 救急担当医 |
| 15 歳以下 | → | 小児科医<br>小児心身症医<br>心理士 |
| 15 歳以上 | → | 内科医<br>心療内科医<br>産婦人科医<br>（精神科医） |

**3. 治療者**

心療内科医，精神科医，小児心身症医
心理士など

## 2 スクリーニングの場と面接者

　個人情報の保護が強調される現在では，1980 年代のように摂食障害の専門家が学校でスクリーニング調査することは困難です．校医か養護教諭による面接が必要です[224, 241, 379]．そのためには，校医や養護教諭を対象とした講演会など啓蒙の場が必要です．筆者が京都府下の養護教諭を対象に講演を行った後は，養護教諭による早期発見が可能となり，早期治療により予後成績が向上しています．

　今後の課題は，大学生，勤労者，主婦，妊婦などを対象とした予防対策です．そのためには，大学保健センター長，産業医，産科医，助産師，保健師などへの啓蒙活動が必要です．筆者のところを受診する勤労者，妊婦，主婦などはインターネット，新聞，雑誌などの記事がきっかけのことが少なくありません．今後，検討すべき課題です（**表 19-8**）．

## 3 治療担当者

　スクリーニングで発見されたハイリスク者をどこに紹介してよいか情報がなくて困っているとの苦情を耳にします．これは高血圧やうつ病と違って，摂食障害を診療できる施設や治療者が大いに不足しているためです．そのため，治療ネットワークが必要です[225]．

　治療抵抗感の強い AN が少なくありません．スクリーニングでハイリスク者とわかっても，いきなり精神科や専門施設を紹介すると受診率は低いようです．15 歳以下の児童では小児心身症担当医，15 歳以上の学生では心療内科医への紹介が最善の選択で不可能なときは摂食障害について知識，経験を有する小児科医，内科医，産婦人科医，心理士に紹介することが望まれます．精神科医の場合は，心療内科を標榜していることが受診者に抵抗感がないようです．しかし，すでに気分障害，不安障害などの精神疾患や行動障害を有する場合には，精神科医，心療内科医を選択すべきです．また，緊急を要する場合や入院を要する場合は当然救急担当医や入院施設を有する医療機関に紹介する必要があります（**表 19-8**）．

　京都市で治療ネットワーク作成のため，摂食障害治療経験のある医療施設を調査したところ，その多くは入院不可能な非専門施設で，専門医の数および入院可能な施設の少ない

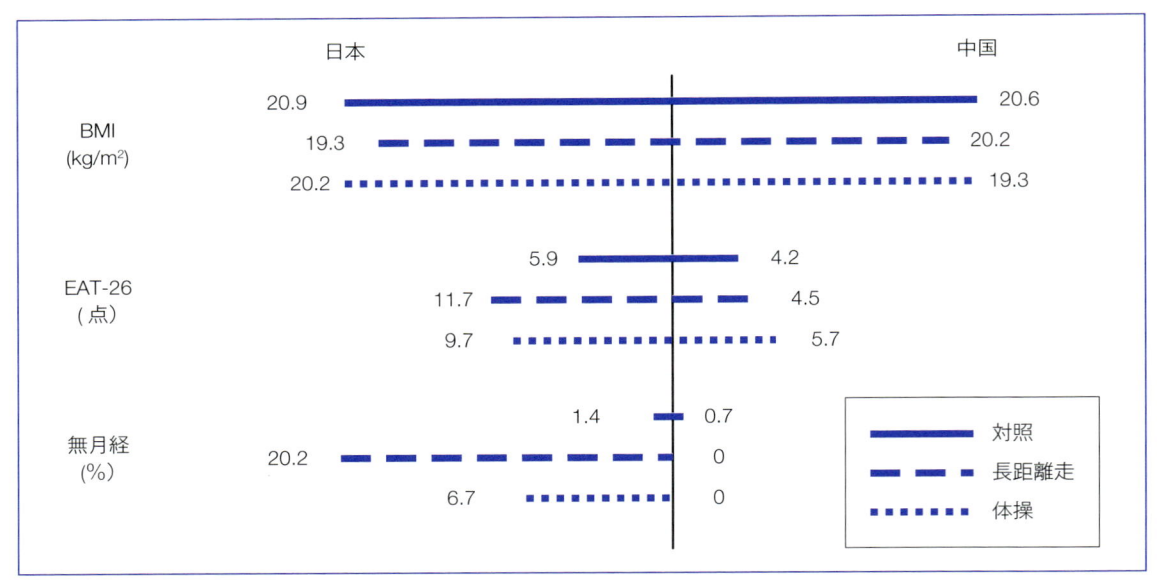

**図 19-2　日本と中国の女子運動選手の体格指数 (BMI)，摂食態度調査 (EAT) スコアと無月経頻度**
BMI は日中間で差がないが，日本選手は EAT の点数が高く，無月経の頻度も高いことから摂食障害あるいはその予備軍の多いことが伺えます．

|  | 日本 | 中国 |
|---|---|---|
| BMI (kg/m²) 対照 | 20.9 | 20.6 |
| BMI 長距離走 | 19.3 | 20.2 |
| BMI 体操 | 20.2 | 19.3 |
| EAT-26 (点) 対照 | 5.9 | 4.2 |
| EAT-26 長距離走 | 11.7 | 4.5 |
| EAT-26 体操 | 9.7 | 5.7 |
| 無月経 (%) 対照 | 1.4 | 0.7 |
| 無月経 長距離走 | 20.2 | 0 |
| 無月経 体操 | 6.7 | 0 |

ことが明らかとなりました[225]．

## D　女子運動選手の日中比較

　バレエダンサーや体操，長距離走などの選手は減量を要求されることがあり，摂食障害の危険因子の１つと見なされています．体格指数 (BMI)，EAT スコアと無月経頻度につき日中比較を行いました．その結果，同じ競技種目でもその結果は日本と中国で大いに異なりました[258]（図 19-2）．これらの競技種目は日本では危険因子の１つですが，中国では必ずしもそうではありませんでした．日本でもバレエダンサーや体操，陸上選手は昔から存在しましたが，摂食障害が問題にされるようになったのは，最近のことです．日中相違の原因が明らかとなれば予防に役立つと思われます．

## E　欧米の予防対策

　欧米では最近 AN の発症率は定常状態です．また BN の発症率は 1990 年をピークに減少しています（第 2 章 -3 参照）．これは，ダイエットや痩身願望をあおるマスメディアや広告への働きかけ，さらにミス・コンテストの審査基準の見直しなど摂食障害一次予防対策への国をあげての努力の賜物といえます．この点で立ち遅れている日本は今後大いに見習い努力する必要があります．
　一方，欧米では肥満が著しく増加し，大人の肥満だけでなく小児肥満が社会問題となっ

ています．そのため摂食障害の二次予防が日本ではANを対象に行われてきたのに対し，欧米ではBN，さらに最近では肥満の一部を占めているむちゃ食い障害(BED)への対策が中心課題となっています．

　欧米では教室全体を対象とした摂食障害予防教育プログラムは，害はないが益することも少ないことが明らかにされています[166]．一方，危険因子を有する者を対象とした，小グループの予防教育プログラムが有効とされています[166]．また家族を巻き込んだ教育プログラム，インターネットによる予防教育プログラムが検討されています[166]．今後日本でも欧米のように肥満症やむちゃ食い障害の増加が予測されています．その際には参考になると思われます．

〈中井義勝〉

## D. 治療効果判定，転帰，予防

# 20 医療行政

## A わが国の摂食障害治療に関する医療費について

　摂食障害（ED）を医療施設で診療していくには，その病態の特異性より専門的な治療者や看護，心理，栄養などの各分野のエキスパートの整った施設での診療が求められます．しかしながら，わが国の医療体制では摂食障害にふさわしい医療環境は存在しない状況です．一部の献身的な治療者とそのコメディカルスタッフによってボランティア的に診療が行われているといっても過言ではありません．筆者らが行った全国の治療施設調査（1999，2008）においても，1998年[161]に年間10名以上の摂食障害患者の診療を行ったと答えていた全国の治療施設 約250施設のうち2008年[162]の調査ではその約30％弱の施設が摂食障害の診療をほとんど行っていないと答えていました．最近「摂食障害救急患者治療マニュアル」をつくり全国の救命救急センターに送りましたが，その際に「摂食障害患者の相談・治療受け入れ施設」を募ったところ，相談できる施設のない県が8県もあり，治療体制の整備が極めて不十分な状況がよくわかりました（図20-1）[353]．患者の低年齢化，高齢化を考えるとき，治療環境や医療経済的な側面からも治療施設の充実は極めて重要な課題ですが，逆に悪化している状況です．診療に非常に困難を極める摂食障害診療ですが，一方で，2010年の医療費の改正により，新たに「摂食障害入院医療管理加算」が新設され摂食障害の医療費の拡充に新たな光がともり始めました．とはいっても，まだまだ条件が厳しく多くの摂食障害治療者の満足を得るには至っていません．今後もさらなるアピールが必要となると考えられます．

　ここでは，現状の診療報酬体系[118]からみた摂食障害診療の現状について簡単に述べます．

### 1 摂食障害を診療施設で診る場合の診療報酬

　　　①精神科で診る場合：通院・在宅精神療法や入院精神療法（表20-1）
　　　②心療内科・一般内科で診る場合：心身医学療法（表20-2）
　　　③小児科で診る場合：小児特定疾患カウンセリング料（表20-3）

　それぞれ表にその詳細と点数を表しました．これらをみると，同じ摂食障害でもかかる診療科によって医療費が異なることになります．他にも適応疾患の合併がある場合，認知療法・認知行動療法（1日420点，16回まで），標準型精神分析療法（1回390点，月6回），栄養食事指導料（入院，外来）などが算定できます．しかしながら，身体合併症が重篤で生命危機を伴う病態を抱える患者をみている一般科での診療費がいかに安いかがわかります．

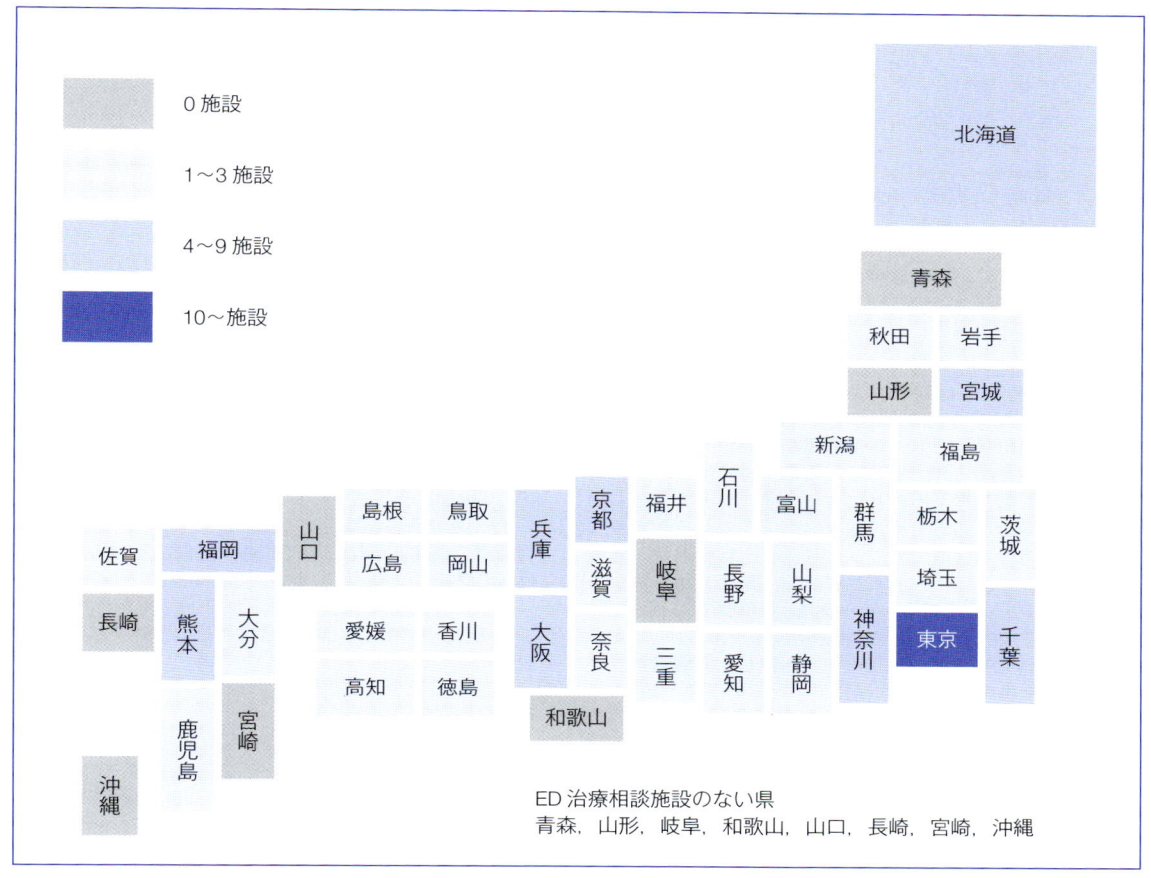

**図 20-1　都道府県別の摂食障害相談施設数**

凡例：
- 0 施設
- 1～3 施設
- 4～9 施設
- 10～ 施設

ED 治療相談施設のない県
青森，山形，岐阜，和歌山，山口，長崎，宮崎，沖縄

**表 20-1　入院精神療法と通院・在宅精神療法の診療報酬**

| I001　入院精神療法（1回につき） | I002　通院・在宅精神療法（1回につき） |
|---|---|
| 1　入院精神療法（Ⅰ）　　　　　　　　　　360点<br>2　入院精神療法（Ⅱ）<br>　イ　入院の日から起算して6月以内の期間に行った場合　　　　　　　　　　　　　　　150点<br>　ロ　入院の日から起算して6月を超えた期間に行った場合　　　　　　　　　　　　　　80点<br>注1　1については，入院中の患者について精神保健指定医が30分以上入院精神療法を行った場合に，入院の日から起算して3月以内の期間に限り週3回を限度として算定する．<br>　2　2については，入院中の患者について入院の日から起算して4週間以内の期間に行われる場合は週2回を，入院の日から起算して4週間を超える期間に行われる場合は週1回をそれぞれ限度として算定する．ただし，重度の精神障害者である患者に対して精神保健指定医が必要と認めて行われる場合は，入院期間にかかわらず週2回を限度として算定する．<br>　3　区分番号A231に掲げる児童・思春期精神科入院医療管理加算を算定する患者に対して入院精神療法を行った場合は，所定点数に所定点数の100分の100に相当する点数を加算する． | 1　区分番号A000に掲げる初診料を算定する初診の日において精神保健指定医等が通院・在宅精神療法を行った場合　　　　　　　　　　　　　　500点<br>2　1以外の場合<br>　イ　30分以上の場合　　　　　　　　　　400点<br>　ロ　30分未満の場合　　　　　　　　　　330点<br>注1　入院中の患者以外の患者について，退院後4週間以内の期間に行われる場合にあっては週2回を，その他の場合にあっては週1回をそれぞれ限度として算定する．ただし，区分番号B000に掲げる特定疾患療養管理料を算定している患者については算定しない．<br>　2　通院・在宅精神療法は，診療に要した時間が5分を超えたときに限り算定する．ただし，区分番号A000に掲げる初診料を算定する初診の日において通院・在宅精神療法を行った場合は，診療に要した時間が30分を超えたときに限り算定する．<br>　3　20歳未満の患者に対して通院・在宅精神療法を行った場合（初診の日から起算して1年以内の期間に行った場合に限る）は，所定点数に200点を加算する． |

## 表20-2　心身医学療法の診療報酬

| I004　心身医学療法（1回につき） | |
|---|---|
| 1　入院中の患者 | 150点 |
| 2　入院中の患者以外 | |
| 　イ　初診時 | 110点 |
| 　ロ　再診時 | 80点 |

注1　精神科を標榜する保健医療機関以外の保健医療機関においても算定できるものとする．
　2　区分番号A000に掲げる初診料を算定する初診の日において心身医学療法を行った場合は，診療に要した時間が30分を超えたときに限り算定する．
　3　入院中の患者については，入院の日から起算して4週間以内の期間に行われる場合にあっては週2回を，入院の日から起算して4週間を超える期間に行われる場合にあっては週1回をそれぞれ限度として算定する．
　4　入院中の患者以外の患者については，初診日から起算して4週間以内の期間に行われる場合にあっては週2回を，初診日から起算して4週間を超える期間に行われる場合にあっては週1回をそれぞれ限度として算定する．
　5　20歳未満の患者に対して心身医学療法を行った場合は，所定点数に所定点数の100分の100に相当する点数を加算する．

→心身医学療法
(1) 心身医学療法とは，心身症の患者について，一定の治療計画に基づいて，身体的傷病と心理・社会的要因との関連を明らかにするとともに，当該患者に対して心理的影響を与えることにより，症状の改善又は傷病からの回復を図る治療方法をいう．この心身医学療法には，自律訓練法，カウンセリング，行動療法，催眠療法，バイオフィードバック療法，交流分析，ゲシュタルト療法，生体エネルギー療法，森田療法，絶食療法，一般心理療法及び簡便型精神分析療法が含まれる．
(2) 心身医学療法は，当該療法に習熟した医師によって行われた場合に算定する．
(3) 心身医学療法は，初診時（A000初診料の「注2」のただし書に規定する初診を含む．以下この項において同じ）には診療時間30分を超えた場合に限り算定できる．この場合において診療時間とは，医師自らが患者に対して行う問診，理学的所見（視診，聴診，打診及び触診）及び当該心身医学療法に要する時間をいい，これら以外の診療に要する時間は含まない．なお，初診時に心身医学療法を算定する場合にあっては，診療報酬明細書の摘要欄に当該診療に要した時間を記載する．
(4) 心身医学療法を算定する場合にあっては，診療報酬明細書の傷病名欄において，心身症による当該身体的傷病の傷病名の次に「（心身症）」と記載する．
　　（例）「胃潰瘍（心身症）」
(5) 心身医学療法を行った場合は，その要点を診療録に記載する．
(6) 入院の日及び入院の期間の取扱いについては，入院基本料の取扱いの例による．
(7) I001入院精神療法，I002通院・在宅精神療法又はI003標準型精神分析療法を算定している患者については，心身医学療法は算定できない．　　（平22保医発0305-1）

## 表20-3　小児特定疾患カウンセリングの診療報酬

| （B001　特定疾患治療管理料） | |
|---|---|
| 4　小児特定疾患カウンセリング料〔小児特定〕 | |
| 　イ　月の1回目 | 500点 |
| 　ロ　月の2回目 | 400点 |

注　小児科を標榜する保健医療機関において，小児科を担当する医師が，別に厚生労働大臣が定める患者〔※告示4別表第2・2，p.143〕であって入院中以外のものに対して，療養上必要なカウンセリングを同一月内に1回以上行った場合に，2年を限度として月2回に限り算定する．ただし，区分番号B000に掲げる特定疾患療養管理料を算定している患者については算定しない．

→小児特定疾患カウンセリング料
(1) 乳児期及び学童期における特定の疾患を有する患者及びその家族に対して日常生活の環境等を十分勘案した上で，医師が一定の治療計画に基づいて療養上必要なカウンセリングを行った場合に算定する．ただし，家族に対してカウンセリングを行った場合は，患者を伴った場合に限り算定する．
(2) 小児特定疾患カウンセリング料の対象となる患者は次に掲げる患者である．
　ア　気分障害の患者
　イ　神経症性障害の患者
　ウ　ストレス関連障害の患者
　エ　身体表現性障害（小児心身症を含む．また，喘息や周期性嘔吐症等の状態が心身症と判断される場合は対象となる）の患者
　オ　生理的障害及び身体的要因に関連した行動症候群（摂食障害を含む）の患者
　カ　心理的発達の障害（自閉症を含む）の患者
　キ　小児期又は青年期に通常発症する行動及び情緒の障害（多動性障害を含む）の患者
(3) 小児特定疾患カウンセリング料の対象となる患者には，登校拒否の者を含む．
(4) 小児科（小児外科を含む．以下この部において同じ）を標榜する保健医療機関のうち，他の診療科を併せ標榜するものにあっては，小児科のみを専任する医師が本カウンセリングを行った場合に限り算定するものであり，同一医師が当該保健医療機関が標榜する他の診療科を併せ担当している場合にあっては算定できない．ただし，アレルギー科を併せ担当している場合はこの限りでない．
(5) 小児特定疾患カウンセリング料は，同一暦月において第1回目及び第2回目のカウンセリングを行った日に算定する．
(6) 当該疾病の原因と考えられる要素，診療計画及び指導内容の要点等カウンセリングに係る概要を診療録に記載する．
(7) 小児特定疾患カウンセリング料を算定する場合には，同一患者に対し第1回目のカウンセリングを行った年月日を診療報酬明細書の摘要欄に記載する．
(8) 電話によるカウンセリングは，本カウンセリングの対象とはならない．　　（平22保医発0305-1）

表20-4 摂食障害入院医療管理加算

| A 231-4 摂食障害入院医療管理加算（1日につき）[摂障]<br>　1　30日以内　　　　　　　　　　　　　　　200点<br>　2　31日以上60日以内　　　　　　　　　100点<br>　注　別に厚生労働大臣が定める施設基準〔※告示③第8・26の4(1), p.752〕に適合しているものとして地方厚生局長等に届け出た保健医療機関に入院している患者（第1節の入院基本料（特別入院基本料等を除く） | 又は第3節の特定入院医療のうち，摂食障害入院医療管理加算を算定できるものを現に算定している患者に限る）であって別に厚生労働大臣が定めるもの〔※告示③第8・26の4(2), p.99〕に対して必要な治療を行った場合に，入院した日から起算して60日を限度として，当該患者の入院期間に応じ，それぞれ所定点数に加算する． |

→摂食障害入院医療管理加算
(1) 摂食障害入院医療管理加算は，摂食障害の患者に対して，医師，看護師，精神保健福祉士，臨床心理技術者及び管理栄養士等による集中的かつ多面的な治療が計画的に提供されることを評価したものである．

(2) 摂食障害入院医療管理加算の算定対象となる患者は，摂食障害による著しい体重減少が認められる者であって，BMI(Body Mass Index)が15未満であるものをいう．

(平22 保医発 0305-1)

表20-5 欧米各国の摂食障害医療費（入院）

|  | 米国 | 英国 | ドイツ | オランダ | 日本 |
|---|---|---|---|---|---|
| 入院医療費 | 1,000～1,200ドル/日<br>(Residential) | 480ポンド/日<br>(国より) | 270ユーロ/日<br>(地域差あり) | 60,000ユーロ/床/年<br>(改訂中) | 約60万円/月 |

(2010年現在)

## 2 摂食障害入院医療管理加算

さて，2010年度に新設された摂食障害入院医療管理加算については**表20-4**に示しました．詳細にみれば施設基準や体重制限(BMI 15以下)が設けられています．一定の人数の入院患者を診ている施設にのみ医療費が認められており，まだまだ全国的に摂食障害を診やすい医療経済環境とはとてもいえません．生命危機や医療事故と隣り合わせの診療になることも珍しくない治療抵抗性の強い疾患を診るにはあまりにも医療費が低く，それだけでも診たがらない医療施設はたくさんあります．

## B 欧米の医療費について

わが国に比べ，専門治療施設がある欧米諸国の医療費はどのようになっているのでしょうか．国によって違いがありますが，調査した国々ではそれぞれ専門治療施設をもっており，数か月単位の入院治療を行っています[124]．

**表20-5**には米国，英国，ドイツ，オランダでの入院医療費を掲載しています．米国では医療費は民間で扱われていますが，摂食障害を数か月かけて入院治療を行う中間的な施設(residential)は全国にかなりの数があるとみられており，だいたい1,000～1,200ドル/日(約8～10万円/日)の費用がかかります．中には1,500ドル/日(約12万円/日)かかる施設もあります．医療保険(民間のみ)に入っている人では何とか治療は受けられますが，保険のない人では大変な費用で，冗談ではなく家を売って医療費にあてるという話も聞かれます．一方，医療費は原則すべて国がまかなう英国でも，専門施設での入院費用は480ポンド/日(約6万2千円/日)で全額国の負担です．最近では私立の入院施設もありますが，国が補助しているようです．ドイツは専門施設はありませんが，心療内科に長期入院

病棟がありそこで治療が行われています．医療費は地域によって異なりますが，ハイデルベルク大学では270ユーロ/日(約3万2千円/日)でした．オランダも同様に専門施設があり，ベッド当たりの年間料金として国から支払われているようです．わが国の場合，たとえば国府台病院で丸々1か月入院したAN患者7名の平均入院料金は約60万円(約2万円/日)でした．

これらの料金は，全て2010年における料金です．米国，英国が突出している印象ですが，多職種参加型プログラムを組んでいるためかもしれません．いずれにしてもわが国の摂食障害の診療体制の不備は明らかです．

## c おわりに

わが国の摂食障害の医療行政はスタートしたばかりです．悪性腫瘍でもないのに，死亡率は非常に高く，特にANBPでは15％前後の人が亡くなるという疾患です．思春期青年期の女性に好発する本疾患の診療は少子化の問題を抱えるわが国において大きな問題と思われます．特に，ANでは性周期の障害により懐妊が困難な状況が年余にわたって続き，実際に本疾患罹患者では子どもがいない割合の多いことが知られており，そんな意味でも本疾患の診療体制の充実は緊急の課題といわなければなりません．

(石川俊男)

# 文献

**本ガイドラインで使用した文献のエビデンスレベル**

A：複数のよくデザインされた無作為割付比較試験(RCT)に基づいた系統的レビュー少なくとも1つによるエビデンス
B：適切なサンプルサイズをもち，よくデザインされたRCT少なくとも1つによるエビデンス
C：無作為割付を行っていないよくデザインされた臨床試験，単一グループの前後比較，コホート研究，時系列，あるいは症例対照研究
D：複数のセンターないし研究グループによる，よくデザインされた非実験的研究からのエビデンス
E：総説，教科書，専門学会の治療ガイドライン，エキスパートの臨床試験によるオピニオン，記述的研究，エキスパート委員会の報告

「気分障害治療ガイドライン」（医学書院）のA, B, C, D, Eに準拠して，エビデンスレベルを決定した．ただし，このA, B, C, D, Eは，基本的に，治療効果研究を念頭に置いたものであり，RCTを上位に置き，RCT以外の何らかの対照比較，継時比較など行われた報告が次のレベル，臨床記述がその次という流れになっている．「気分障害治療ガイドライン」の文献は，多くが治療効果研究なので，A, B, C, D, Eの分類が無理なく当てはまっているが，本書では，疫学研究や，精神病理研究，尺度の研究など，治療効果研究でないものが多数含まれる．これらの領域では，RCTはありえず，治療効果研究とレベルを統一するには，統計的処理が行われた定量的研究がCレベル，それ以外の観察研究や症例検討などはEレベルと判断される．すぐれたエビデンスを統合したメタ解析でも，治療効果研究以外の領域のものはAではなく，Eになる点に注意を要する．治療効果に関するレビュー的な論文でも，RCTの結果を含んでいる場合，論文の性質によりAになる場合とEになる場合があり，必ずしもEがAより劣っているというわけではないことにも注意を要する（「気分障害治療ガイドライン」では，A, Eと併記されている文献も多い）．レビューではないRCTの報告は，Bとなる．

1) Adson DE, et al: The superior mesenteric artery syndromes and acute gastric dilatation in eating disorders: a report of two cases and a review of literature. Int J Eat Disord 21: 103-114, 1997〔E〕
2) Agman G, et al: Comment Vivre avec une Anorexique. Edition Josette Lyon, Paris, 1999〔鈴木智美(訳): 拒食症治療の手引き. 岩崎学術出版, 2003〕〔E〕
3) 吾郷晋浩: 心身医学的治療の手順. 久保千春(編): 心身医学標準テキスト, 第2版. pp238-243, 医学書院, 2002〔E〕
4) Agras WS, et al: Pharmacologic and cognitive-behavioral treatment for bulimia nervosa: a controlled comparison. Am J Psychiatry 149: 82-87, 1992〔B〕
5) Agras WS, et al: A multicenter comparison of cognitive-behavioral therapy and interpersonal psychotherapy for bulimia nervosa. Arch Gen Psychiatry 57: 459-466, 2000〔B〕
6) Amemiya N, et al: The outcome of Japanese anorexia nervosa patients treated with an inpatient therapy in an internal medicine unit. Eat Weight Disord. 2011 Oct 12〔Epub ahead of print〕〔C〕
7) American Psychiatric Association: Diagnostic and Statistical Manual of Mental Disorders, 3rd ed. American Psychiatric Association, Washington DC, 1980〔E〕
8) American Psychiatric Association: Diagnostic and Statistical Manual of Mental Disorders, 3rd ed, revised. American Psychiatric Association, Washington DC, 1987〔E〕
9) American Psychiatric Association: Practice Guideline for Eating Disorders. American Psychiatric Association, Washington DC, 1993〔日本精神神経学会(監訳): 米国精神医学会治療ガイドライン, 摂食障害, pp16-17, 医学書院, 2000〕〔E〕
10) American Psychiatric Association: Diagnostic and Statistical Manual of Mental Disorders, 4th ed. American Psychiatric Association, Washington DC, 1994〔高橋三郎, 他(訳): DSM-IV精神疾患の診断・統計マニュアル. 医学書院, 1996〕〔E〕
11) American Psychiatric Association: Diagnostic Criteria from DSM-IV. American Psychiatric Association, Washington DC, 1994〔E〕
12) American Psychiatry Association: Practice guideline for the treatment of patients with eating disorders (revision). Am J Psychiatry 157: 1-39, 2000〔E〕
13) American Psychiatric Association: Treatment of patients with eating disorders(third edition). Am J Psychiatry 163: 4-54, 2006〔E〕
14) Andersen AE, et al: Anorexia nervosa の入院治療. Garner DM, et al(編), 小牧元(監訳): 摂食障害治療ハンドブック. pp321-346, 金剛出版, 2004〔E〕
15) 荒木登茂子: 芸術療法. 末松弘行, 他(編): チーム医療としての摂食障害診療. pp178-182, 診断と治療社, 2009〔E〕
16) 馬場謙一, 他: 神経性摂食障害に見られる盗みの心理. 厚生省特定疾患・神経性食思不振症調査研究班昭和62年度研究報告書. pp167-169, 1982〔E〕
17) Babor TF, et al: AUDIT: The Alcohol Use Disorder Identification Test: Guidance for Use in Primary Health Care. WHO, 1992〔E〕
18) Bacaltchuk J, et al: Antidepressants versus placebo for people with bulimia nervosa. Cochrane Database Syst Rev 4: CD003391, 2003〔A〕
19) Bailer U, et al: Guided self-help versus cognitive-behavioral group therapy in the treatment of bulimia nervosa. Int J Eat Disord 35: 522-537, 2004〔C〕
20) Balint M: The Basic Fault: Therapeutic Aspects of Regression. Tavistock, London, 1968〔中井久夫(訳): 治療からみた退行―基底欠損の精神分析. pp177-195, 金剛出版, 1978〕〔E〕
21) Banasiak S, et al: Perceptions of cognitive behavioural guided self-help treatment for bulimia nervosa in primary care. Eat Disord 15: 23-40, 2007〔E〕
22) Bardone-Cone AM, et al: Defining recovery from an eating disorder: conceptualization, validation, and examination of psychosocial functioning and psychiatric comorbidity. Behav Res Ther 48: 194-202, 2010〔C〕
23) Baron-Cohen S, et al: The autism-spectrum quotient(AQ): evidence from Asperger syndrome/high-functioning autism, males and females, scientists and mathematicians. J Autism Dev Disord 31: 5-17, 2001〔C〕
24) Bion W: Learning from Experience(1963). Reprinted by Karnac H. London, 1984〔福本修(訳): 精神分析の方法I. 法政大学出版, 1999〕〔E〕
25) Birmingham CL, et al: Respiratory muscle weakness and anorexia nervosa. Int J Eat Disord 33: 230-233, 2003〔E〕
26) Birmingham CL, et al: Mortality rate from anorexia nervosa. Int J Eat Disord 38; 143-146, 2005〔C〕
27) Bissada H, et al: Olanzapine in the treatment of low body weight and obsessive thinking in women with anorexia nervosa: a randomized, double-blind, placebo-controlled trial. Am J Psychiatry 165: 1281-1288,

2008[B]

28) Bodell LP, et al: Percent body fat is a risk factor for relapse in anorexia nervosa: a replication study. Int J Eat Disord 44: 118-123, 2011[C]
29) Bruch H: The Golden Cage: The Enigma of Anorexia Nervosa. Harvard Press, Cambridge, MA, 1978〔岡部祥平, 他（訳）: 思春期やせ症の謎―ゴールデンケージ. 星和書店, 1979〕[E]
30) Bulik CM, et al: Anorexia nervosa treatment: a systematic review of randomized controlled trials. Int J Eat Disord. 40: 310-320, 2007[A]
31) Burbank PM, et al: Changing health behaviors of older adults. J Gerontol Nurs 26: 26-33, 2000[E]
32) Carter FA, et al: The long-term efficacy of three psychotherapies for anorexia nervosa: a randomized, controlled trial. Int J Eat Disord. 2010 Nov 10[B]
33) Casper RC, et al: Total daily energy expenditure and activity level in anorexia nervosa. Am J Clin Nutr 53: 1143-1150, 1991[C]
34) Cassin SE, et al: Personality and eating disorders: a decade review. Clin Psychol Rev 25: 895-916, 2005[E]
35) 地嵜和子: 単家族プログラムの事例. 後藤雅博（編）: 摂食障害の家族心理教育. pp143-165, 金剛出版, 2000[E]
36) Clark DM, et al: Science and Practice of Cognitive Behaviour Therapy. 1997〔伊豫雅臣（監訳）: 認知行動療法の科学と実践. 星和書店, 2003〕[E]
37) Coombs E, et al: An investigation into the relationship between eating disorder psychopathology and autistic symptomatology in a non-clinical sample. Br J Clin Psychol 2010 Nov 8[Epub ahead of print][C]
38) Cooper J: Bulimia Nervosa and Binge-Eating: A Guide to Recovery. Robinson, 1993〔PJクーパー, 他: 自分で治す実践ガイド. 過食症からの脱出. 女子栄養大学出版部, 1997〕[E]
39) Couturier J, et al: What is remission in adolescent anorexia nervosa- A review of various conceptualizations and quantitative analysis. Int J Eat Disord 39: 175-183, 2006[C]
40) Couturier J, et al: What is recovery in adolescent anorexia nervosa. Int J Eat Disord 39: 550-555, 2006[C]
41) Crow SJ, et al: Increased mortality in bulimia nervosa and other eating disorders. Am J Psychiatry 166: 1342-1346, 2009[C]
42) Crowther JH, et al: Assessment. Garner DM, et al（eds）: Handbook of Treatment for Eating Disorders, 2nd ed. pp34-49, Guilford Press, New York, 1985[E]
43) Currin L, et al: The use of guidelines for dissemination of "best practice" in primary care of patients with eating disorders. Int J Eat Disord 40: 476-479, 2007[C]
44) da Rocha EE, et al: Indirect calorimetry: methodology, instruments and clinical application. Curr Opin Clin Nutr Metab Care 9: 247-256, 2006[C]
45) de Zwaan M, et al: Research on energy expenditure in individuals with eating disorders: a review. Int J Eat Disord 31: 361-369, 2002[C]
46) Diamanti A, et al: Clinical efficacy and safety of parenteral nutrition in adolescent girls with anorexia nervosa. J Adolesc Health 42: 111-118, 2008[C]
47) Eisler I, et al: Family and individual therapy in anorexia nervosa. A 5-year follow-up. Arch Gen Psychiatry 54: 1025-1030, 1997[B]
48) Eisler I, et al: Family therapy for adolescent anorexia nervosa: the results of a controlled comparison of two family interventions. J Child Psychol Psychiatry 41: 727-736, 2000[B]
49) Emde R: Positive emotions for psychoanalytic theory: surprises from infancy research and new directions. J Psychoanal Assoc 39: 5, 1991[E]
50) Fairburn CG: A cognitive behavioural approach to the management of bulimia. Psychol Med 11: 707-711, 1981[B]
51) Fairburn CG, et al: Psychotherapy and bulimia nervosa. Longer-term effects of interpersonal psychotherapy, behavior therapy, and cognitive behavior therapy. Arch Gen Psychiatry 50: 419-428, 1993[B]
52) Fairburn CG, et al: Assessment of eating disorders: interview or self-report questionnaire. Int J Eat Disord 16: 363-370, 1994[C]
53) Fairburn CG, et al: A prospective study of outcome in bulimia nervosa and the long-term effects of three psychological treatments. Arch Gen Psychiatry 52: 304-312, 1995[B]
54) Fairburn CG: Interpersonal psychotherapy for bulimia nervosa. Garner DM, et al（eds）: Handbook of Treatment for Eating Disorders, 2nd ed. pp278-294, Guilford Press, New York, 1997[E]
55) Fairburn CG, et al: Cognitive behaviour therapy for eating disorders: a "transdiagnostic" theory and treatment. Behav Res Ther 41: 509-528, 2003[E]
56) Fairburn CG, et al: Eating disorders. Lancet 361: 407-416, 2003[E]
57) Fairburn CG: Cognitive Behavior Therapy and Eating Disorders. Guilford Press, New York, 2008〔切池信夫（監訳）: 摂食障害の認知行動療法. 医学書院, 2010〕[E]
58) Fairburn CG: Cognitive Behavior Therapy and Eating Disorders. pp245-258, Guilford Press, New York,

2008〔松永寿人(訳): 複雑な症例と併存症. 切池信夫(監訳): 摂食障害の認知行動療法. pp288-297, 医学書院, 2010〕[E]

59) Fairburn CG, et al: Transdiagnostic cognitive-behavioral therapy for patients with eating disorders: a two-site trial with 60-week follow-up. Am J Psychiatry 166: 311-319, 2009[B]
60) Fassimo S, et al: Temperament and character profile of eating disorders: a controlled study with the Temperament and Character Inventory. Int J Eat Disord 32: 412-425, 2002[C]
61) Fichter MM, et al: Twelve-year course and outcome of bulimia nervosa. Psychol Med 34: 1395-1406, 2004[C]
62) Fichter MM, et al: Twelve-year course and outcome predictors of anorexia nervosa. Int J Eat Disord 39: 87-100, 2006[C]
63) Fluoxetine Bulimia Nervosa Collaborative Study Group: Fluoxetine in the treatment of bulimia nervosa. Arch Gen Psychiatry 49: 139-147, 1992[B]
64) 深町建: 摂食異常症の治療. pp11-25, 83-87, 95-101, 金剛出版, 1987[E]
65) 深町建: 続摂食異常症の治療. pp52-54, 120-160, 287-296, 金剛出版, 1989[E]
66) 深町建: 心理療法の1技法としての「感想文」について. 心身医療 3: 1807-1810, 1991[E]
67) 深町建: 心身症医として歩いてきた道. 臨床と研究 68: 2334-2446, 1991[E]
68) 福井次矢, 他(編): Minds 診療ガイドライン作成の手引き 2007. 医学書院, 2007[E]
69) 福岡秀興, 赤松幹樹: 思春期やせ症の骨と妊孕性に対する医療サポート. 厚生労働科学研究(子ども家庭総合研究事業)思春期やせ症と思春期の不健康やせの実態把握および対策に関する研究班(代表: 渡辺久子)(編): 思春期やせ症の診断と治療ガイド. pp40-41, 文光堂, 2005[C]
70) Gabbard GO: Psychodynamic Psychiatry in Clinical Practice: The DSM-IV ed. American Psychiatric Press, Washington DC, 1994[E]
71) Garfinkel PE, et al: The outcome of anorexia nervosa: significance of clinical features, body image, and behavior modification. Vigersky RA: Anorexia Nervosa. pp315-329, Raven Press, New York, 1977[C]
72) Garfinkel PE, et al: Anorexia nervosa: a multidimensional perspective. Brunner/Mazel, New York, 1982[E]
73) Garner DM, et al: The Eating Attitudes Test: an index of the symptoms of anorexia nervosa. Psychol Med 9: 273-279, 1979[C]
74) Garner DM, et al: The Eating Attitudes Test: psychometric features and clinical correlates. Psychol Med 12: 871-878, 1982[C]
75) Garner DM, et al: Development and validation of a multi-dimensional eating disorder inventory for anorexia nervosa and bulimia. Int J Eat Disord 2: 15-34, 1983[C]
76) Garner DM: Effects of starvation on behavior. Garner DM, et al(eds): Handbook of Psychotherapy for Anorexia Nervosa & Bulimia. pp523-532, Guilford Press, New York, 1985[E]
77) Garner DM, et al(eds): Handbook of Psychotherapy for Anorexia Nervosa and Bulimia. Guilford Press, New York, 1985[E]
78) Garner DM: Eating disorder inventory 2. Psychological Assessment Resources, Odessa, 1991[C]
79) Garner DM, et al(eds): Handbook of Treatment for Eating Disorders, 2nd ed. Guilford Press, New York, 1997〔小牧元(監訳): 摂食障害治療ハンドブック. 金剛出版, 東京, 2004〕[E]
80) Garner DM, et al: Anorexia nervosa の認知行動療法. Garner DM, et al(編), 小牧元(監訳): 摂食障害治療ハンドブック. pp99-147, 金剛出版, 2004[E]
81) Geist R, et al: Comparison of family therapy and family group psychoeducation in adolescents with anorexia nervosa. Can J Psychiatry 45: 173-178, 2000[B]
82) Gerlinghoff M, et al: Evaluation of a day treatment program for eating disorders. Eur Eat Disord Rev 6: 96-106, 1998[C]
83) Gillberg CG, et al: The cognitive profile of anorexia nervosa: a comparative study including a community-based sample. Compr Psychiatry 37: 23-30, 1996[C]
84) Godart NT, et al: Comorbidity between eating disorders and anxiety disorders: a review. Int J Eat Disord 32: 253-270, 2002[E]
85) Godart NT, et al: Comorbidity studies of eating disorders and mood disorders. Critical review of the literature. J Affect Disord 97: 37-49, 2007[E]
86) Goldberg DP, et al: The validity of two versions of the GHQ in the WHO study of mental illness in general health care. Psychol Med 27: 191-197, 1997[C]
87) Goldbloom DS, et al: A randomized controlled trial of fluoxetine and cognitive behavioral therapy for bulimia nervosa: short-term outcome. Behav Res Ther 35: 803-811, 1997[B]
88) Goldstein DJ, et al: Long term fluoxetine treatment of bulimia nervosa. Fluoxetine bulimia nervosa research group. Br J Psychiatry 166: 660-666, 1995[B]

89) Goldstein DJ, et al: Effectiveness of Fluoxetine therapy in bulimia nervosa regardless of comorbid depression. Int J Eat Disord 25; 19-27, 1999[C]
90) 後藤雅博: 家族教室のすすめ方. 心理教育的アプローチによる家族援助の実際. 金剛出版, 1998[E]
91) 後藤雅博: 摂食障害の家族心理教育. 金剛出版, 2000[E]
92) Gramer DM, et al: Cognitive-behavioral treatment of bulimia nervosa: a critical appraisal. Behav Modif 11: 398-431, 1987[E]
93) Grilo CM, et al: Efficacy of cognitive behavioral therapy and fluoxetine for the treatment of binge eating disorders: a randomized double-blind placebo-controlled comparison. Biol Psychiatry 57: 301-309, 2005[B]
94) Grilo CM, et al: Natural course of bulimia nervosa and of eating disorder not otherwise specified: 5-year prospective study of remissions, relapses, and the effects of personality disorder psychopathology. J Clin Psychiatry 68: 738-746, 2007[C]
95) Gull WW: Anorexia nervosa(Apepsia Hysterica, Anorexia Hysterica). Tr Clin Soc Lond 7: 22-28, 1874[E]
96) Gunderson JG, et al: Ten-year course of borderline personality disorder: psychopathology and function from the collaborative longitudinal personality disorders study. Arch Gen Psychiatry 68: 827-837, 2011[C]
97) Hambrook D: Empathy, systemizing, and autistic traits in anorexia nervosa: a pilot study. Br J Clin Psychol 47: 335-339, 2008[C]
98) 林大悟: クレプトマニア(窃盗癖): 再犯でも弁護人が出来ること. 特集: 治療的司法への道—再犯を防ぐ弁護活動と取組.季刊刑事弁護第64号(冬季号), 2010[E]
99) Henderson KA, et al: Eating disorder symptom severity scale: a new clinician rated measure. Eat Disord 18: 333-346, 2010[C]
100) Henderson M, et al: A self-rating scale for bulimia. The 'BITE'. Br J Psychiatry 150: 18-24, 1987[C]
101) Herrin M: Nutrition Education Nutrition Counseling in the Treatment of Eating Disorders, 2nd ed. pp57-64, Bruner-Routledge, New York, 2002[E]
102) Herrin M: Self Monitoring. Nutrition Counseling in the Treatment of Eating Disorders. pp97-105, Brunner-Routledge, New York, 2003[E]
103) Herzog DB, et al: Outcome in anorexia nervosa and bulimia nervosa. A review of the literature. J Nerv Ment Dis 176: 131-143, 1988[E]
104) Herzog, DB, et al: Patterns and predictors of recovery in anorexia nervosa and bulimia nervosa. J Am Acad Child Adolesc Psychiatry 32: 835-842, 1993[C]
105) Herzog DB, et al: Recovery and relapse in anorexia and bulimia nervosa: a 7.5-year follow-up study. J Am Acad Child Adolesc Psychiatry 38: 829-37, 1999[C]
106) Higuchi S, et al: Alcoholics with eating disorders: prevalence and clinical course: a study from Japan. Br J Psychiatry 162: 403-406, 1992[C]
107) 久松由華, 他: 一般女子大学生に対する摂食障害一次スクリーニング法についての検討. 心身医学 40: 326-331, 2000[C]
108) Hoek HW, et al: Review of the prevalence and incidence of eating disorders. Int J Eat Disord 34: 383-396, 2003[E]
109) Holtkamp K, et al: Group psychoeducation for parents of adolescents with eating disorders: the Aachen program. Eat Disord 13: 381-390, 2005[C]
110) Hotta M, et al: The importance of body weight history in the occurrence and recovery of osteoporosis in patients with anorexia nervosa: evaluation by dual x-ray absorptiometry and bone metabolic markers. Eur J Endocrinol 139: 276-283, 1998[C]
111) Hotta M, et al: The relationship between bone turnover and body weight, serum insulin-like growth factor(IGF) I, and serum IGF-binding protein levels in patients with anorexia nervosa. J Clin Endocrinol Metab 85: 200-206, 2000[C]
112) Hotta M, et al: Two young female patients with anorexia nervosa complicated by Mycobacterium tuberculosis infection. Intern Med 43: 440-444, 2004[E]
113) 堀田眞理, 他: 神経性食欲不振症の身体的合併症と後遺症.日本心療内科学会誌 8: 163-168, 2004[C]
114) 堀田眞理: 内科医にできる摂食障害の診断と治療. p110-152, 三輪書店, 2007[E]
115) Howard MR, et al: Haematological and immunological abnormalities in eating disorders. Br J Hosp Med 48: 234-239, 1992[C]
116) Hudson JI, et al: Fluvoxamine in the treatment of binge eating disorder: a multi-center placebo-controlled, double-blind trial. Am J Psychiatry 155: 1756-1762, 1998[B]
117) Hutter G, et al: The hematology of anorexia nervosa. Int J Eat Disord 42: 293-300, 2009[E]
118) 医学通信社(編): 診療点数早見表, [医科] 2010年4月診療報酬改定準拠. 医学通信 2010年4月号[E]

119) 井口敏之: 摂食障害・その辺縁疾患と軽度発達障害. 発達障害の進歩 18: 29-37, 2006[E]
120) 井口敏之: 摂食障害と発達障害. 小児の精神と神経 49: 99-104, 2009[E]
121) 生野照子, 他: 拒食症と過食症とは―その背景と治療. 芽ばえ社, 1993[E]
122) 石川俊男, 他(編): 摂食障害の診断と治療―ガイドライン 2005. pp66-76, マイライフ社, 2005[E]
123) 石川俊男: 支持的精神療法. 石川俊男, 他(編): 摂食障害の診断と治療―ガイドライン 2005. pp44-33, マイライフ社, 2005[E]
124) 石川俊男: 摂食障害の非薬物療法. 日野原重明, 他(監修), 中山和彦(編): 脳とこころのプライマリケア7 食事と性. シナジー, 2011[E]
125) 石川利江, 他: 社会的不安尺度 FNE SADS の日本版標準化の試み. 行動療法研究 18: 10-17, 1992[C]
126) Isner JM, et al: Anorexia nervosa and sudden death. Ann Intern Med 102: 49-52, 1985[E]
127) 伊藤順一郎: 家族で支える摂食障害. 保健同人社, 2005[E]
128) 伊藤俊樹: 芸術療法. 氏原寛, 他(共著): 心理臨床大事典, 改訂版. pp391-396, 培風館, 2004[E]
129) 伊藤祐司, 他: 低リン血症と高リン血症の是正法と輸液管理. Medical Practice 23: 235-237, 2006[E]
130) 岩崎晋也, 他: 精神障害者社会生活評価尺度の開発. 精神医学 36: 1139-1151, 1994[C]
131) 岩崎徹也(編): 治療構造論. 岩崎学術出版社, 1990[E]
132) Iwasaki Y, et al: Comorbidity of axis I disorders among eating disordered subjects in Japan. Compr Psychiatry 41: 454-460, 2000[C]
133) Jordan J, et al: Specific and nonspecific comorbidity in anorexia nervosa. Int J Eat Disord 41: 47-56, 2008[C]
134) 神尾洋子: アスペルガー障害(症候群)―そのプロトタイプと現在の治療. 精神科治療学 16(増): 207-211, 2001[E]
135) 上島国利, 他(編): 気分障害治療ガイドライン, 第2版. 医学書院, 2010[E]
136) 狩野力八郎: 日本における「A-T スプリット治療」の概観. 精神分析研究 51(4): 349-358, 2007[E]
137) Kashima A, et al: Japanese version of the Body Attitude Test: its reliability and validity. Psychiatry Clin Neurosci 57: 511-516, 2003[C]
138) Kato N, et al: The long-term outcome of eating disorders treated with Reparenting Therapy: ten-year follow-up study. (第11回アジア心身医学会. 2004年沖縄にて発表)[C]
139) Kaye WH, et al: Double-blind placebo-controlled administration of fluoxetine in restricting- and restricting-purging-type anorexia nervosa. Biol Psychiatry 49: 644-652, 2001[B]
140) Kaye WH, et al: Comorbidity of anxiety disorders with anorexia and bulimia nervosa. Am J Psychiatry 161: 2215-2221, 2004[C]
141) Kaye WH: Neurobiology of anorexia and bulimia nervosa. Physiol Behav 94: 121-135, 2008[E]
142) Keel PK, et al: Impact of definitions on the description and prediction of bulimia nervosa outcome. Int J Eat Disord 28: 377-386, 2000[E]
143) Keel PK, et al: Point prevalence of bulimia nervosa in 1982, 1992 and 2002. Psychol Med 35: 1-9, 2005[C]
144) Keel PK, et al: Update on course and outcome in eating disorders. Int J Eat Disord 43: 195-204, 2010[E]
145) Keys A, et al: The Biology of Human Starvation, Vol.1. University of Minnesota Press, Minneapolis, 1950[C]
146) 切池信夫: 摂食障害の仮説, うつ病モデル. 石郷岡純(編): 精神疾患の100の仮説. こころの臨床17巻増刊号, pp348-350, 1998[E]
147) 切池信夫: 摂食障害とうつ病. 臨床精神医学 29: 997-1002, 2000[E]
148) 切池信夫(編著): 摂食障害―治療のガイドライン. 医学書院, 2003[E]
149) 切池信夫: 摂食障害の治療ネットワークの構築について. 精神神経学雑誌 109: 1123-1128, 2007[E]
150) 切池信夫: 薬物療法の可能性. 臨床精神医学 37: 1465-1470, 2008[E]
151) 切池信夫: 摂食障害―食べない, 食べられない, 食べたら止まらない, 第2版. 医学書院, 2009[E]
152) 切池信夫: 摂食障害の概念と歴史. 切池信夫: 摂食障害―食べない, 食べられない, 食べたら止まらない, 第2版. pp15-22, 医学書院, 2009[E]
153) 切池信夫: 治療は難しい. 切池信夫: 摂食障害―食べない, 食べられない, 食べたら止まらない, 第2版. pp152-161, 医学書院, 2009[E]
154) 切池信夫: 家族への対応の仕方. 切池信夫: 摂食障害―食べない, 食べられない, 食べたら止まらない, 第2版. pp210-216, 医学書院, 2009[E]
155) Klein M: Mourning and its relation to manic-depressive states. Int J Psychoanal 21 The Writings of Melanie Klein, vol.1. Hogarth Press, London, 1940〔森山研介(訳): 喪とその躁うつ状態との関係. メラニー・クライン著作集3. 誠信書房, 1983〕[E]
156) Klump KL, et al: Academy for eating disorders position paper: eating disorders are serious mental illnesses. Int J Eating Disord 42: 97-103, 2009[E]
157) 小林一晃, 他: 摂食障害患者に対する Body Shape Questionnaire(BSQ)の試み―BSQ 日本語版の信頼性及

び妥当性の研究. 臨床精神医学 30: 1501-1508, 2001[C]
158) Kordy H, et al: Remission, recovery, relapse, and recurrence in eating disorders: conceptualization and illustration of a validation strategy. J Clin Psychol 58: 833-546, 2002[C]
159) Korndörfer SR, et al: Long term survival of patients with anorexia nervosa: a population-based study in Rochester, Minn. Mayo Clin Proc 78: 278-284[C]
160) 厚生労働省難治性疾患克服研究事業「中枢性摂食異常症に関する調査研究班」: 神経性食欲不振症のプライマリケアのためのガイドライン. 2007[E]
161) 厚生労働省精神・神経疾患研究委託 摂食障害の治療状況・予後等に関する調査研究(主任研究者 石川俊男). 平成13年度研究報告書. 2002[E]
162) 厚生労働省精神・神経疾患研究委託 摂食障害治療ガイドラインの臨床実証および治療ネットワークの確立研究(主任研究者 石川俊男). 平成17-19年度総括・分担研究報告書. 2008[E]
163) Kuboki T, et al: Epidemiological data on anorexia nervosa in Japan. Psychiatr Res 62: 11-16, 1996[E]
164) Lacey JH, et al: The impulsivist: a multi-impulsive personality disorder. Br J Addict 81: 641-649, 1986[E]
165) Levine MP, et al: The Prevention of Eating Problems and Eating Disorders. Lawrence Erlbaum Associates, Mahwah, 2006[E]
166) Levine MP, et al: Prevention of negative body image, disordered eating, and eating disorders: an update. Wonderlich S, et al(eds): Annual Review of Eating Disorders, Part 1-2007. pp1-13, Radcliffe Publishing, Oxford, 2007[E]
167) Lilenfeld LR, et al: A controlled family study of anorexia nervosa and bulimia nervosa: psychiatric disorders in first-degree relatives and effects of proband comorbidity. Arch Gen Psychiatry 55: 603-610, 1998[C]
168) Lock J, et al: Help Your Teenager Beat an Eating Disorder. Guilford Press, New York, 2005〔上原徹, 他(訳): 家族のための摂食障害ガイドブック. 星和書店, 2006〕[E]
169) Marcus MD, et al: Eating disorders and diabetes. Holmes CS(ed): Neuropsychological and Behavioral Aspects of Diabetes. pp102-121, Springer-Verlag, New York, 1990[E]
170) Marra M, et al: Are the general equations to predict BMR applicable to patients with anorexia nervosa. Eat Weight Disord 7: 53-59, 2002[C]
171) 丸田俊彦: 自己心理学の展開. 小此木啓吾, 他(編), 精神分析の現在. 現代のエスプリ別冊. 至文堂, 1995[E]
172) 増田さゆり, 他: 糖尿病こころの絵物語──病気になる前は, 何もかもが輝いていた…. 時事通信社, 2009[E]
173) Mattingly D, et al: Hypoglycemia and anorexia nervosa. J R Soc Med 88: 191-195, 1995[E]
174) 松林直, 他: 治療拒否をする神経性食欲不振症の臨床倫理的課題. 心身医学 44: 895-898, 2004[C]
175) 松木邦裕, 他(編): 摂食障害の精神分析的アプローチ. 金剛出版, 2006[E]
176) 松木邦裕: 摂食障害というこころ. 新曜社, 2008[E]
177) 松木邦裕, 他(編): パーソナリティ障害の精神分析的アプローチ. 金剛出版, 2009[E]
178) 松本俊彦, 他: 女性覚せい剤乱用者における摂食障害の合併について(第1報). 精神医学 42: 1153-1160, 2000[C]
179) McElroy SL, et al: Placebo controlled trial of sertraline in the treatment of binge eating disorder. Am J Psychiatry 175: 1004-1006, 2000[C]
180) McIntosh VV, et al: Three psychotherapies for anorexia nervosa: a randomized, controlled trial. Am J Psychiatry 162: 741-747, 2005[B]
181) McKnight RF, et al: Atypical antipsychotics and anorexia nervosa. Eur Eat Disord Rev 18: 10-21, 2010[E]
182) Milano W, et al: Treatment of binge eating disorder with sertraline: a randomized controlled trial. Biomed Res 16: 89-91, 2005[B]
183) Milano W, et al: Treatment of bulimia nervosa with fluvoxamine: a randomized controlled trial. Adv Ther 22: 278-283, 2005[B]
184) Miller KK, et al: Medical findings in outpatients with anorexia nervosa. Arch Intern Med 165: 561-566, 2005[C]
185) Miller W, et al: Motivational Interviewing. Guilford Press, New York, 2002〔松島義博, 他(訳): 動機付け面接法. 星和書店, 2007〕[E]
186) Minuchin S, et al: Psychosomatic Families: Anorexia Nervosa in Context. Harvard Press, Cambridge, MA, 1978〔福田俊一(監訳): 思春期やせ症の家族─心身症の家族療法. 星和書店, 1987〕[E]
187) Mitchell JE, et al: Intensive outpatient group treatment for bulimia. Garner DM, et al(eds): Handbook of Psychotherapy for Anorexia Nervosa and Bulimia. pp240-253, Guilford Press, New York, 1985[E]
188) Mitchell JE, et al: A trial of a relapse prevention strategy in women with bulimia nervosa who respond to cognitive-behavior therapy. Int J Eat Disord 35: 549-555, 2004[C]
189) 三井和代: 女子大学生における摂食障害予防介入プログラムの効果. 思春期学 24: 581-589, 2006[C]
190) 三宅典恵, 他: 神経性食思不振症を前景にもつアスペルガー障害の一例. 精神科 5: 464-469, 2004[E]

191) Mizes JS, et al: Validity, reliability, and factor structure of the Anorectic Cognitions Questionnaire. Addict Behav 14: 589-594, 1989[C]
192) 水島広子: 拒食症・過食症を対人関係療法で治す. 紀伊國屋書店, 2007[E]
193) 水島広子: 臨床家のための対人関係療法入門ガイド. 創元社, 2009[E]
194) 水島広子: 神経性大食症用対人関係療法マニュアル. 対人関係療法マスターブック. pp147-182, 金剛出版, 2009[E]
195) 水島広子: 摂食障害の不安に向き合う―対人関係療法によるアプローチ. 岩崎学術出版社, 2010[E]
196) 水島広子: 対人関係療法(IPT)の有効性に関する研究.厚生労働科学研究費補助金(こころの健康科学研究事業)精神療法の実施方法と有効性に関する研究 平成21年度 総括・分担研究報告書. pp76-82, 2010[C]
197) Mondraty N, et al: Randomized controlled trial of olanzapine in the treatment of cognitions in anorexia nervosa. Australas Psychiatry 13: 72-75, 2005[B]
198) Morgan HG, et al: Value of family background and clinical features as predictors of long-term outcome in anorexia nervosa: four-year follow-up study of 41 patients. Psychol Med 5: 355-371, 1975[C]
199) Morse JL, et al: Acute tension pneumothorax and tension pneumoperitoneum in a patient with anorexia nervosa. J Emerg Med 38: e13-16, 2010[E]
200) NABA: いいかげんに生きよう―拒食・過食はわたしたちのメッセージだった. NABA, 1996[E]
201) 永田利彦, 他: 摂食障害患者における Eating Disorder Inventory(EDI)の試み. 臨床精神医学 3: 897-903, 1994[C]
202) Nagata T, et al: A comparison of subgroups of inpatients with anorexia nervosa. Int J Eat Disord 22: 309-314, 1997[C]
203) 永田利彦, 他: 米国における摂食障害患者の治療の現況: COPE病棟(ピッツバーグ大学摂食障害専門病棟)での重症患者の治療経験から. 精神医学 40: 781-785, 1998[E]
204) Nagata T, et al: Multi-impulsivity of Japanese patients with eating disorders: primary and secondary impulsivity. Psychiatry Res 94: 239-250, 2000[C]
205) 永田利彦, 他: 摂食障害における社会不安障害. 精神医学 49: 129-135, 2007[E]
206) 永田利彦, 他: ひきこもる摂食障害を就労支援へつなげることのできた2症例. 精神医学 52: 17-24, 2010[E]
207) 永田利彦: 摂食障害の入院治療―より現実的な着地点を目指して. 西園マーハ文: 摂食障害の治療. 精神科臨床リュミエール 28. pp29-38, 中山書店, 2010[E]
208) 中井義勝, 他: 大食症質問表 Bulimic Investigatory Test, Edinburgh(BITE)の有用性と神経性大食症の実態調査. 精神医学 40: 711-716, 1998[C]
209) 中井義勝, 他: 摂食障害の転帰調査. 臨床精神医学 30: 1247-1256, 2001[C]
210) 中井義勝, 他: 摂食障害の臨床像についての全国調査. 精神医学 43: 1373-1378, 2001[D]
211) 中井義勝: 摂食障害患者の治療状況, 予後等に関する調査研究.厚生労働省精神・神経疾患研究委託 摂食障害の治療状況・予後等に関する調査研究平成13年度研究報告書. pp21-27, 2002[E]
212) 中井義勝, 他: 摂食障害の予後予測因子について. 精神医学 44: 1305-1309, 2002[C]
213) 中井義勝, 他: 摂食障害の臨床像についての全国調査. 心身医学 42: 729-737, 2002[D]
214) 中井義勝: Eating Attitudes Test(EAT)の妥当性について. 精神医学 45: 161-165, 2003[C]
215) 中井義勝: 摂食障害の予後評価に対する Eating Disorder Inventory(EDI)の有用性について. 精神医学 46: 941-945, 2004[C]
216) 中井義勝, 他: 中学生, 高校生, 大学生を対象とした身体像と食行動および摂食障害の実態調査. 精神医学 46: 1269-1273, 2004[C]
217) 中井義勝, 他: 摂食障害の転帰調査. 精神医学 46: 481-486, 2004[C]
218) 中井義勝: 摂食障害の疫学. 心療内科 9: 299-305, 2005[E]
219) 中井義勝: 摂食障害の疫学と予後. 石川俊男, 他(編): 摂食障害の診断と治療―ガイドライン 2005. pp1-4, マイライフ社, 2005[D]
220) 中井義勝: 摂食障害の経過と転帰. 最新精神医学 11: 249-254, 2006[C]
221) 中井義勝, 他: 症状評価法. モダンフィジシャン[特集摂食障害―その診かたと治療] 27: 785-788, 2007[E]
222) 中井義勝: 肥満, やせ. 井村裕夫(編): わかりやすい内科学, 第3版. pp1350-1356, 文光堂, 2008[E]
223) 中井義勝: 典型的神経性食欲不振症と非典型的食欲不振症について. 精神医学 51: 1093-1098, 2009[C]
224) 中井義勝: 予防対策― 1. 末松弘行, 他(編): チーム医療としての摂食障害診療―新たな連携を求めて. pp35-38, 診断と治療社, 2009[E]
225) 中井義勝, 他: 京都市の医療機関を対象とした摂食障害の実態調査. 精神医学 51: 681-683, 2009[D]
226) 中井義勝: 摂食障害発症頻度と摂食障害関連症状の時代的変化. 精神医学 52: 379-383, 2010[C]
227) 中井義勝: 日本における排出行動障害の実態について. 精神医学 53: 317-322, 2011[C]
228) 中井義勝:「肥満恐怖のない神経性食欲不振症」の日本における時代的変化について. 精神医学 53: 795-801, 2011[C]

229) Nakai Y, et al: Comparison of female Japanese and Canadian eating disorder patients on the Eating Disorder Inventory. Striegel-Moore RH, et al(eds): Developing an Evidence-Based Classification of Eating Disorders: Scientific Findings for DSM-5. pp351-364, American Psychiatric Association, Virginia, USA, 2011[C]
230) 中村伸一: 摂食障害に対する家族療法の効果. 特集 摂食障害と食行動異常. 臨床精神医学 37: 1459-1462, 2008[E]
231) Nakash-Eisikovits O, et al: A multidimensional meta-analysis of pharmacotherapy for bulimia nervosa: summarizing the range of outcomes in controlled clinical trials. Harv Rev Psychiatry 10: 193-211, 2002 [A]
232) 中谷陽二: 摂食障害の万引きと司法精神医学. アディククションと家族 26: 291-303, 2010[C]
233) National Collaborating Centre for Mental Health: National Clinical Practice Guideline CG9 Eating Disorders: Core Interventions in the Treatment and Management of Anorexia Nervosa, Bulimia Nervosa, and Related Eating Disorders. 2004 http://www.nice.org.uk/[A]
234) 日本摂食障害学会, 厚生労働省精神・神経疾患研究委託費 平成17-19年度摂食障害治療ガイドラインの臨床実証および治療ネットワークの確立研究班(編): 摂食障害救急患者治療マニュアル. 2007[E]
235) 日本摂食障害学会, 厚生労働省精神・神経疾患研究委託費 平成20-22年度 摂食障害の疫学, 病態と診断, 治療法, 転帰と予後に関する総合的研究班(編): 摂食障害救急患者治療マニュアル, 第2版. 2010[E]
236) 日本摂食障害学会: 摂食障害救急患者治療マニュアル, 第2版改訂版, 2010. 厚生労働省精神・神経疾患研究開発費 平成20年度―平成22年度 20委―2摂食障害の疫学, 病態と診断, 治療法, 転帰と予後に関する総合的研究班(分担研究者 石川俊男)[E]
237) 日本小児心身医学会(編): 小児の神経性無食欲症診療ガイドライン. 小児心身医学会ガイドライン集―日常診療に活かす4つのガイドライン. pp85-119, 南江堂, 2009[E]
238) 日本小児心身医学会摂食障害WG: 神経性無食欲症に関する調査報告―小児科研修施設への第一次調査. 児心身誌 17: 65-68, 2008[D]
239) 日本小児心身医学会摂食障害WG: 神経性無食欲症に関する調査報告―診療状況および二次調査. 児心身誌 17: 69-72, 2008[D]
240) 日本小児心身医学会摂食障害WG: 多施設共同研究「摂食障害グループ」, 神経性無食欲症に関する調査報告, 診療状況および二次調査. 子どもの心とからだ 17: 69-72, 2008[D]
241) 西園マーハ文: 学校保健. 切池信夫(編): 新しい診断と治療のABC 47, 精神4摂食障害. pp192-198, 最新医学社, 2007[E]
242) 西園文: 摂食障害の早期発見と初期治療の充実のための多職種連携のための研究. 厚生労働省精神・神経疾患研究委託費17公-1 摂食障害治療ガイドラインの臨床実証及びネットワークの確立研究 平成17-19年度総括・分担研究報告書. pp27-33, 2008[E]
243) 西園マーハ文: 摂食障害のセルフヘルプ援助: 患者の力を生かすアプローチ. 医学書院, 2010[E]
244) 西園マーハ文: 摂食障害の特徴と治療. 摂食障害のセルフヘルプ援助: 患者の力を生かすアプローチ. pp2-16, 医学書院, 2010[E]
245) 西園マーハ文: 初診時の外来でのセルフヘルプの導入 Case 1, Case 2. 摂食障害のセルフヘルプ援助: 患者の力を生かすアプローチ. pp60-90, 医学書院, 2010[E]
246) 西園マーハ文: さまざまな場面でのセルフヘルプの導入 Case 5. 摂食障害のセルフヘルプ援助: 患者の力を生かすアプローチ. pp120-130, 医学書院, 2010[E]
247) 西園マーハ文: さまざまな場面でのセルフヘルプの導入 Case 6. 摂食障害のセルフヘルプ援助: 患者の力を生かすアプローチ. pp131-139, 医学書院, 2010[E]
248) 西園マーハ文: 専門医のための精神科臨床リミュエール28 摂食障害の治療. 中山書店, 2010[E]
249) Noma S, et al: Comparison between the SCOFF Questionnaire and the Eating Attitudes Test in patients with eating disorders. Int J Psychiatr Clin Prac 10: 27-32, 2006[C]
250) Noordenbos G: Primary prevention of eating disorders. Jaffa T, et al(eds): Eating Disorders in Children and Adolescents. pp293-304, Cambridge Univ Press, Cambridge, 2007[E]
251) Noordenbos G: When have eating disordered patients recovered and what do the DSM-IV criteria tell about recovery. Eat Disord 19: 234-245, 2011[E]
252) 野崎剛弘, 他: 外来治療のみで発症以前の体重まで回復できた神経性食欲不振症患者の臨床的心理的特徴. 心身医学 44(2): 121-131, 2004[C]
253) 野添新一: 神経性食欲不振症の行動療法についての研究. 医学研究 50: 129-180, 1980[C]
254) Odent M: Autism and anorexia nervosa: two facets of the same disease. Med Hypotheses 75: 79-81, 2010 [C]
255) 荻原友未, 他: ひとりぼっちを抱きしめて. 医歯薬出版, 2001[E]
256) Okano G, et al: Disordered eating in Japanese and Chinese female runners, rhythmic gymnasts and gymnasts. Int J Sports Med 26: 486-491, 2005[C]

257) 大隈和喜, 他: "身"からみた摂食異常症の進展様式と治療的アプローチ. 日本心療内科学会誌 8: 13-18, 2004 [E]
258) 大隈和喜: 摂食障害の病態進展と治療: 最近の話題. Pharma Medica 24: 55-58, 2006[E]
259) 大隈和喜: 神経性食欲不振症の外来治療における「感想文」を用いた記述式自己表出法の有用性. 心身医学 50: 147-154, 2010[E]
260) 大隈和喜: 神経性食用不振症治療技法, 深町の「行動制限療法」における行動制限の意義について. 心身医学 50: 1065-1073, 2010[C]
261) 大野良之, 他: 中枢性摂食障害異常症. 厚生省特定疾患対策研究事業・特定疾患治療研究事業未対象疾患の疫学像を把握するための調査研究班 平成11年度研究業績集. pp266-310, 1999[E]
262) 大阪高裁昭和59.3.27: 神経性食思不振症(思春期やせ症)の重症者による食料品の万引き窃盗について心神喪失を認めて無罪を言い渡した事例. 判例時報 1116: 140-142, 1986[E]
263) 太田有美, 他: 摂食障害とアスペルガー障害. 小児の精神と神経 45: 51-59, 2005[E]
264) O'Reardon JP, et al: A randomized placebo-controlled trial of sertraline in the treatment of night eating syndrome. Am J Psychiatry 163: 893-898, 2006[B]
265) 小澤夏紀, 他: 女性誌への暴露が食行動異常に及ぼす影響. 心身医学 45: 522-529, 2005[C]
266) Paccagnella A, et al: Application criteria of enteral nutrition in patients with anorexia nervosa: correlation between clinical and psychological data in a "lifesaving" treatment. JPEN J Parenter Enteral Nutr 30: 231-239, 2006[C]
267) Palmer RL: Helping People with Eating Disorders: A Clinical Guide to Assessment and Treatment. John Wiley & Sons, Chichester, 2000〔佐藤裕史(訳): 摂食障害患者への援助. 金剛出版, 2002〕[E]
268) Palmer RL, et al: Self-help for bulimic disorders: a randomized controlled trial comparing minimal guidance with face-to-face or telephone guidance. Br J Psychiatry 181: 230-235, 2002[B]
269) Peveler RC, et al: The treatment of bulimia nervosa in patients with diabetes mellitus. Int J Eat Disord 11: 45-53, 1992[E]
270) Phelan PW: Cognitive correlates of bulimia: The Bulimic Thought Questionnaire. Int J Eat Disord 6: 593-607, 1987[C]
271) Pike KM, et al: Cognitive behavior therapy in the posthospitalization treatment of anorexia nervosa. Am J Psychiatry 160: 2046-2049[B]
272) Polivy J, et al: Group psychotherapy. Garner DM, et al(eds): Handbook of Treatment for Eating Disorders, 2nd ed. pp441-452, Guilford Press, New York, 1997〔小牧元(監訳): 摂食障害治療ハンドブック. 金剛出版, 2004〕[C]
273) Polonsky WH, et al: Insulin omission in women with IDDM. Diabetes Care 17: 1178-1185, 1994[C]
274) Probst M, et al: The Body Attitude Test for patients with an eating disorder. Psychometric characteristics of a new questionnaire. Eat Disord 3: 133-144, 1995[C]
275) Prochaska JO, et al: Stages and processes of self-change in smoking: towards an integrative model of change. Consult Clin Psychol 51: 390-395, 1983[C]
276) Prochaska JO, et al: In search of how people change. Application to addictive behaviors. Am Psychol 47: 1102-1114, 1992[E]
277) Rachel BW: Overview of the eating disorders. Lask B, et al(eds): Anorexia Nervosa and Related Eating Disorders in Childhood and Adolescence, 2nd ed. pp27-40, Psychology Press and Routledge, London, 2000[E]
278) Raudu P-Em, et al: Acute liver cell damage in patients with anorexia nervosa: a possible role of starvation-induced hepatocyte autophagy. Gastroenterology 135: 840-848, 2008[C]
279) Rapaport WS, et al: Preventing eating disorders in young women with type I diabetes. Anderson BJ, et al(eds): Practical Psychology for Diabetes Clinicians. American Diabetes Association, 1996〔中尾一和, 他(監訳): 糖尿病診療のための臨床心理ガイド. メジカルビュー社, 1997〕[E]
280) Reas DC, et al: Review and meta-analysis of pharmacotherapy for binge-eating disorder. Obesity 16: 2024-2038, 2008[A]
281) Roberts ME, et al: A systematic review and meta-analysis of set-shifting ability in eating disorders. Psychol Med 37: 1075-1084, 2007[E]
282) Robinson P: Severe and Enduring Eating Disorder(SEED). Wiley-Blackwell, West Sussex, 2009[E]
283) Rodin GM, et al: Eating disorders in young women with type 1 diabetes mellitus. J Psychosom Res 53: 943-949, 2002[E]
284) Rosenfeld H: Impasse and Interpretation. Tavistock Publication, London, 1987〔神田橋條治(監訳): 治療の行き詰まりと解釈. 誠信書房, 2001〕[E]
285) Rosman L, et al: Family lunch session: an introduction to family therapy in anorexia nervosa. Am J Orthopsychiatry 45: 846-853, 1975[C]

286) Rotondi F, et al: Tako-tsubo cardiomyopathy complicated by recurrent torsade de pointes in a patients with anorexia nervosa. Intern Med 49: 1133-1137, 2010[C]
287) Rowe SL, et al: Does avoidant personality disorder impact on the outcome of treatment for bulimia nervosa. Int J Eat Disord 43: 420-427, 2010[C]
288) Royal College of Psychiatrists London: Guidelines for the nutritional management of anorexia nervosa. Council Report CR130, 2008 revised[E]
289) Rozen JC, et al: Body Shape Questionnaire: Studies of validity and reliability. Int J Eat Disord 20: 315-319, 1996[C]
290) Russell GF: Bulimia nervosa: an ominous variant of anorexia nervosa. Psychol Med 9: 429-448, 1979[E]
291) Russell GF, et al: An evaluation of family therapy in anorexia nervosa and bulimia nervosa. Arch Gen Psychiatry 44: 1047-1056, 1987[B]
292) Rydall AC, et al: Disordered eating behavior and microvascular complications in young women with insulin-dependent diabetes mellitus. N Engl J Med 336: 1849-1854, 1997[C]
293) 斎藤学: 摂食障害の家族と家族療法. 家族機能研究所研究紀要 7: 61-70, 2004[E]
294) 斉藤陽子, 他: 著明な低体重を呈したアスペルガー障害の1例. 精神医学 46: 1299-1305, 2004[E]
295) 佐藤晋爾, 他: 摂食障害を合併したAsperger障害の1例. 精神医学 42: 963-968, 2000[E]
296) Scalfi L, et al: The prediction of basal metabolic rate in female patients with anorexia nervosa. Int J Obes Relat Metab Disord 25: 359-364, 2001[C]
297) Schebendach J, et al: Indirect calorimetry in the nutritional management of eating disorders. Int J Eat Disord 17: 59-66, 1995[C]
298) Schebendach J, et al: Dietary energy density and diet variety as risk factors for relapse in anorexia nervosa: a replication. Int J Eat Disord 2011 Mar 29[Epub ahead of print][C]
299) Schmidt U, et al: Getting Better Bit(e) by Bit(e). A Survival Kit for Sufferers of Bulimia Nervosa and Binge Eating Disorders. Psychology Press, 1993〔友竹正人, 他(訳): 過食症サバイバルキット—ひと口ずつ, 少しずつよくなろう. 金剛出版, 2007〕[E]
300) Schmidt U, et al: Anorexia nervosa: valued and visible. A cognitive-interpersonal maintenance model and its implications for research and practice. Br J Clin Psychol 45: 343-366, 2006[E]
301) Schmidt U, et al: A randomized controlled trial of family therapy and cognitive behavior therapy guided self-care for adolescents with bulimia nervosa and related disorders. Am J Psychiatry 164: 591-598, 2007[B]
302) Schmidt U, et al: Randomised controlled trial of CD-ROM-based cognitive-behavioural self-care for bulimia nervosa. Br J Psychiatry 193: 493-500, 2008[B]
303) Schuckit MA, et al: Anorexia nervosa and bulimia nervosa in alcohol-dependent men and women and their relatives. Am J Psychiatry 153: 74-82, 1996[D]
304) Schulman RG, et al: The development of a scale to measure cognitive distortions in bulimia. J Pers Assess 50: 630-639, 1986[C]
305) Schwing G: Ein Weg Zur Seele Des Geisteskranken. Rascher Verlag, Zurich, 1940〔シュヴィング(著), 小川信男, 他(訳), 精神病者の魂への道. みすず書房, 1966〕[E]
306) 精神保健福祉研究会(監修): 精神保健福祉法詳解. 中央法規出版, 2007[E]
307) Shapiro JR, et al: Bulimia nervosa treatment: a systematic review of randomized controlled trials. Int J Eat Disord 40: 321-326, 2007[A]
308) 下坂幸三: アノレキシア・ネルヴォーザ論考. 金剛出版, 1988(新装版 2007)[E]
309) 下坂幸三: 拒食と過食の心理, 治療者のまなざし. 岩波書店, 1995[E]
310) 神経性食欲不振症調査研究班: 神経性食欲不振症への対応のために, 治療(研究)用マニュアル, 神経性食欲不振症調査研究班 平成3年度研究報告書別冊. 1992[E]
311) Steiner J: Psychic Retreat. Routledge, London, 1993〔衣笠隆幸(監訳): こころの退避. 岩崎学術出版社, 1997〕[E]
312) Steinhausen HC: The outcome of anorexia nervosa in the 20th century. Am J Psychiatry 159: 1284-1293, 2002[E]
313) Steinhausen HC: Outcome of eating disorders. Child Adolesc Psychiatr Clin N Am 18: 225-242, 2009[E]
314) Stice E, et al: Eating disorder prevention programs: a meta-analytic review. Psychol Bull 130: 206-227, 2004[A]
315) Stránský M, et al: Nutrition as prevention and treatment of osteoporosis. Physiol Res 58(Suppl 1): S7-S11, 2009[A]
316) Suematsu H, et al: Statistical studies on anorexia nervosa in Japan: detailed clinical data on 1,011 patients. Psychother Psychosom 43: 93-103, 1985[E]
317) Suematsu H, et al: Statistical studies on the prognosis of anorexia nervosa. Psychother Psychosom 43:

318) 末松弘行, 他(編): チーム医療としての摂食障害診療. 診断と治療社, 2009[E]
319) Suzuki K, et al: Young female alcoholics with and without eating disorders: a comparative study in Japan. Am J Psychiatry 150: 1053-1058, 1993[C]
320) 鈴木健二, 他: 精神科作業所における摂食障害のソーシャルスキル—統合失調症との比較. 精神医学 45: 145-151, 2003[C]
321) 鈴木健二: 集団療法を中心とした過食症への治療戦略. 精神神経学雑誌 108: 736-741, 2006[E]
322) 鈴木健二, 他: 常習的万引きを伴う摂食障害の特徴と治療. 精神医学 52: 647-654, 2010[C]
323) Suzuki K, et al: Mortality 6 years after inpatient treatment of female Japanese patients with eating disorders associated with alcoholism. Psychiatry Clin Neurosci 65: 326-332, 2011[D]
324) 鈴木眞: 思春期に多いダイエット障害. 少年写真新聞社, 2005[E]
325) 鈴木(堀田)眞: 神経性食欲不振症における骨粗鬆症と低身長. ホルモンと臨床 54: 311-318, 2006[C]
326) 鈴木眞: Primary care note 摂食障害. 日本医事新報社, 2008[E]
327) 鈴木眞, 他: 拒食症の家族教室 理解編・対処編(DVD). EAT ファミリーサポートの会/アスクスメディア, 2008[E]
328) 鈴木智美: mourning work を抱える環境のマネージメント—管理医の役割. 松木邦裕, 他(編): 抑うつの精神分析的アプローチ. 金剛出版, 2007[E]
329) Swinbourne JM, et al: The co-morbidity of eating disorders and anxiety disorders: a review. Eur Eat Disord Rev 15: 253-274, 2007[E]
330) 高木洲一郎, 他: 救命救急センターで経験された摂食障害の事故例の検討. 精神医学 35: 1265-1271, 1993[C]
331) 高木洲一郎, 他: 摂食障害の万引きをめぐって—現状と問題点. 臨床精神医学 37: 1421-1427, 2008[C]
332) 高木洲一郎, 他: 摂食障害の万引きをめぐる諸問題. アディククションと家族 26: 296-303, 2010[E]
333) 高木洲一郎: 摂食障害患者の万引きをめぐる諸問題—治療者へのアンケート調査を中心に. シンポジウム「摂食障害冠者の万引き等問題行動について」. 第14回摂食障害学会総会・学術集会プログラム・抄録集. 2010[E]
334) 武田綾, 他: 男女高校生における神経性過食症の出現頻度. 精神医学 35: 1273-1278, 1993[C]
335) 武田綾, 他: 摂食障害とアルコール依存症の合併例の転帰調査. 心身医学 42: 513-519, 2002[C]
336) 竹村道夫: 摂食障害と窃盗癖, 私の対処法. アディククションと家族 26: 304-310, 2010[C]
337) Takii M, et al: Differences between bulimia nervosa and binge-eating disorder in females with type 1 diabetes: the important role of insulin omission. J Psychosom Res 47: 221-231, 1999[C]
338) 瀧井正人: 1型糖尿病への摂食障害の合併. 日本臨床 59(3): 497-502, 2001[E]
339) Takii M, et al: Classification of type 1 diabetic females with bulimia nervosa into subgroups according to purging behavior. Diabetes Care 25(9): 1571-1575, 2002[C]
340) Takii M, et al: An integrated inpatient therapy for type 1 diabetic females with bulimia nervosa: a three-year follow-up study. J Psychosom Res 55: 349-356, 2003[C]
341) 瀧井正人: 認知行動療法. 石川俊男, 他(編): 摂食障害の診断と治療—ガイドライン 2005. pp66-76, マイライフ社, 2005[E]
342) 瀧井正人: Insulin Omissionについて. 糖尿病 50: 709, 2007[E]
343) Takii M, et al: The duration of severe insulin omission is the factor most closely associated with the microvascular complications of type 1 diabetic females with clinical eating disorders. Int Eat Disord 41: 259-264, 2008[C]
344) 瀧井正人: 摂食障害. 久保千春(編): 心身医学標準テキスト, 第3版. pp165-177, 医学書院, 2009[E]
345) 瀧井正人: 心理的アプローチ(1型糖尿病). 永淵正法, 他(編): コメディカル・研修医・一般臨床医のための糖尿病治療ハンドブック—基本的な考え方とその実践・心理的アプローチ. pp109-117, 医学出版, 2009[E]
346) 瀧井正人: 心療内科での治療. 専門医のための精神科臨床リュミエール 28 摂食障害の治療. pp163-174, 中山書店, 2010[E]
347) 瀧井正人: 糖尿病の心療内科的アプローチ. 金剛出版, 2011[E]
348) Takii M: Insulin, and clinical eating disorders in diabetes. Preedy VR(ed): Handbook of Behavior, Diet and Nutrition. pp2693-2712, Springer-Verlag, New York, 2011[E]
349) Takii M, et al: The relationship between the age of onset of type 1 diabetes and the subsequent development of a severe eating disorder by female patients. Pediatr Diabetes 12: 396-401, 2011[C]
350) 瀧井正人, 他: 神経性食欲不振症の入院治療の治療予後に関する前向き研究. 厚生労働省精神・神経疾患研究委託費 20 委-2 摂食障害の疫学, 病態と診断, 治療法, 転帰と予後に関する総合的研究 平成 20-22 年度総括・分担研究報告書. pp52-54, 2011[C]
351) Takimoto Y, et al: QT interval and QT dispersion in eating disorders. Psychother Psychosom 73(5): 324-328, 2004[C]

352) 田村奈穂, 他: 摂食障害—治療施設を探すには. こころのりんしょう a・la・carte 29: 404-407, 2010［E］
353) 田村奈穂, 他: 摂食障害患者の相談・治療受け入れ施設「相談できる施設」リストができるまで. 日本摂食障害学会・厚生労働省精神・神経疾患研究開発費摂食障害の疫学, 病態と診断, 治療法, 転帰と予後に関する総合的研究班（主任研究者切池信夫）編: 摂食障害救急患者治療マニュアル, 第2版. pp22-25, マイライフ社, 2010［E］
354) Tanaka H, et al: Outcome of severe anorexia nervosa patients receiving inpatients treatment in Japan: an 8-year follow-up study. Psychiatry Clin Neurosci 55: 389-396, 2001［C］
355) 田中秀樹, 他: 神経性食思不振症入院患者の転帰調査. 精神医学 45: 483-490, 2003［C］
356) 田中徹哉: 学校保健室における早期介入. 厚生労働科学研究（子ども家庭総合研究事業）思春期やせ症と思春期の不健康やせの実態把握および対策に関する研究班（代表: 渡辺久子）編集: 思春期やせ症の診断と治療ガイド. pp40-41, 文光堂, 2005［E］
357) 田中徹哉, 他: 思春期やせ症早期発見の試み: 研究モデル校における実践（その2）. 平成16年度厚生労働科学研究（子ども家庭総合研究事業）報告書. pp35-38, 2005［C］
358) 建部佳記, 他: 当科にて入院行動療法を行った摂食障害患者の予後に関する調査研究. 心身医学 42: 661-668, 2002［C］
359) Teng K: Premenopausal osteoporosis, an overlooked consequence of anorexia nervosa. Cleve Clin J Med 78: 50-58, 2011［E］
360) Thompson-Brenner H, et al: Personality subtypes in eating disorders: validation of a classification in a naturalistic sample. Br J Psychiatry 186: 516-524, 2005［C］
361) 特定疾患治療研究事業未対象疾患の疫学像を把握するための調査研究班: 平成11年度研究事業. pp.266-310, 2000［D］
362) Touyz S, et al（著）: 児童思春期のAN患者の家族療法. 切池信夫（監訳）: 摂食障害. エビデンス・ベイスト心理療法シリーズ9巻（貝谷久宣, 他, 監修）. pp70-72, 金剛出版, 2011［E］
363) Treasure J, et al: Skills-based Learning for Caring for a Loved One with an Eating Disorder; The New Maudsley Method. Taylor & Francis Group Ltd, Routledge, UK, 2007〔友竹正人, 他（訳）: モーズレイ・モデルによる家族のための摂食障害こころのケア. 新水社, 2008〕［E］
364) Treasure J, et al: Eating disorders. Lancet 375: 583-593, 2010［E］
365) 塚原佐知栄, 他: 1型糖尿病患者における摂食障害・食行動異常の頻度, 心理的背景および臨床像. 糖尿病 52: 13-21, 2009［C］
366) 筒井末春: 女性のための食事指導シリーズ摂食障害. pp26-27, 食糧庁, 財団法人全国穀物協会, 1997［E］
367) 上原徹: モーズレーアプローチによる摂食障害の心理教育. 上原徹（編）: スキルアップ心理教育. pp113-128, 星和書店, 2007［E］
368) 上原優子: 単家族プログラム. 後藤雅博（編）: 摂食障害の家族心理教育. pp49-76, 金剛出版, 2000［E］
369) Uehara T, et al: Psychoeducation for the families of patients with eating disorders and changes in expressed emotion: a preliminary study. Compr Psychiatry 42: 132-138, 2001［C］
370) Vandereycken W, et al: The first Australian case description of anorexia nervosa. Aust NZ J Psychiatry 24: 109-112, 1990［E］
371) Vignaud M, et al: Refeeding syndrome influence outcome of anorexia nervosa patients in intensive care unit: an observational study. Crit Care 14: R172［Epub 2010 Sep 28, 2010］［D］
372) Vrabel KR, et al: Five-year prospective study of personality disorders in adults with longstanding eating disorders. Int J Eat Disord 43: 22-28, 2010［C］
373) 和田良久: 発達障害を合併する摂食障害. 精神神経学雑誌 112: 750-757, 2010［E］
374) Walsh BT, et al: Fluoxetine after weight restoration in anorexia nervosa: a randomized controlled trial. JAMA 295: 2005-2012, 2006［B］
375) Walsh BW, et al : Self-Mutilation : Theory, Research, and Treatment. Guilford Press, New York, 1988〔松本俊彦, 他（訳）: 自傷行為: 実証的研究と治療指針. 金剛出版, 2005〕［E］
376) 渡辺久子, 他: 思春期やせ症のスクリーニングと頻度調査. 成長曲線を用いた早期発見, 診断方法の試み, 思春期やせ症（神経性食欲不振症）の実態把握および対策に関する研究. 平成13年度厚生労働科学研究（子ども家庭総合研究事業）報告書. pp212-216, 2002［D］
377) 渡辺久子, 他（編）: 思春期やせ症の診断と治療ガイドライン. 文光堂, 2005［E］
378) 渡辺久子, 他（編）: 思春期やせ症—小児診療に関わる人のためのガイドライン. 文光堂, 2008［E］
379) 渡辺久子: 予防対策— 2. 末松弘行, 他（編）: チーム医療としての摂食障害診療—新たな連携を求めて. pp39-44, 診断と治療社, 2009［E］
380) Weissman MM, et al: Comprehensive Guide to Interpersonal Psychotherapy. Basic Books, New York, 2000〔水島広子（訳）: 対人関係療法総合ガイド. 岩崎学術出版社, 2009〕［E］
381) Weissman MM, et al: Clinician's Quick Guide to Interpersonal Psychotherapy. Oxford University Press, New York, 2007〔水島広子（訳）: 臨床家のための対人関係療法クイックガイド. 創元社, 2008〕［E］

382) Wentz E, et al: Childhood onset neuropsychiatric disorders in adult eating disorder patients. A pilot study. Eur Child Adolesc Psychiatry 14: 431-437, 2005[C]
383) Wilfley DE, et al: Interpersonal Psychotherapy for Group. Basic Books, New York, 2000〔水島広子（訳）: グループ対人関係療法. 創元社, 2006〕[E]
384) Wilfley DE, et al: A randomized comparison of group cognitive-behavioral therapy and group interpersonal psychotherapy for the treatment of overweight individuals with binge-eating disorder. Arch Gen Psychiatry 59: 713-721, 2002[B]
385) Willard SG, et al: Nutritional counseling as an adjunct to psychotherapy in bulimia treatment. Psychosomatics 24: 545-547, 550-551, 1983[E]
386) Willer MG, et al: Implications of the changing use of hospitalization to treat anorexia nervosa. Am J Psychiatry 162: 2374-2376, 2005[C]
387) Wonderlich SA, et al: The validity and clinical utility of binge eating disorder. Int J Eat Disord 42: 687-705, 2009[E]
388) World Health Organization: The ICD-10 Classification of Mental and Behavioural Disorders. WHO, Geneva, 1992〔融道男, 他（訳）: ICD-10 精神および行動の障害—臨床記述と診断ガイドライン. 医学書院, 1993〕[E]
389) 安田弘之: 心身症への新しいアプローチ. pp85-94, 日本評論社, 1993[E]
390) 吉田充孝, 他: 強迫性障害に対する Maudsley Obsessional Compulsive Inventory（MOCI）邦訳版の有用性について. 精神医学 37: 291-296, 1995[C]
391) Zanarini MC, et al: The course of eating disorders in patients with borderline personality disorder: a 10-year follow-up study. Int J Eat Disord 43: 226-232, 2010[C]

# 索引

主要な説明のある頁については太字で示した．

## 数字索引

1型糖尿病　207, 230
I軸障害　260

## 欧文索引

AA(Alcoholics Anonymous)　231
ABCアプローチ法　106
AN(anorexia nervosa)　8, **12**, 19, 50, 119, 145, 180, 188, 196, 232, 242, 252, 258
―――，児童思春期の　128
―――，小児の　171
―――，肥満恐怖のない　8
―――，慢性　259
―――におけるセルフヘルプ　73
―――の治療　58, 62, 164
―――の薬物療法　129
ANBP(AN binge-purging type)　86, 152, 251
ANR(AN restricting type)　86, 152, 250
AQ(Autism-Spectrum Quotient)スコア　196
A-T(administrator-therapist)スプリット　**128**, 160
BED(binge eating disorder)　8, 64, 101, 118, 130, 201, 208
BITE(Bulimic Investigatory Test, Edinburgh)　20, 35, 104, 232, 246, 271
BMI　102, 155, 231, 243, 274
―――，月経が再開できる　95
―――，最小　258
―――，低　179
BN(bulimia nervosa)　8, 12, **14**, 19, 100, 118, 180, 200, 208, 232, 251, 252, 258
―――，小児の　177
―――におけるセルフヘルプ　77
―――の治療　58, 63
―――の認知行動療法　149
―――の薬物療法　130
BNP(BN purging type)　86
BPD(borderline personality disorder)　35
Bruch　16

BSQ(Body Shape Questionnaire)　246
bulimia　14
BUN　32
CBT　**99**, 166
CBT-E　102
comorbidity　**128**, 258, 270
culture-bound syndrome　17, 266
DSM-Ⅲ　12, 14
DSM-Ⅲ-R　14
DSM-Ⅳ　**8**, 12, 199, 255
DSM-Ⅳ-TR　195, 204
EAT(Eating Attitudes Test)　20, 35, 179, 232, 246, 250, 271
EAT-26　246, 249
EDE(Eating Disorders Examination)　104, 254, 271
EDE-Q　35, 104
EDI(Eating Disorder Inventory)　20, 35, 180, 232, 246, 249, 259, 271
EDNOS(eating disorder not otherwise specified)　8, 19, 64
―――の治療　64
EEG異常　32
FDA　131
fMRI　50
GAF(Global Assessment Function)　249
GOSC(Great Ormond Street criteria)　39
Gull　12
HbA1c　208
ICD-10　**8**, 12
IGF-I　231, 242
insulin omission　208
IPT　113
Lasègue　12
Minuchin　221
multi-impulsive bulimia　200, 206
NABA　216
NICE2004　4
NICEガイドライン　60, 73, 100
parentectomy　221
PDD(pervasive developmental disorder)　35, **194**
prevention
―――, selective　263
―――, targeted　264
―――, universal　263

PSR(精神状態尺度)　254
QT時間(間隔)延長　32, 91
RCT　3, 114, 118, 131, 186
refeeding syndrome　42, 66, 67, 84, **93**, 171
Russell　14
SCID　184
SCOFF　20, 35, 272
selective prevention　263
Simmonds病　14
SNRI　186
SSRI　130, 131, 186
$T_3$　242
targeted prevention　264
TCI(Temperament and Character Inventory)　30
TNF(tumor necrosis factor)　16
uni-impulsive bulimia　207
universal prevention　263

## 和文索引

### あ

アイデンティティ　120, 247
アスペルガー障害　195
アスリートの摂食障害　266
アセスメント　104
アディクション　110, 200
アミノ酸製剤　69
アミラーゼ　43
アルコール依存(症)　30, 110, 111, **199**, 206, 215, 231, 249, 258, 261
―――の診断基準　199
―――の治療　201
―――の転帰　201
アルコール専門病院　202
アルコール乱用　28, 71, 249
アレキシサイミア　87
悪性の退行　142
安定剤依存　201

### い

イギリス精神医学会の摂食障害ガイドライン　4
インスリン　211
インスリン様成長因子　231

# 索引

インターネット　166, 274
インテイク面接　115
医学モデル　115
医師の役割　229
医療機関以外での初期対応　54
医療機関での初期対応　55
医療行政　276
医療経済　58, 164, 165, 181, 276
医療政策　164
医療保険　279
医療保護入院　42, 60, 158, 231
依存(症)
　──, アルコール　199, 206, 231
　──, 安定剤　201
　──, 運動　266
　──, 買物　206
　──, 薬物　201
依存関係, 母親との　120
依存性パーソナリティ障害　193
依存対象　142
胃破裂　68
異常食行動　**27**, 112
移行対象　134
意識障害　43, 66
維持因子　116
遺伝性　15
遺伝的側面, 摂食障害の　15
遺伝的要因　48
一次性のうつ病　183
一次予防　263
一般生化学検査　89
一般内科病棟での入院治療　145
陰性感情　97
陰性転移　125

## う

ウィンドウカラー　135
う歯　234
うつ病　42, **183**
　──, 一次性の　183
　──の治療　186
　──の併存　185
　──の臨床症状　185
うつ病性障害　22
運動　162
運動依存症　266
運動選手, 女子　274

## え

エストラジオール値, 血清　244
エビデンスコード　3, 6
エピソード　253
エレンタール®　69
エンシュア®　69
エンパワーメント　148, 225

栄養教育　174
栄養士　81, 174, 233
栄養指導　**91**, 160, 239
栄養状態の改善　68, **91**
栄養障害　34, 242
栄養マーカー　242
栄養療法　**91**, 146
　──の補助的側面　131
疫学調査　18, 199
　──, 海外の　22
　──, 摂食障害の　19
演技性パーソナリティ障害　192

## お

オピオイド　15
オランザピン　130
応急処置　83
応答性
　──, 情緒　138
　──, 身体的　138
応用訓練　152
往診　145

## か

カウンセラー　54, 79
カウンセリング　166, 168, 210
カロチン血症　31
ガイダンス, 家族　225
ガイデッドセルフヘルプ　73, **78**
ガイドライン　2, 203
下限体重　89
家族　53, 221
　──, 思春期瘦せ症の　221
　──, 単　225
　──, 複合　225
　──との連絡　169
　──の自助グループ　224
　──の同伴　83
　──へのアプローチ　128
　──への対応　221
　──への暴力　71
家族ガイダンス　225
家族会　170, 216, 223, 233, 240
家族環境　48
　──, 崩壊した　221
家族機能　143
家族教育　240
家族教室　225, 240
家族サポート　222
家族システム　223
家族支援　172, 175
家族心理教育　224
家族相談　223
家族対応　221
家族治療　202

家族病因説　221
家族病理　182
家族療法　159, 160, 222
家庭内暴力　220
過活動　26, 74, 148
過剰適応　97, 112, 195, 204
過剰服薬　206
過食　17, **27**, 247
　──と排出行動による身体面の異常　32
過食状態　27
過食症　14
　──に対する入院治療　159
過食症状調査票　20, 35, 104
過食衝動　95
過大評価, 体重と体型に対する　29
過保護　216
画像検査　68
介入, 治療　179
介入ポイント　124
回数, 面接　122, 141
回避　150
　──の遮断　150
回避性パーソナリティ障害　189, 193, **261**
回避反応　170
回復　247, 253
　──, 強迫性の　247
　──, 行動面の　247, 250
　──, 身体的　243, 250
　──, 精神的　250
　──, ソーシャルスキルの　247
　──, 体重の　95, 158
　──, 対人関係の　248
　──の基準　252
　──の評価　249
回復過程　76, 251
海外の疫学調査　22
開放病棟　159
買物依存　206
解決構築アプローチ　225
解離症状　74
外食訓練　152, 212
外的な事実　125
外泊訓練　152, 212
外来治療　58, 62, 110, 173
　──, 退院後の　166
　──の目標　168
学生相談室　54, 79
覚醒剤　201
　──の乱用　28
合併症　89, 244
　──, 重篤な　130
　──, 循環器系の　91
　──, 糖尿病　207, 208
　──の管理　89
合併症死　65

学校　53, 239, 265
　――との連携　173
学校関係者　234
学校環境　48
学校保健　54
完全寛解　253
完全寛解率　100
完璧（完全）主義　47, 50, 97, 101, 192, 197, 215, 247, 248
完璧症　27
肝酵素　32
肝トランスアミナーゼ異常　90
看護師　233
患者側の要因，治療選択における　60
患者への説得と了解　69
間食訓練　152, 212
寛解
　――，完全　253
　――，部分　144, 253
寛解率　118, 132, 133, 259
　――，完全　100
感情　118
　――，両価的な　247
　――の表出　134, 224
感性の乏しさ　214
感想文を用いた記述式自己表出法　94
緩下薬　131
環境要因　52
鑑別診断　33

### き

危機
　――，身体的　238
　――，精神的　238
危険因子　49, 179, 268
　――，摂食障害の　15
危険行為　162
気胸　32, 40
気晴らし食い　14
気分障害　30, **183**
気分変調性障害　184
希死念慮　158
記述式自己表出法，感想文を用いた　94
飢餓症候群　50
基礎代謝量　92, 146
期間限定精神療法　114
器質性疾患　33
機能性胃腸症　33
偽性バーター症候群　32
虐待　37
逆転移　124
逆流性食道炎　32, 33, 131
救急医　232

救急処置　58
救急センター　207, 237
救急治療　65
拒食（症）　221, 247
共感　125
共感的態度　107
恐怖　187
胸部単純Ｘ線検査　89
強制治療　63
強制的な入院治療　231
強制入院　58, 64
強迫観念　187, 188
強迫行為　187, 192
強迫症状　**30**, 188
強迫スペクトラム障害　15, 187, 188
強迫性　50, 248
　――の回復　247
強迫性障害　15, 30, 50, **188**
強迫性パーソナリティ障害　192, **261**
強迫的な思考　214
教育入院　159
境界性パーソナリティ障害　28, 35, 42, 199, 200, 206, 217, **261**
　――による摂食障害　150
筋力低下　40
　――，呼吸筋の　41
禁忌，集団療法の　111
緊急度　40
　――，身体面からみた　40
　――，精神面・行動面からみた　42
緊急入院　**40**, 68, 130, 145

### く

クエチアピン　130, 206
クレプトマニア　204
グループ療法，精神分析的　126
グループIPT　118
空虚感　191

### け

ケースフォーミュレーション　6, **104**, 182
ケトン体　31
下剤乱用　27, 51, 131, 230, 247
下剤乱用症候群　67
計画，治療　160
計画的入院　146
経過　22, 118, 149
　――，治療　118, 127
経管栄養　69, 92
経口摂取　**69**, 152
経静脈性高カロリー栄養法　147
経腸栄養　147

経鼻経管栄養　152
軽症　242
痙攣発作　66
継続因子　269
芸術療法　126, 133
血液検査　83
血算　89
血漿レニン活性　243
血清アミラーゼ　32
血清エストラジオール値　244
血中リン酸濃度　68
血糖コントロール　212
月経　243
　――の回復　244
　――の再来　231
　――が再開できるBMI値　95
月経周期　231
健康教育　265
健康時の体重　95
検査所見　31
検査の異常　68
幻聴　201
言語化　192
限界の設定　146

### こ

コーピングスキル　112, 215
コミュニケーション　142, 223
コミュニケーション分析　116
コメディカルスタッフ　229, 232
コラージュ　135
コントロール感　77
こころの病理構造　191
呼吸筋の筋力低下　41
個人情報保護　272
個人に対する認知行動療法　99
広汎性発達障害　35, 52, 70, 194
行動化　123, 206
行動障害　207
行動制限　149, 164, 212
　――を用いた入院治療　63, 158, 159, 212
　――を用いた認知行動療法　86, **149**, 164, 167
行動制限表　153
行動制限療法　94
行動的家族療法　223
行動面
　――での回復　247, 250
　――での治療効果判定　247
　――の異常　26
行動療法　74, 143, 160, 176
抗うつ薬　186
抗精神病薬，第2世代の　72, 130
抗不安薬　72, 131
後遺症　244

厚生省診断基準　20
高アミラーゼ血症　68
高カロリー輸液　69
高機能自閉症　195
高コレステロール血症　32, 68
高校(生)　234, 265
構造化
　――, 治療の　154
　―― された力動的精神療法　122
構造化面接　245
構造的家族療法　223
骨吸収抑制因子　231
骨折　90
骨粗鬆症　31, 231
骨密度　90, 243

さ

サポート技法　80
作業療法　126, 160, 239
作業療法士　233
再栄養症候群　42, 66, 67, 84, **93**, 171
再入院　164, 165, 170, 179
再燃　179
再発　3, 76, 87, 163, 170, 179, 252
　―― の可能性　87
　―― のサイン　76
　―― の予防　87
再発予測因子　259
再発予防　76, 109, 180
再養育療法　138
　―― の適応　142
採血検査　89
最小 BMI　258
在宅 IVH 療法　239
罪悪感　115, 185, 204
産業医　239
産婦人科医　231

し

システミックアプローチ　222, 223
シモンズ病　14
ジョイニング　225
支持的介入　120
支持的精神療法　45, **79**, 147
支持的治療法の評価　84
司法精神医学　203
死因　68, 258
死亡率　256, 261
　―― , 年齢調整　253
思考, 強迫的な　214
思春期　49, 138, 140, 144, 195, 209, 270
　―― の性衝動　120
思春期瘦せ症　5

　―― の家族　221
脂肪製剤　69
視床下部　85
視床下部腫瘍　33
歯科医　234
歯周病　234
嗜癖疾患　216
嗜癖性　121, 191
自我同一性　270
自己愛　113, 121, 191, 215
自己記入式質問票　20, 104, 245, 246, 251
自己記入式の評価尺度　35
自己嫌悪感　29
自己統制　191
自己破壊的行為(行動)　191, 206, 231
自己否定　88
自己表出　96
自己評価　29
　―― , 否定的な　47
　―― , 低い　47, 263
自己モニター記録　105
自己誘発性嘔吐　27, 51, 131, 208, 230, 247
自殺　41, 42, 207, 232, 258
自殺企図　68, 71, 132, 159, 237
自殺行為　191
自殺念慮　132
自殺未遂　28
自助グループ　202, 216, 240
　―― , 家族の　224
自傷行為　28, 70, 158, 162, 166, 206, 248, 270
自尊感情, 低い　107
自尊心　193
　―― , 低い　47, 185
　―― の低下　30, 245, 271
自宅療養　239
自発性飢餓　12
自閉症　195
　―― , 高機能　195
自閉症スペクトラム　196, 197
自由診療　117, 123
自由摂取　212
自立支援施設　219
児童思春期の AN　128
事例概念化　104
事例定式化　99
持続因子　104
持続要因　**50**, 182
疾病(疾患)教育　159, 173
　―― , 摂食障害の　265
実態調査　20
社会資源　239
社会進出　175
社会適応　87, 258

　―― , 摂食障害の　214
社会適応レベル　196
社会福祉士　233
社会復帰　98, 168, 219
社会復帰トレーニング　219
社会・文化的要因　47
社交不安障害　30, 50, **189**
　―― , 全般性の　189
腫瘍壊死因子　16
集団芸術療法　135
集団心理教育　111
集団精神療法　109
集団治療プログラム　202
集団認知行動療法の実際　112
集団療法　**109**, 202, 233
重症　179, 242
　―― の摂食障害　209
　―― の慢性摂食障害　60
重症度　**43**, 58, 246
　―― , 摂食障害の　210
重篤な身体合併症　66
重要な他者　114
出席日数　234
循環器系の合併症　91
準備因子　47, 104, 269
初期診療　40
初期対応　**53**, 173
　―― , 医療機関以外での　54
　―― , 医療機関での　55
初期の課題　114
初期評価　89
初診　34
初診時　26
　―― の診断, 摂食障害の　26
　―― の面接の心得　35
女子運動選手　274
徐脈　32, 34, 43, 91
小学生　234
小児
　―― の AN　171
　―― の BN　177
　―― の摂食障害　**36**, 171
小児科　59, 66
　―― で診る診療ガイドライン　36
小児科医　231
小児期　195
小児特定疾患カウンセリングの診療報酬　278
小児肥満　274
生涯罹患率　184
消化器症状　131, 146
症状, 摂食障害の　187
症状モニター　74, 77
象徴化　192
衝動行為　162
衝動性　71, 80, 191, 207
衝動統制の悪さ　214

索引　299

上腸間膜動脈症候群　31, 41, 67
常識的な家族療法　222
情緒応答性　138
情緒不安定性パーソナリティ障害　191
情動機能　85
情動不安定　71
食行動　152, 217
　── の評価　35
食行動異常　**26**, 80, 95, 102, 112, 192, 247
食事記録　105
食事時間　74
食事制限　27
食事日記　173, 174
食事のリズム　77
食事療法　**91**, 146
食物貯蔵　27
食欲　85
職場　53, 267
　── での予防活動　267
　── の医務室　54
職場環境　48
心エコー　32
心身医学療法の診療報酬　278
心身相関　134
心神喪失　205
心電図　43, 89
心電図異常　32
心嚢液貯留　32, 91
心肺停止　66, 237
心理教育　53, 86, 117, 173, 219, **224**, 240
　──, 家族　224
心理士　239
心理社会的治療　11
心理社会的な側面, 摂食障害の　16
心理的ストレス　214
心理的治療　62, 172
心理的問題への気づき　177
心理的要因　47
心理テスト　233
心理面
　── での問題　214
　── の評価　254
心理面接　152
心理療法　133, 147, 212, 239
心療内科　59, 66
心療内科医　230
身体医学療法　81
身体感覚　75
身体管理　**89**, 175
身体診察　83
身体的応答性　138
身体的回復　243, 250
身体(的)合併症　40, 130, 169, 242
　──, 重篤な　66

── の薬物療法　131
身体的危機　41, 237, 238
身体的虐待　43
身体(的)治療　89, 171, 230, 242
身体的評価　252
身体的要因　50
身体面　66
　── からみた緊急度　40
　── での問題　214
　── の治療効果判定　242
　── の評価　34
身体面の異常　31
信頼関係　26
神経性過食(大食)症　8, 12
神経性食思(欲)不振症　8, 12
神経性無食欲症　8
神経伝達物質　16
診断の手順　37
診断基準　8, 39, 83
診療ガイドライン, 小児科で診る　36
診療報酬　240, 276
腎不全　67

### す

スキゾイドパーソナリティ障害　193
スキル不足　215
スクリーニング　271
スタッフ
　──, コメディカル　232
　──, 病棟　161
スタッフミーティング　161
ストレス　51, 116, 139, 186, 209, 215, 269
　──, 心理(的)　148, 214
　──, 不適応　97
ストレス対処　88
スプリット　121
スペクトラム, 自閉症　197
スポーツ選手　48, 271
睡眠障害　31
睡眠のリズム　74, 77
睡眠薬　131

### せ

セットシフト　16
セルトラリン　132
セルフヘルプ　73
　──, AN における　73
　──, BN における　77
セルフヘルプ援助　73
セルフモニタリング　91
セロトニン　15
セロトニン症候群　132

セントラル・コヒアレンス　16
生育歴　139, 160, 197
生化学検査　242
生活機能　81
生活支援　161
生活支援センター　163
生活のリズム　77
生活歴　197
生物学的な側面　15
生物学的要因　48
生命の危機　40
成長期　244
成長曲線　20, 54, 272
成立機序　150
性格傾向　50
性格特性　30
性格モデル　30
性衝動, 思春期の　120
性的逸脱　70, 206
性的虐待　43
性的トラウマ　48
青年期　140, 195, 209
精神科医　230
精神科合併症　→併存症(精神科合併症)
精神科救急　70, 237
精神科入院治療　157
精神科病棟　158
精神科併存症　→併存症(精神科合併症)
精神鑑定書　205
精神状態尺度　254
精神症状　76, 145, 159, 201, 221, 245
　── の評価　246
精神障害の併存　260
精神・心理面
　── の異常　28
　── の治療効果判定　245
精神的回復　250
精神的危機　238
精神病理　16, 17, 179, 181
　──, 中核的な　101
　── の評価　247
精神分析　**120**, 190
精神分析的グループ療法　126
精神保健福祉士　161, 239
精神保健福祉法　60
精神面　70
　── の評価　35
精神面・行動面からみた緊急度　42
精神療法　80, 99, 127, 160, 232
　──, 期間限定　114
　── の併用, 薬物療法と　132
精神力動的なアプローチ　79
責任能力, 摂食障害の　205
窃盗癖　204

# 索引

摂食障害 2, **15**, 19
　――, アスリートの 266
　――, アルコール依存を伴う 199
　――, 境界性パーソナリティ障害的な 150
　――, 軽症の 150
　――, 重症の 209
　――, 中核的な 150, 190
　―― からの回復 247
　―― の遺伝的側面 15
　―― の疫学調査 19
　―― の概念 12
　―― の患者, 治療に抵抗する 43
　―― の危険因子 15
　―― の疾患教育 265
　―― の社会適応 214
　―― の重症度 210
　―― の初診時の診断 26
　―― の症状 187
　―― の心理社会的な側面 16
　―― の責任能力 205
　―― の総合的治療効果判定 249
　―― の治療ガイドライン 2
　―― の治療施設 236
　―― の超診断モデル 18
　―― の発症 265
　―― の病態 **15**, 91, 238
　―― の病理 **15**, 139
　―― のリスクファクター 263
　―― の歴史 12
摂食障害アカデミー 15
摂食障害ガイドライン, イギリス精神医学会の 4
摂食障害専門治療施設 236, 240
摂食障害専門病棟 181
摂食障害治療ガイドライン
　――, 海外の 3
　――, 米国精神医学会の 3
摂食障害調査票 20, 35
摂食障害入院医療管理加算 279
摂食障害評価質問票 35
摂食障害評価法 254
摂食態度検査 20, 35
摂食中枢 85
専門医療機関 66
専門治療施設 179, 279
専門的治療 231
専門病棟, 摂食障害 181
染色体 15
前帯状回皮質 50
前頭連合野 85
戦略的家族療法 222
遷延例 19, 168
全か無かの思考 88, 101, 108
全身衰弱 68
全般性の社交不安障害 189
全量摂取 211

## そ

ソーシャルスキル 112, **215**
　―― の回復 247
　―― の向上 248, 251
ソクラテス対話法 107, 108
ソリューション・フォーカスト・セラピー 225
粗死亡率 253
双極性II型障害 184
双生児 15
双生児研究 48
早期診断 37
早期治療 268
早期発見 234, 268
相対危険率 48
僧帽弁逸脱症 32
総合的治療効果判定, 摂食障害の 249
操作的診断基準 182, 187
操作的診断法 206

## た

ダイエット 49, 265
ダイエットブーム 269
ダイエット文化 15
たこつぼ心筋症 41, 67
他者評価 97
多因子疾患 47
多因子モデル 268
多衝動型過食症 206
多職種参加型プログラム 280
体格指数 231, 258, 274
体型へのプレッシャー 270
体重
　――, 下限 89
　――, 健康時の 95
　――, 退院時 164
　――, 低 247
　――, 標準 89, 145, 146, 153, 164
　――, 病前 89
　――, 目標 95, 146, 151, 159, 164
　―― と体型に対する過大評価 29
　―― の回復 95
　―― の測定 159
体重回復 158
体重減少(低下) 146, 179
体重設定 173
体重増加 146, 153, 214
体重変動 242
対応, 家族 221
対処, ストレス 88
対処方法 218
対症療法 130

対人関係 78, 112, 115, 116, 152, 193, 195, 215, 216, 254, 258
　―― の回復 247, 248
　―― の欠如 114, **116**
　―― の不安定さ 191
対人関係障害 26
対人関係療法 100, **113**, 166
退院後
　―― の外来治療 166
　―― の注意事項外来治療 169
　―― のフォローアップ 163
退院時体重 164
退院準備 163
退行 140, 142
大うつ病 184
大学 265
大脳辺縁系 85
大量服薬 71, 166, 201, 249
第2世代抗精神病薬 72, 130
脱水 32, 40, 69
脱毛 31
単一衝動型過食症 207
単家族 225
短期的な治療効果判定 250
短期入院 164
短縮版 CBT 100
断酒 202
断薬 202

## ち

チーム医療 81, 153, **229**, 239
チェックリスト 249
チューイング 27
地域医療ネットワーク 236
地域生活支援センター 216, 217, 239
治癒 144
治癒判定 3
治癒判定基準 7
治療
　――, AN の 58, 62, 164
　――, BN の 58, 63
　――, EDNOS の 64
　――, アルコール依存の 201
　――, うつ病の 186
　――, 小児の摂食障害の 171
　――, 心理社会的 11
　――, 専門的 231
　――, 通院 163
　――, 点滴 146
　――, 糖尿病 209
　――, 併用 126, 157
　――, 薬物依存の 201
　―― に抵抗する摂食障害の患者 43
　―― の形式 117

―― の構造化　154
―― の構築　121
―― のステージ　124
―― の中断　154, 170
―― の動機づけ　34, 58, 134
―― の方向づけ　34
―― の枠組み　121
―― への抵抗　65
―― への同意と説明　65
治療介入　179, 239
治療概要　120
治療ガイドライン　60
――, 摂食障害の　2
治療関係　55, 82, 85, 193
治療技法　94
治療機序　143
治療拒否　65, 230
治療契約　84, 156, 173
治療計画　160
治療経過中　118, 127
―― の評価事項　84
治療経験　88
治療結果　155
治療効果　58, 88, 136, 245
治療効果判定　79, **242**
――, 行動面の　247
――, 身体面の　242
――, 精神・心理面の　245
――, 短期的な　250
治療構造　141
治療施設　276
――, 摂食障害の　236
――, 専門的な　179
治療者側の要因, 治療選択における
　59
治療終了後　118, 126
治療終了時　148
治療初期の対応　96
治療選択　**58**, 62
治療阻害要因　65
治療担当者　156, 273
治療チャート　172
治療抵抗　123
治療抵抗性　83
治療的キーワード　94
治療的要因　135
治療同盟　85
治療導入　6, 82, 104
治療導入時　89, 117, 156
治療ネットワーク　**236**, 273
治療プログラム　81, 167
治療目標　3, 44, 46, 81, 117, 127,
　171, 242
治療予後　155
治療連携　65
知的障害　195
致死性不整脈　32, 89

中学(生)　234, 265
中核信念　104
中核的な摂食障害　150, 190
中核病理　120
中期の課題　115
中心静脈栄養　63, **92**
中断, 治療の　154
中等症　242
注意事項, 治療経過中の　118
長期化, 罹病期間の　214
長期入院　164
長期入院病棟　279
長期予後　144
長期予後調査　88
超自我　204
超診断的認知行動理論　102
超診断モデル, 摂食障害の　18
腸閉塞　68
調査対象　252
直接面接法　272

## つ　て

通院・在宅精神療法診療報酬　277
通院治療　163
デイケア　63, 166, 216, 239
低 T₃ 症候群　32, 90
低栄養　65, 230
低栄養状態　29, 40, 56, 69, 90, 169,
　175, 183, 231
低カリウム血症　32, 41, 67, 89
低強度認知行動療法　100
低血圧　34, 91
低血糖　32
低血糖性昏睡　67, 84
低血糖発作　41
低体温　40
低体重　40, 247
低蛋白血症　32, 68
低電位差　32
低マグネシウム血症　90
低リン血症　69, 89
適応障害　195
点滴治療　146
転移状況　125
転帰　3, 88, 128, 149, **252**
――, アルコール依存の　201
――, 薬物依存の　201
転帰調査　7, 252, 256
転帰調査票　257
転機　118
電解質異常　40, 43, 67, 84, 89, 243

## と

トレーニング, 社会復帰　219
ドーパミン　49

ドロップアウト　78, 100, 199, 215,
　250
同意書　158
倒錯傾向　191
倒錯性　121
盗食　162
盗難　162
糖尿病　207
――, 1 型　207, 230
糖尿病合併症　207, 208
砂糖依存症　49
頭部 MRI　68
動機づけ　3, 44, 58, 74, 89, 94, 156,
　173, 186, 189, 202, 259
――, 治療の　34, 134
動機づけ面接　223
導入時, 力動的精神療法の　122
特定不能の摂食障害　8, 64
突然死　65, 66, 91

## な

内科医　230
内観療法　157
内側前頭前皮質　50
内的な事実　125
内的連関　184
内的枠　97
内分泌系　90
内分泌検査　89, 242

## に

二次的な抑うつ症状　183
二次予防　268
二面性　97
日本の転帰調査　256
入院
　――, 計画的　146, 158
　――, 短期　164
　――, 長期　164
　―― の適応　206
入院医療費　279
入院期間　146, 156, 159, 164, 166,
　212
入院精神療法診療報酬　277
入院治療　62, 83, 110, 145, 167, 176,
　211
　――, 一般内科病棟での　145
　――, 過食症に対する　159
　――, 強制的な　231
　――, 行動制限を用いた　63, **149**,
　　158, 159
　――, 精神科　157
　―― の効果　168
入院治療開始時　158
入院適応　128

入院目的　146
乳幼児期　138, 197
尿素窒素　32
妊婦　271
認知行動モデル　101
認知行動療法　77, **99**, 166, 180, 188, 276
――, BN の　149
――, 個人に対する　99
――, 行動制限を用いた　167
認知行動療法改良版　102
認知の歪み　139

## ね

年間有病率　19
年齢調整死亡率　253

## の

脳萎縮像　32
脳機能　50
脳由来神経栄養因子　15

## は

バイタルサイン　40
バイタル所見　68
バレエダンサー　271
パーソナリティ　120
――, 病的な　121
パーソナリティ障害　18, 22, 30, 52, 70, 143, **190**, 260
――, 依存性　193
――, 演技性　192
――, 回避性　193, **261**
――, 境界性　199, 206, 217, **261**
――, 強迫性　192, **261**
――, 情緒不安定性　191
――, スキゾイド　193
――の診断　190
パニック障害　189
パロキセチン　132
吐きだこ　27, 32
排出行為（行動）　17, **27**, 51, 102, 129, 177, 183, 242
敗血症　69
媒介信念　104
白血球減少　32, 90
発症
――, 摂食障害の　265
――のリスクファクター　263
発症因子　269
発症頻度　19
発症要因　36, **47**
発達障害　36, 143, 178, 188, **194**
――, 広汎性　52, 194
発達歴　197
母親との依存関係　120
反社会的行為（行動）　231, 248

半飢餓状態　17, 188

## ひ

否定的感情　101
否定的な自己評価　47
否認　74
――の病理　74
肥満恐怖　**28**, 65, 80, 82, 89, 195, 209, 245, 263, 271
――のない AN　8
肥満症　101
非構造化面接　245
微量元素　69
評価
――, 回復の　249
――, 心理面の　254
――, 精神症状の　246
――, 精神病理の　247
――, 治療経過中の　85
評価事項　118
――, 治療経過中の　84, 118
評価面接　103
標準体重　89, 146, 153, 164
病因説，家族　221
病型　60
病型分類　8
病識欠如　**29**, 231, 245
病者の役割　115
病前体重　89
病態, 摂食障害の　15, 91, 238
病的骨折　231
病的なパーソナリティ　121
病棟
――, 開放　159
――, 閉鎖　159, 231
病理, 摂食障害の　15, 139
病理構造, こころの　191
貧血　32, 90

## ふ

フォーミュレーション　99, 119
フォローアップ, 退院後の　163
フォローアップ調査　164, 210
フルオキセチン　131, 180, 187
フルボキサミン　132
プライマリケア医　78, 232, 236
プラセボ　131
プログラム　164
――, 治療　167
――, 予防　264
不安　187
不安症状　29
不安障害　22, 30, **186**
――の症状　187
不安定さ, 対人関係の　191

不食病　12
不整脈　91
不適切な行動　112
不登校　175, 270
不眠　131
浮腫　131
部分寛解　144, 253
賦活症候群　132
複合家族　225
文化結合症候群　17

## へ

併存　204
――, うつ病の　185
――, 精神障害の　260
併存症（精神科合併症）　17, **30**, 47, 48, 51, 59, 217, 260, 266
併用治療　126, 157
閉鎖病棟　159, 231
米国精神医学会の摂食障害治療ガイドライン　3
弁証法的行動療法　8, 87
便秘　31

## ほ

ホルモン治療　231
ボディイメージ　16, 139, 148, 195, 214, 271
――の障害　29, 245, 246
ポイント
――, 介入　124
――, 初診の　36
――, スクリーニングの　272
保健師　54, 239
保健所　239
保健センター　239
保険診療　110, 168
保険適用外　130
崩壊した家族環境　221
訪問看護　239
報酬系　49
暴力, 家族への　71
骨形成因子　231

## ま

マスコミ　47
マスメディア　266, 274
万引き　28, 70, **203**, 240, 248
慢性 AN　259
慢性化　50

## み　む

ミーティング　218

ミオパチー　31
味覚異常　31, 234
むちゃ食い　8, 130
無価値感　185
無気力　29
無月経　31, 231
── , AN の　231
無作為割付比較試験　3, 61, 101, 114, 118, 131
無力感　17

## め

メディア　266
メディアリテラシー　267
面接　122, 141, 245
── , インテイク　115
── , 構造化　245
── , 動機づけ　223
── , 非構造化　245
── , 予定外の　123
── の心得, 初診時の　35
面接法, 直接　272

## も

モーズレイ・アプローチ　223
モチベーション　140
目的
── , 芸術療法の　134
── , 入院　146
目標
── , 外来治療の　168
── , 治療　117, 127
── , 薬物療法の　129
目標体重　95, 146, 151, 159, 164
問診　34, 37
問題解決法　107
問題行動　28, 42, 127, 148, 154, 203, 223, 248
── の消失　247

## や

痩せ
── の程度　31

── や低栄養による身体面の異常　31
痩せ願望　28, 36, 139, 148, 196, 200, 214, 245, 265
痩せ薬　201
役割
── , 医師の　229
── , 初診の　34
── の変化　114, 119
── をめぐる不和, 対人関係上の　116
薬剤指導　161
薬剤師　234
薬物依存（症）　**199**, 201
── の診断基準　199
── の治療　201
── の転帰　201
薬物乱用　71, 249
薬物療法　15, 90, **127**, 186-188, 206
── , AN の　129
── , BN の　130
── , 身体的合併症の　131
── と精神療法の併用　132

## ゆ　よ

ユーサイロイドシック症候群　90
有罪判決　248
誘発因子　104
予後　177
── , 治療　155
── , 長期　144
予後関連因子　260
予後調査　155
── , 長期　88
予後不良　239
予後不良因子　261
予後予測因子　155, 258
予定外の面接　123
予防　7, **263**
── , 一次　263
── , 再発　87, 180
── , 二次　268
予防活動　263, 264
── , 職場での　267
予防プログラム　264

陽性転移　125
養育態度　48
養護教諭　54, 173, 231, 234, 239
抑うつ症状　**29**, 183
── , 二次的な　183

## ら　り

ラコール®　69
ランチセッション　223
リスクファクター　263, 268
リストカット　28, 71, 206, 248
リスペリドン　206
リズム, 生活の　77
リハビリテーション　**214**, 216
利尿薬乱用　51, 131
理学(的)所見　31, 242
罹病期間　60, 168, 258, 259
── の長期化　214
離脱症状　202
力動的精神療法　120
両価的　45, 103, 107
── な感情　247
両親の不和　48
良性の退行　142
臨床所見　22
臨床症状, うつ病の　185
臨床心理士　78, 232
臨床像　39

## る　れ

るいそう　34
レプチン　16
歴史, 摂食障害の　12
連携, 学校との　173
連絡, 家族との　169

## わ

ワークブック　77
悪い自分　94